首都国医名师

李文泉

医话医案

主编 李文泉 曹锐

中国健康传媒集团

中国医药科技出版社

内 容 提 要

　　名中医李文泉教授行医多年，对临床常见病、多发病和危重疑难病证的中医治疗有丰富的经验和独到的学术见解，本书以医话、医案的形式介绍了李文泉教授的学术思想和临证经验。医话部分收集了李文泉教授认识专病病机、治法和方药方面的独到见解。医案部分收集了李文泉教授部分临床典型案例，每个案例后面都有跟诊学生的体会，还附有李文泉教授的点评，以助学习。本书资料珍贵，内容丰富，适合广大中医临床工作者和中医爱好者学习参考。

图书在版编目（CIP）数据

　　首都国医名师李文泉医话医案 / 李文泉，曹锐主编 . —北京：中国医药科技出版社，2024.3

　　ISBN 978-7-5214-4151-2

　　Ⅰ . ①首… Ⅱ . ①李… ②曹… Ⅲ . ①医案—汇编—中国—现代 ②医话—汇编—中国—现代 Ⅳ . ① R249.7

　　中国国家版本馆 CIP 数据核字（2023）第 179806 号

美术编辑　　陈君杞

版式设计　　也　在

出版　　**中国健康传媒集团** ｜ 中国医药科技出版社

地址　　北京市海淀区文慧园北路甲 22 号

邮编　　100082

电话　　发行：010-62227427　　邮购：010-62236938

网址　　www.cmstp.com

规格　　710 × 1000mm $^1/_{16}$

印张　　19 $^1/_4$

字数　　378 千字

版次　　2024 年 3 月第 1 版

印次　　2024 年 3 月第 1 次印刷

印刷　　北京盛通印刷股份有限公司

经销　　全国各地新华书店

书号　　ISBN 978-7-5214-4151-2

定价　　**59.00 元**

获取新书信息、投稿、为图书纠错，请扫码联系我们。

本书编委会

主　编　李文泉　曹　锐

副主编　胡文忠　解晓静　朱宏勋

编　者（按姓氏笔画排序）

朱宏勋　李文泉　陈立杰　胡文忠

曹　锐　章九红　解晓静

前言

　　李文泉教授曾任首都医科大学附属北京朝阳医院中医科主任、北京市朝阳区中医医院院长、北京市科学技术协会第五届委员会委员、中华中医药学会心病专业委员会常务委员会委员、北京中医药学会第八届和第九届理事会常务理事等职。

　　李文泉教授师承国医大师方和谦教授，她勤于实践，善于思考，遵循孙思邈"大医精诚"的行医准则，将"精诚仁和"作为自己行医追求的最高境界，以"病无贵贱均为亲人所患，药有君臣理当深思熟虑，医系仁术切须慎心精专"为座右铭。她对临床常见病、多发病和危重疑难病证的中医治疗有着丰富的经验和独到的学术见解，且不断创新。临床中以己之心去体谅患者的身心疾苦，临床用药必以疗效和患者的接受度为前提，努力做到效优价廉。李文泉教授以崇高的医德和精湛的医术救治了大量病患，在群众中享有盛誉，荣获"首都国医名师"及"同仁堂中医大师"的称号。

　　她在继承方和谦教授"燮调阴阳"学术思想的基础上提出了"补气为先，益阴为本"的创新治疗思路。从调补心脾精气入手，始终注重滋补肝肾的治疗方法，以达到"以平为期"的治疗目的。李文泉教授重视五脏相关的整体观念，"调和阴阳，补气为先；气血并调，痰瘀同治；扶正培本，健脾固肾；病证结合，整体调护"，这是李文泉教授主要的学术思想。

　　李文泉教授作为第五、第六批全国老中医药专家学术经验继承工作指导老师，有着丰富、独到的中医药学术经验和技术专长，培养的学生遍布五湖四海，其中有很多学生已成为了中西医结合研究的学术骨干。本书以医话、医案的形式介绍了李文泉教授的学术思想和临证经验。医话部分收集了李文泉教授认识专病病机、治法和方药方面的独到见解。医案部分收集了李文泉教授的部分临床典型案例，每个案例后面都有跟诊学生的体会，还附有李文泉教授的亲自点评，以助学习。

最后衷心感谢中国医药科技出版社编辑对本书架构提出的诸多宝贵建议。

编者
2023 年 4 月

目录

医话篇

医案篇

医话篇

第一章 病证论

第一节 胸痹心痛

《黄帝内经》中首次提出了胸痹、心痛的病名。胸痹是指胸阳不振、气血痹阻，症状以胸背疼痛，咳喘胸憋为主。心痛因心之阴阳气血亏损、寒凝气滞、痰阻血瘀所致，症状以心胸疼痛为主。西医冠心病心绞痛可按中医胸痹心痛辨证论治。

一、病因病机

胸痹心痛的病因可分为原发性病因和继发性病因。原发性病因包括情志、环境、饮食、寒冷、年老体弱、遗传；继发性病因包括痰饮、水湿、气郁、血瘀。胸痹总的病机为本虚标实。本虚为阴阳气血不足，阴损及阳，或阳损及阴；标实为六淫、痰饮、气滞、血瘀等。

二、病机特点

胸痹病机特点可概括为四多，即多虚、多郁、多瘀、多痰。虚为气虚、阳虚、阴虚、血虚；郁为肝气郁结、气郁化火；瘀为心血瘀阻；痰为痰浊扰心、湿浊阻滞。

1. 七情内伤，心肝气郁

精神刺激损伤五脏，气机逆乱，血瘀阻络而胸痹心痛。

2. 饮食失节，痰浊瘀阻

嗜食肥甘烟酒，损伤心脏，痰浊上犯，痹阻心阳，心脉不通而心痛。

3. 年老体弱，心肾亏虚

人过四十肾气虚衰，心肾功能失调，心脏失养，血行不畅而心痛。

4. 劳逸过度，耗伤气血

过劳伤气，房劳伤肾，气血不足，心神失养而心痛。或过逸体肥，五脏柔弱，易生痰浊，痹阻脉络而胸痹心痛。

5. 外邪内袭，心脉受损

寒伤心脉，胸阳损伤，血行痹阻而心痛。或暑热耗伤心气，血运无力而痹阻心痛。

三、证候分型

标实证包括气滞心胸证、痰浊闭阻证、心血瘀阻证、寒凝心脉证；本虚证包括心气虚证、心阳不振证、心阴亏虚证、气阴两虚证、心阳暴脱证。

四、治疗目标和特点

（一）治疗目的

药物治疗是慢性稳定型心绞痛的主要治疗手段，大多数患者无须接受血运重建治疗。中医治疗胸痹心痛的最高目标是预防心肌梗死和猝死，改善预后，次要目标为减轻症状和改善缺血，改善患者生活质量。

（二）治疗特点

1. 注重五脏相关的整体观念

整体观念贯穿于中医诊治疾病的始终。心病涉及人体各脏腑，除注重心脏自身病变外，还要注重调节心与其他脏腑之间的阴阳平衡。根据五脏相关的整体观念，"五脏六腑皆可令心病，非独心也"。心与其他脏腑疾病之间有脾心痛、胃心痛、肝心痛、肺心痛、肾心痛的不同部位，故其治疗有从脾胃、从肝、从肺、从肾论治的不同方法。中医是从整体出发，全方位、多靶点治疗，是在调人。胸痹的证治应紧紧围绕其"阳微阴弦"的基本病机，阳微言其胸阳不足，阴弦言其阴寒内滞，所以胸痹为虚实夹杂之证，然后根据病情轻重及兼夹证候予以分析，了解其病机的基本概况，施以方药，这是治疗胸痹的基本思路。胸痹涉及诸多脏腑本虚标实病变。本虚主要为心气虚，兼见肺气虚、肾阴阳不足、脾胃虚弱、心肝血虚；标实多表现为气滞、血瘀、痰浊、寒凝。由于五脏功能不足，气血津液等物质的输布、运行、转输障碍，进而产生血瘀、痰浊等病理产物。血瘀为主者，虚证多为心肺气虚，治宜补益心肺、益气活血，实证多为肝失疏泄，气滞血瘀，治宜疏肝理气、活血化瘀。气滞为主者，一为肝气郁结，二为痰浊阻滞，主要责之于肝脾不调，导致气机升降阻滞，治宜疏肝健脾、涤痰化浊。以痰湿为主者，虽然涉及肺、脾、肾多脏器失调，但又以脾虚生痰为主要病理机制，治宜健脾温肾宣肺。

2.强调动态思维

心病的发生、发展、转归是一个不断变化的过程，应随着疾病的演变采取不同的措施治疗，采用辨证论治的方法，治随证变，随症加减。

3.重视治病求本，讲究权衡缓急

求本是求其病因病机，从本质上来认识正邪双方的盛衰，从心病阴阳、气血失调的根源和本质上加以治疗。治疗顺序上讲究权衡缓急，认为"急则治标，缓则治本，标本俱急，标本同治"。

4.理法方药完备

治疗心病的常用方法有温法、补法、理气法、祛湿法、活血化瘀法等。临床上多采取诸法配合，多药联用。具体治疗方法也十分丰富，除口服药物外，也可采用外治法，如针灸、心痛贴膏等。中医的综合治疗方案也是其优势之一，如配合意疗、食疗、体疗等。

五、中医治疗

（一）辨证论治

胸痹心痛的辨证分为虚证类、郁证类、瘀证类、痰湿互结证类。

1.虚证类

虚证类以心气虚证最多见，症状为胸闷气短，劳则加剧，四肢乏力，舌淡有齿痕，脉沉细无力，或结、代、促。治则为健脾益气（子令母实）。基本方以四君子汤加减，常用药物有党参10~15g、红参5~6g、白术10g、茯苓10~15g、北黄芪15~60g、黄精10~15g，注意血压高者慎用参类。心阳虚证，症状为胸闷胸痛，有畏寒感，或背部恶风，心动过缓，舌淡苔白，脉沉迟。治则为通阳宣痹。基本方为桂枝甘草汤，常用药物有桂枝10~15g、熟附子10~15g、肉桂3~5g、炙甘草5~10g，注意血压高、心率快者慎用附子、桂枝类。心阴虚证，症状为心悸，胸闷，心烦，口干，失眠，多梦，舌红，苔少，脉沉细或细数。治则为滋阴养心。基本方为生脉饮加味，常用药物有太子参10~15g、麦冬10~15g、天花粉15~20g、五味子5~10g、葛根10~15g、女贞子10~12g、百合10~15g。心血虚证，症状为心悸，怔忡，胸闷，胸痛，面色苍白，唇甲色淡，舌淡，脉沉细。治则为补血养心安神。基本方为四物汤加味，常用药物有熟地黄10~15g、白芍10~12g、当归10~12g、桑椹10~15g、枸杞子10~15g、大枣10g、阿胶（烊化）10g。

2. 郁证类

肝气郁结证，症状为胸闷，胁痛，痛无定处，喜叹息，悲伤欲哭，舌红或淡红，苔薄白，脉弦。治则为疏肝理气。基本方为柴胡疏肝散，常用药物有柴胡10g、郁金10~15g、延胡索10~15g、醋香附10~12g、枳壳10g、陈皮6~10g、青皮6~10g、木香10g、小茴香6~10g，注意精神症状明显者用甘麦大枣汤或酸枣仁汤。气郁化火证，症状为胸闷气短，心悸，多梦，失眠，心烦，口干，大便干，多日一解，小便黄，舌红，脉弦数或弦细数。治则为清肝泻火。基本方为丹栀逍遥散加减，常用药物有牡丹皮10~12g、栀子10~12g、柴胡10g、黄芩10g、生地黄10~15g、蒲公英10~12g、莲子10g、远志10g，气郁甚者用龙胆泻肝汤去木通，加龙骨15g、牡蛎15g、琥珀末（冲服）3g。

3. 瘀证类

心脉瘀阻证，症状为胸痛明显，痛处固定，或向左肩臂放射，舌有瘀斑或瘀点，脉沉涩。治则为活血化瘀。基本方为血府逐瘀汤加减，常用药物有丹参10~15g、牡丹皮10~12g、郁金10~15g、川芎10~12g、三七10g（或三七粉3g）、桃仁10g、红花6~10g、水蛭10~12g、地龙10~12g、降香10~12g。

4. 痰湿互结证类

痰湿壅盛证，症状为胸闷，气短乏力，全身困重，精神不振，嗜睡，晨起喉中有痰，舌淡胖有齿痕，苔白或黄腻，脉滑。治则为化痰祛湿。基本方为栝楼薤白半夏汤合二陈汤加减，常用药物包括瓜蒌10~15g、薤白10~15g、陈皮6~10g、法半夏10g、薏苡仁15~20g、茯苓10~15g、苍术10~30g、川厚朴10g。

（二）对症治疗

胸闷明显者，用枳实薤白桂枝汤；气短明显者，用茯苓苦杏仁甘草汤；胸痛明显者，用血府逐瘀汤；叹息明显者，用逍遥散；胁痛明显者，用柴胡疏肝散；剑突下疼痛明显者，重用川厚朴、枳实、木香、山楂；伴肩背痛者，加用羌活、狗脊、威灵仙、鸡血藤；胸痛彻背者，重用郁金、降香、桃仁、红花；伴肢体麻木者，重用当归、细辛、鸡血藤、天麻；心悸明显者，重用合欢花、远志、琥珀、龙骨、牡蛎、炒酸枣仁、柏子仁；气促明显者，重用苦杏仁、黄芪、党参、白术；伴头晕者，加用天麻、胆南星、僵蚕、地龙；伴耳鸣者，加用蝉蜕、菊花、苍耳子；恶寒四肢不温者，加用肉桂、炮附子；伴心律失常者，加用甘松、苦参、煅龙齿。

（三）调护

保持心情愉快，合理饮食，注意劳逸结合，加强体育锻炼，戒烟酒，改变不良生活习惯，坚持药物治疗。

第二节　心悸

心悸是指气血阴阳亏虚，或痰饮瘀血阻滞，导致心失所养，心脉不畅，引起心中急剧跳动，惊慌不安，甚至不能自主为主要临床表现的一种心脏常见病证。

一、病因病机

心悸分为怔忡和惊悸两种类型。临床多呈阵发性，每因情志波动或劳累过度而发作。李老认为心悸的病因分为内因和外因。内因与心脉气血不足，气阴亏虚相关，多劳累后诱发，病来虽渐，但持续时间长，患者全身情况较差，病情较为严重，临床常被诊断为怔忡；外因则是受到外界刺激，或因惊恐，或因恼怒等诱发，病来虽速，时作时止，但全身情况较好，病情不严重且短暂，常被诊断为惊悸。怔忡和惊悸的病因、病情轻重有着明显差别，但两者往往互相联系。平素心虚胆怯之人，由于受惊恐等外因，惊则气乱，心神不自主，发为心悸。心不藏神，心中惕惕，易惊醒，少寐多梦，患者平素病情较轻时，时发时止，严重持久时发展成为怔忡，心神不宁，容易心慌神乱，完全不能自主。

心悸常由心虚胆怯、心血不足、心阳衰弱、水饮内停、瘀血阻络等因素导致，以虚证多见，亦可由虚致实，虚实夹杂。心悸之病，病位在心，但与其他脏腑密切相关，可以说五脏六腑皆令人心悸，非独心也，临床上心之本脏病，如冠心病、心肌病、风心病等可见心悸，他脏病如甲状腺功能亢进、贫血、多脏器衰竭皆可见心悸，因此对心悸的治疗不单独治心，还要治疗其发病之源，则心悸可除矣。

夜间心悸发作明显者多诊断为心阴不足，虚热扰心，是虚实夹杂证，为气阴不足，痰饮阻滞所致。心悸者还伴有痰多、胃胀、呃逆等症状，为胃失和降，胃热阴虚，导致痰饮内蕴，上凌于心，或由痰火互结，上扰心神所致。心悸夜间发作的原因为"心下有痰饮"，临床可见痰多、胃胀、呃逆等症状。究其病因有原发和继发。原发病因：一为素体虚弱，二为情志所伤，三为久病失养。继发病因：一为痹证日久，复感外邪，内舍于心；二为久咳久喘，心肺气虚，痰浊内停；三为水肿日久，心阳不振，水饮凌心；四为温热病邪滞留不除，扰乱心神；

五为失血过多，心血亏虚，心失所养。上述病因均可导致心悸。其病位在心，与肝、脾、肺、肾密切相关。病性属于本虚标实，本虚为气血阴阳不足、心失所养；标实为气滞血瘀、痰浊水饮扰动心神。

二、辨治经验

（一）治疗原则

虚证者当补气、养血、滋阴、温阳，配以养心安神；实证者当祛痰、化饮、清火、行瘀，配以重镇安神。

（二）辨证施治

临床上所见心悸患者多为虚实夹杂证，李老认为其虚者多有气阴不足，临床上用生脉饮加黄芪、红景天等益气养阴，其实者多见气滞血瘀、痰湿蕴结，临床上多用紫苏梗、檀香、降香、郁金、香附、丹参、桃仁、红花等理气活血，常用厚朴、薏苡仁、草果、白豆蔻、半夏、瓜蒌等祛湿化痰。此外，李老治疗心悸也非常重视使用安神药物，常用炒酸枣仁、柏子仁、茯神、合欢花、夜交藤、龙骨、龙齿、琥珀、磁石、珍珠母等养心安神或重镇安神药。

（三）专病专药

依据中医辨证并结合现代药理研究，治疗心悸应用黄连、甘松等清心火。黄连在临床中多被作为清热解毒和抗感染药物应用。临床辨证论治常用黄连温胆汤治疗痰火扰心之心悸。现代研究表明黄连中的生物碱（小檗碱、黄连碱、巴马汀、表小檗碱、药根碱）在抗心律失常方面发挥着重要作用。甘松也广泛应用于心律失常的治疗，现代研究表明甘松可治疗氯化钠引起的心律失常，其提取物缬草酮具有膜稳定的作用，具有Ⅰ类、Ⅲ类、Ⅳ类抗心律失常药物作用，疗效确切。

第三节 失眠

失眠，中医称之为"不寐"，是以经常不能获得正常睡眠为特征的一类病证，主要表现为睡眠时间、深度不足，轻者入睡困难，或寐而不酣，或时寐时醒，或醒后不能再寐，重则彻夜不寐。心主神明，不寐的病位在心，与肝脾肾有关。其病机多为阳盛阴衰，阴阳失交。一为阴虚不能纳阳，二为阳盛不得入阴。实证多与肝火、心火、痰热、食积相关，虚证多与心血虚相关，本虚标实者多为阴虚火旺、心肾不交。

一、病因病机

失眠的病因包括饮食不节、情志失常和劳倦体虚。其中饮食不节导致宿食内停，脾虚生痰，痰热上扰，其病机表现为胃气失和、浊气逆心、心神不宁。情志失常可表现为肝郁化火、心火内积、心虚胆怯和思虑过度，病机为神魂不安。劳逸体虚可见劳倦伤脾，气血不足，久病致气血耗伤、肾精不足，年高者阴阳亏虚。

失眠的总病机为阴盛阳衰，阳不入阴，阴阳失交，阴虚不能纳阳，阳盛不能入阴，心神失养不安而失眠。失眠的关键病机在于心神不宁。

二、中医治疗

（一）辨脏腑（病位）

失眠的主要脏腑在心，由于心神失养或不安，神不守舍而失眠，且与肝、脾、胆、胃、肾的阴阳气血失调相关。急躁易怒而失眠，多为肝火内扰；脘闷苔腻而失眠，多为胃腑宿食，痰浊内盛；心烦心悸、头晕健忘而失眠，多为阴虚火旺，心肾不交；面色少华、肢倦神疲而失眠，多为脾虚不运，心神失养等。

（二）辨虚实（病性）

虚证：多属阴血不足，心失所养。临床症状为体质瘦弱，面色无华，神疲懒言，心悸健忘，多因脾失运化，肝失藏血，肾失藏精所致。

实证：多属火盛扰心。临床症状为心烦易怒，口苦咽干，便秘溲赤，多因心火亢盛或肝郁化火所致。

（三）治疗原则

治疗失眠需要调整脏腑阴阳失调，气血不和，治疗原则重在调治所病脏腑及其气血阴阳，具体可采用疏肝解郁、清热泻火、消食和胃、滋阴清热、交通心肾、补益心脾、养血安神、安神定志诸法。"补其不足，泻其有余，调其虚实"，使阴平阳秘，气血调和，失眠自愈。失眠的基本治疗方法以交通心肾气阴，调和脏腑气血为主，补虚泄实，调整脏腑阴阳。强调在辨证论治的基础上施以安神镇静法，如养血安神、益气安神、养阴安神、清热安神、重镇安神、安神定志等，随证选用。用药同时也应注重精神治疗，消除患者的顾虑及紧张情绪，嘱患者保持心情舒畅。

（四）辨证分型治疗

1. 胃气失和证

胃气失和证，症状为睡卧不安，胃不适，纳呆嗳气，腹胀肠鸣，大便不爽或便秘，苔厚腻，脉沉滑。治法：消食导滞，和胃安神。方药：保和丸合越鞠丸加减。常用药物：焦山楂、神曲、莱菔子、法半夏、连翘、陈皮、茯苓。加减运用：热象明显、心烦、舌尖红绛、脉数者，加黄连、焦栀子、蒲公英；食欲不振、舌苔厚腻者，加藿香、佩兰、苍术。其他中成药：可用枳实导滞丸、香砂枳术丸、健脾丸。

2. 肝郁化火证

肝郁化火证，症状为急躁易怒，不思饮食，口渴喜饮，目赤口苦，小便黄赤，大便秘结，舌红苔黄，脉弦而数。治法：疏肝泄热安神。方药：龙胆泻肝汤加减。常用药物：龙胆草、黄芩、栀子、木通、车前子、柴胡、当归、生地黄、甘草。加减运用：伴有心悸不安者，加朱砂、茯神、生龙骨、生牡蛎镇心安神；若胸闷胁胀、善太息者，加香附、郁金。其他中成药：可用泻肝安神丸。

3. 心火上炎证

心火上炎证，症状为心烦不寐，躁扰不宁，怔忡，口干舌燥，小便短赤，口舌生疮，舌尖红，苔薄黄，脉细数。治法：清心泻火，宁心安神。方药：朱砂安神丸加减。常用药物：朱砂、黄连、生地黄、当归、黄芩、山栀子、连翘。加减运用：胸中懊恼、胸闷泛恶者，加豆豉、竹茹；若便秘溲赤者，加大黄、淡竹叶、琥珀。其他中成药：可用牛黄清心丸。

4. 痰火扰心证

痰火扰心证，症状为胸闷心烦，泛恶，嗳气，伴有头晕目眩，口苦，舌红苔黄腻，脉滑数。治法：清化痰热，和中安神。方药：黄连温胆汤加减。常用药物：半夏、陈皮、竹茹、茯苓、枳实、黄连、甘草、生姜。加减运用：心悸动甚、惊惕不安者，加珍珠母、朱砂；便秘者，加生大黄；多梦者，加合欢花、夜交藤。其他中成药：可用礞石滚痰丸、清气化痰丸。

5. 心肾不交证

心肾不交证，症状为心烦不寐，心悸不安，腰酸足软，伴头晕，耳鸣健忘，遗精，口干津少，五心烦热，舌红少苔，脉细而数。治法：滋阴降火，清心安神。方药：六味地黄丸合黄连阿胶汤加减。常用药物：生地黄、牡丹皮、泽泻、山药、山茱萸、茯苓、黄连、黄芩、芍药、阿胶、鸡子黄。加减运用：心烦心悸、遗精频作者，加金樱子、肉桂；盗汗者，加麻黄根、浮小麦、生龙骨、生牡蛎。其他中成药：可用大补阴丸、交泰丸、左归丸。

6. 心脾两虚证

心脾两虚证，症状为多梦易醒，心悸健忘，头晕目眩，倦怠神疲，饮食无味，面色少华，舌淡，苔薄，脉细弱。治法：补益心脾，养血安神。方药：归脾汤加减。常用药物：人参、当归、白术、黄芪、茯神、远志、木香、龙眼肉、炒酸枣仁、生姜、大枣。加减运用：心神不宁、易惊易醒多梦者，加龙齿、珍珠母；多汗者，加浮小麦、生龙骨、生牡蛎。其他中成药：可用人参养荣丸、十全大补丸。

7. 心胆气虚证

心胆气虚证，症状为不寐多梦，易于惊醒，胆怯心悸，遇事善惊，气短倦怠，小便清长，舌淡，脉弦细。治法：益气镇惊，安神定志。方药：安神定志丸合酸枣仁汤加减。常用药物：人参、茯神、知母、茯苓、龙齿、酸枣仁、川芎、远志、石菖蒲、甘草。加减运用：神魂不安、易惊易恐者，加龙齿、珍珠母、石决明；心虚自汗者，加浮小麦、麻黄根；心悸气短者，加炙黄芪、生白术、合欢花、山药。其他中成药：可用天王补心丹、柏子养心丸。

（五）辨证治疗思考

睡眠的机制为"阳入于阴谓之寐，阳出于阴则谓之寤"。因此，睡眠是阴阳相交，水火既济的结果。阴阳失调，阴虚不能纳阳，阳盛不能入阴则失眠。影响睡眠的因素同相关脏腑经络及卫气营血的运行有关。涉及的脏腑有心、肝、脾、胃、肾；涉及的经络包括各脏腑所主经脉及奇经八脉，特别是阳跷脉、阴跷脉。卫气营血运行在内外脏腑经络之中，营卫之气各运行二十五周，气血交替，如环无端的圆，保证了正常的生理活动，包括正常睡眠。失眠的病因，一是脏腑经络阴阳失调（包括水火气血）；二是引起阴阳失调的各种邪气（包括寒热、痰浊、水湿、瘀血等）。

从病因分类选择治疗方法。心阴虚证，用天王补心丹；肝阴不足证，用酸枣仁汤；肝郁血虚证，用逍遥散、柴胡加龙骨牡蛎汤；心脾两虚证，用归脾汤；肾阴虚证，用六味地黄丸、枕中丹、知柏地黄丸；心肾失交证，用黄连阿胶鸡子黄汤、交泰丸；脾胃不和证，用半夏秫米汤；痰浊瘀滞证，用温胆汤、十味温胆汤；瘀血阻滞证，用血府逐瘀汤；气血痰火食湿郁滞（六郁）证，用越鞠丸、越鞠保和丸。

对于慢性失眠患者，应注重滋补肝肾，在滋肾阴的同时益肾气，以六味地黄汤、杞菊地黄汤为基础方,以滋补肝肾,滋阴降火,同时配合益气、养血、宁心药物以镇潜心神。李老常滋肾水以抑制心阳,其巧妙之处在于益气养阴,滋阴益肾,药用太子参、当归、百合、女贞子、墨旱莲、柏子仁、炒酸枣仁、肉苁蓉等。同时配合镇潜宁神药,如合欢花、夜交藤。此外,李老在补肾养阴的基础上,针对失眠重症患者,重用灵芝大补心肾气虚,且选用磁石敛降心肾以安神,帮助心肾阴阳气机恢复正常。同时在六味地黄汤基础方上加减化裁,配合交通心肾、健脾清肝、养心安神、清心降火药物。例如临证酌情辅以交通心肾之远志、石菖蒲;健脾之山药、茯苓、陈皮、法半夏;清肝之夏枯草、菊花、合欢花;养心之炒酸枣仁、柏子仁;重镇安神、通经散结之磁石、煅牡蛎、地龙;针对阴不得济,心火亢盛,药用黄连、黄柏、莲子心、竹叶。

治疗虚证失眠患者慎用苦寒伤阴药物,若因肝肾阴虚导致心肝火旺,可酌用黄连、龙胆草,在治疗虚火旺盛时,常配合滋阴养血药物,如阿胶、肉桂、生地黄、当归。李老临证治疗以思虑过度、夜间多梦为主要症状的失眠患者时,常以茯苓、茯神并用,取其健脾宁心功效。

治疗实证失眠患者以温胆汤、二至丸加减化裁,加强理气健脾和胃作用,配合清心活血、滋阴降火药物,进一步加强除烦解郁安神作用。其中莪术配伍黄连,既可清湿热,又可化痰瘀。二至丸可滋补肝肾之阴,清热安神。

对于慢性长期失眠患者,在初步治疗的基础上常常从以下几个方面巩固治疗效果:进一步加用活血散结、重镇安神药物;进一步加强调和肝脾、平肝舒络之力,使人体阴平阳秘,气血运行正常;进一步加强补肾填精药物以安神。当复诊时,若患者仍存在心肝火旺,火性上炎,热扰心神,则加强清肝泻火之力,药用栀子、青黛、紫草、茯神。上述治法体现了李老从心、肾论治,重视气血,慎用重镇安神药的治疗思想。

三、经验用药

治疗失眠临床常用的药物为合欢花、炒酸枣仁、柏子仁、石菖蒲、远志、夜交藤、茯神、磁石、琥珀。常用药物配伍经验:半夏和夏枯草药对治疗痰火内扰之不寐,半夏得阴而生(夏至一阴生),夏枯草得阳而长(夏至后枯);女贞子配墨旱莲,又名二至丸,冬至和夏至采摘,取冬至一阳生,夏至一阴生,阴阳相济之义;龙骨配牡蛎,龙骨为水中之火,牡蛎生于水中,取两药为阴阳相交之义;石菖蒲配远志,石菖蒲开窍,远志安神,能引药入心;黄连配肉桂,名交泰丸,黄连味苦入心泻火,肉桂味辛入肾水化气,水火既济,阴阳相合,天地交泰。

四、中医治疗的总体目标

尽可能明确病因，达到改善睡眠质量和增加有效睡眠时间的目的。恢复机体功能，提高患者的生活质量。减少或消除与失眠相关的疾病和风险。避免药物干预带来的负面效应。

第四节　眩晕

眩晕是一种临床常见症状。以头昏、头胀、头重脚轻、眼花等为主要症状，轻者闭目即止，重者如坐车船，旋转不定，不能站立，或伴有恶心、呕吐、汗出，甚至昏倒等症状。眩晕可见于西医多种疾病，如梅尼埃病、原发性高血压、低血压、脑动脉硬化、椎基底动脉供血不足、贫血、神经衰弱等，临床表现以眩晕为主症者，均可参考本节有关内容辨证论治。

眩晕的基本病理变化不外乎虚实两端。虚者为髓海不足，或气血亏虚，清窍失养；实者为风、火、痰、瘀扰乱清空。本病的病位在头窍，与肝、脾、肾三脏相关。

历代医家多有论述，汉代张仲景认为，痰饮是眩晕的重要致病因素之一，在《金匮要略·痰饮咳嗽病脉证并治》中说："心下有支饮，其人苦冒眩，泽泻汤主之。"在《丹溪心法·头眩》中则强调"无痰则不作眩"，提出了痰饮致眩学说。明清时期对于眩晕发病又有了新的认识。《景岳全书·眩运》篇中："眩晕一证，虚者居其八九，而兼火兼痰者，不过十中一二耳。"强调"无虚不能作眩"。《医学正传·眩运》言："大抵人肥白而作眩者，治宜清痰降火为先，而兼补气之药；人黑瘦而作眩者，治宜滋阴降火为要，而带抑肝之剂。"书中指出眩晕的病因有痰湿及真水亏虚之分，治疗眩晕亦当分别针对不同的体质及证候，辨证治之。此外，《医学正传·眩运》中还记载了"眩晕者，中风之渐也"，临床需要认识到眩晕与中风之间有一定的内在联系。

李老总结眩晕病例2例，1例因原发性高血压而起，1例因脑梗死而起。因原发性高血压引起的眩晕患者，李老考虑患者有高血压病史5年，存在肝肾阴虚之证，治疗宜滋补肝肾之阴，以杞菊地黄丸、知柏地黄丸加减治疗。治疗因脑梗死引起眩晕的患者时，李老以天麻、钩藤平肝息风，狗脊、山茱萸、巴戟天滋补肝肾，考虑脑梗死的现代药理研究，加以活血化瘀药物，如川芎、丹参、白芍、三七等，加地龙清热息风、通经活络治疗中风眩晕。另外加用桑寄生、炒杜仲、狗脊、川续断补肝肾。对眩晕日久、风邪入络者，可加入僵蚕、地龙等入络搜风之品，加强其疏风息风之力。现代研究证明葛根有降低血压的作用，红景天也可以改善脑供血。

《黄帝内经》中认为"诸风掉眩皆属于肝"，《灵枢·卫气》认为"上虚则眩"。张仲景用小半夏汤和泽泻汤治疗眩晕，为后世"无痰不作眩"的理论提供了基础，而明代张景岳在"上虚则眩"理论的基础上，对"下虚作眩"做了详尽的论述。他指出上虚者，阳中之阳虚，宜治其气，用四君子汤、归脾汤、补中益气汤等；下虚者，阴中之阳虚，宜补其精，用左归饮、四物汤等。因此，眩晕一证，病位虽在清窍，但与肝、脾、肾三脏关系最为密切，以虚证居多，以肝肾阴虚、气血不足为本，风火痰瘀为标，治疗以补虚泻实、调整阴阳为原则，补虚以滋补肝肾、益气养血为主，泻实以潜阳泻火、化痰逐瘀为主。

第五节　高血压

高血压多属于中医"眩晕"范畴，眩晕病位在清窍，因脑髓空虚、清窍失养以及痰火、瘀血上犯清窍所致。李老认为眩晕与肝、脾、肾三脏功能失调有关，其发病以虚实夹杂居多。治疗眩晕以调和肝脾肾为主，尤重治脾。首先，脾胃为后天之本，气血生化之源，肝肾及诸脏腑无不依赖于脾胃气血的充养。肝藏血，肾藏精，若脾胃气血生化不足，则肝肾无所藏。肝血亏，阴不制阳而阳亢，肾精弱则精不生髓而脑空，均可导致眩晕。其次，脾居中州，能运化水湿，脾失健运则痰浊壅塞，是所谓"脾为生痰之源"，治其痰当"实脾土，燥脾湿，是治其本"。其三，根据《金匮要略》"见肝之病……当先实脾"。眩晕凡见肝证，治当固护脾胃，临床治疗眩晕若不见脾胃诸证，也宜加入鸡内金、砂仁等行脾健脾之品，以升清降浊，扶土抑木。

一、辨证要点

1. 辨虚实，辨病位

初期以实证为主，病位在肝（肝郁、肝火、肝阳、肝风）。

2. 中期本虚标实

中期肝脾肾同病，本虚标实（阴虚阳亢、脾虚湿困、痰浊壅盛、虚风内动）。

3. 后期阴阳虚损

阴阳虚损，病本在肾（肾气虚、肾阴虚、肾阳虚）。

二、治则与特点

（一）治疗法则

本病以肝阳上亢与肝肾阴虚为主要证候，治疗宜平肝潜阳。高血压治疗大法如下：早期病变主要在肝，以实证居多，重在调肝，临证宜采用疏肝、清肝、凉肝法；中期病变在肝、脾、肾三脏，多虚实并见，重在理脾与兼顾肝肾，应灵活应用滋阴潜阳、祛湿化痰法；后期病变主要在肾，以虚为主，重在补肾，根据肾阴阳两虚的侧重不同，采用补阴益阳、育阴潜阳、扶阳配阴法。

（二）用药特点

平肝潜阳多用天麻、钩藤配合重镇平肝之生石决明、龙骨、牡蛎，以茯神、夜交藤养血安神定志，以盐杜仲、桑寄生补益肝肾，以生山楂、荷叶、何首乌、地龙降脂祛浊。李老的治疗思路体现了虚实兼顾、标本同治之法，在平肝息风、化痰通络祛邪的同时，也补脾益肾固护先天、后天之本，补益药用量虽少但精，亦体现了李老注重扶正之法的治疗思路。

三、诊治体会

（一）预防重于治疗

高血压预防重于治疗，对于健康及高危人群，家庭血压监测尤为重要。日常生活遵循健康四大基石：合理膳食、适量运动、戒烟限酒、心理平衡。

（二）发挥中医治疗高血压的优势

中医辨证施治可有效改善患者症状，能有效提高患者的生活质量。中药降压作用缓和，能有效稳定血压。对早期轻度高血压患者使用中药配合西药降压药可防止血压较大波动。中药不良反应少，且能减轻或消除西药的不良反应。

（三）中西医结合治疗

中药降压作用缓和，不如西药降压效果迅速，要提高疗效，使患者有很好的依从性，中西药合用可以减少西药的不良反应，增效减毒。对于高血压的危急重症要有足够的认识，及时发现予以治疗或转诊，避免病情恶化甚至发生死亡。临床工作中要学习和了解常用西药降压药的适应证及禁忌证，在配合使用中药时有的放矢。

第六节 头痛

头痛是临床常见病证，其病因虽多，但不外乎外感、内伤两大类。头"为诸阳之会""清阳之府"，又为髓海所在。六淫之邪外袭，可循经上犯于头，清阳之气被阻，引起外感头痛。内伤诸疾引起脏腑失调，气血逆乱，瘀阻经络，脑失所养，也可导致内伤头痛。李老治疗头痛患者辨证治疗、选方用药思路总结如下。

一、痰厥头痛

痰厥头痛多用半夏白术天麻汤加减。组成：半夏、白术、天麻、陈皮、茯苓、甘草、生姜、大枣。功用：燥湿化痰，平肝息风。主治：痰饮上逆，痰厥头痛，胸膈多痰，动则眩晕，恶心呕吐。方解：方中以半夏燥湿化痰，降逆止呕，天麻平肝息风止头眩为君；白术运脾燥湿，茯苓健脾渗湿为臣；陈皮理气化痰，生姜、大枣调和脾胃为佐；甘草调合诸药为使。诸药相伍，共奏燥湿化痰、平肝息风之功。痰厥头痛以痰浊上逆，清阳不升，清窍失养为主要病机。头痛伴有眩晕、多痰、胸膈痞满、恶心呕吐为诊断要点。李老在治疗该病时常常加入川芎、白芷为引经药。

二、风热头痛

风热头痛多用川芎茶调散加减。组成：川芎、荆芥、防风、细辛、白芷、薄荷、生甘草、羌活。功用：疏风止痛。主治：风邪头痛，或偏或正，或颠顶作痛，体作无时，或见恶寒发热，目眩鼻塞，舌苔薄白，脉浮。方解：风热头痛，为外感风邪所致。风为阳邪，头为诸阳之会。风邪外袭，循经上犯头目，阻遏清阳之气，故头痛、目眩；鼻为肺窍，风邪侵袭，肺气不利，故鼻塞；风邪犯表，则见恶风发热、舌苔薄白、脉浮等表证。若风邪稽留不去，头痛日久不愈，风邪入络，其痛或偏或正，时发时止，休作无时，即为头风。外风宜散，故当疏散风邪以止头痛。方中川芎辛温香窜，为血中气药，上行头目，为治诸经头痛之要药，善于祛风活血而止头痛，长于治少阳、厥阴经头痛（头顶或两侧头痛），故为方中君药；薄荷、荆芥辛散上行，助君药疏风止痛，并能清利头目，共为臣药，其中薄荷用量独重，取其性凉，可制诸风药之温燥，又能兼顾风为阳邪，易于化热、化燥之特点；羌活、白芷疏风止痛，其中羌活长于治太阳经头痛（后脑连项痛），白芷长于治阳明经头痛（前额及眉棱骨痛）；细辛祛风止痛，善治少阴经头痛（脑痛连齿），并能宣通鼻窍；防风辛散上部风邪；甘草益气和中，调和诸药为使。上述诸药，共奏疏风止痛之功。服药时以清茶调下，取其苦凉轻清，清上降下，既可清利头目，又能制诸风药过于温燥与升散之功，使升中有降，亦为佐药之用。综合全方，集众多辛散疏风药于一方，升散中寓有清降，具有疏风止痛而不温燥的特点，全方共奏疏风止痛之功。李老常用川芎茶调散治疗头痛，因本方中清热之力略显不够，常配伍菊花、薄荷、钩藤等药物，加强清热之力。临床中还用川芎茶调散治疗鼻窦炎（配伍辛夷花、苍耳子）、荨麻疹（配伍地肤子、生黄芪、当归等）、三叉神经痛（配伍僵蚕、生石膏、龙胆草等）、风湿性关节炎（配伍桂枝、炮附片、薏苡仁等，取风能胜湿之意）、急性支气管炎（配伍苦杏仁、白前等）。

三、风寒头痛

风寒头痛多用荆防败毒饮加减。组成：荆芥、防风、茯苓、独活、柴胡、前胡、川芎、枳壳、羌活、桔梗、薄荷、甘草。功用：发散风寒，解表祛湿。主治：恶寒、发热、无汗、剧烈头痛、肌肉关节酸痛，舌苔白腻，脉浮或浮数。方解：荆芥、防风发表散寒祛风解毒，配合辛凉发散的薄荷，增强发汗之力，使之温而不燥；羌活是散表寒、祛风湿、利关节的良药，独活祛风除湿止痛，羌活、独活共用加强散寒祛风、燥湿止痛之功；柴胡、前胡宽胸，佐桔梗上浮，枳壳降气，升降同调，更有助于气机调畅；桔梗与甘草相配，能利咽宣肺；川芎行血中之气，上行颠顶，与羌活、独活、薄荷、甘草配伍，缓急而止头痛项强，并能宣通经络而止全身关节疼痛；茯苓利湿下行，使邪毒从小便而解。李老诊治风寒头痛时，认为辨证要极为准确，治疗应中病即止。现在的人群，感受风寒时，极易热化，这与平素饮食和生活习惯有关。治疗风寒之邪时在方中加入生姜，用来温中散寒解表。本方亦可用于治疗痢疾、疮痈初起而有表寒证者。

四、血虚头痛

血虚头痛多用归芍地黄汤加减。组成：生地黄、当归、白芍、枸杞子、牡丹皮、知母、人参、甘草、地骨皮。功用：养血益气，滋阴清热。主治：血虚头痛，盗汗自汗，骨蒸潮热，五心烦热，舌红苔少，脉细数或弦数。方解：方中生地黄、当归滋阴养血；人参、甘草补脾益气；白芍、枸杞子补肝敛阴；地骨皮、牡丹皮、知母清热除蒸。全方共奏养血益气、滋阴清热之功。

五、肾虚头痛

肾虚头痛多用六味地黄汤、杞菊地黄汤加减。组成：选用桑寄生、川芎、枸杞子、菊花、熟地黄等。功用：滋补肾阴。主治：头脑空痛，头晕耳鸣，腰膝无力，舌红脉细。

六、肝阳上亢头痛

肝阳上亢之头痛多用天麻钩藤饮加减。组成：天麻、栀子、黄芩、杜仲、益母草、桑寄生、夜交藤、茯苓、川牛膝、钩藤、石决明。功用：平肝息风，清热活血，补益肝肾。主治：肝经有热，肝阳偏亢，头痛头胀，耳鸣目眩，少寐多梦，舌红，脉弦数。方解：方中天麻、钩藤、石决明均有平肝息风之效，用以为君；山栀子、黄芩清热泻火，使肝经不致偏亢，是为臣药；益母草活血利水，牛膝引血下行，配合杜仲、桑寄生能补益肝肾，夜交藤、茯苓安神定志，共为佐使药。

七、瘀血头痛

瘀血头痛多用血府逐瘀汤、通窍活血汤加减。组成：赤芍、川芎、桃仁、大枣、红花、老葱、鲜姜、黄酒。功用：活血化瘀，通窍活络。主治：头昏脑涨，头刺痛剧烈，痛有定处，时发时止，缠绵不愈，舌见瘀点或紫黯，脉涩。方解：方中赤芍、川芎行血活血，桃仁、红花活血通络，葱、姜通阳，佐以大枣缓和芳香辛窜药物之性。本方配伍姜、葱、黄酒更能通络开窍、通利气血，使赤芍、川芎、桃仁、红花更好地发挥其活血通络的作用。

李老治疗头痛除了根据上述辨证论治的原则，还会按照头痛的部位，参照经络循行路线，选用不同的引经药。太阳经头痛，多在后头部，下连于项，选用羌活、蔓荆子、川芎；阳明经头痛，多在前额部及眉棱处，选用葛根、白芷；少阳经头痛，多在头之两侧连及耳部，选用柴胡、黄芩、川芎；厥阴经头痛，多在颠顶部连于目，选用吴茱萸、藁本。李老在治疗头痛时，多在方中加川芎、天麻，盖用之引诸药直达病所也。

以上论述了痰厥、风热、风寒、血虚、肾虚、肝阳上亢、瘀血这七种头痛的证候，各种头痛从治则、方药等方面均进行了论述。七种头痛基本涵盖了头痛的常见证型，所述理法方药多为李老临床实际应用经验的总结，文中所述加用川芎、天麻亦是经验之谈，可供参考。

第七节　郁证

抑郁症归属于中医郁证范畴，是一类严重危害人类身心健康的常见精神疾病，是情感性精神障碍的一种临床类型，以显著而持久的情绪低落为主要特征。

抑郁症的典型症状包括心情低落、兴趣减退、乐趣丧失、无趣、无欲、无助、无能。心理症状还有焦虑、自责自罪、记忆力下降、认知扭曲、有自杀观念和行为、精神运动性抑制。还有以早醒为特征的睡眠紊乱、性欲下降、食欲下降、体重下降、精力丧失。症状有晨重晚轻的节律变化。非特异性的症状有肠胃道功能紊乱、尿频、胸闷、气短等。

一、郁证认识

郁证是由于情志不舒、气机郁滞引起的一类病证。临床以心情抑郁、情绪不宁、胸部满闷、胁肋胀痛、易怒善哭、咽中如有异物梗塞等为主要表现的一类病证。郁，有积、滞、蕴结不通之义。因此，郁证是一个病因病理学概念，又是一个综合病证。郁证散见于古代医学书籍胸胁痛、肝郁、梅核气、脏躁、百合病、奔豚气等病证中。

二、病因病机

郁证的病因复杂。外感六淫、内伤七情都可导致气滞不通而出现郁证。病因常分为情志内伤与体质因素。郁证的病理机制有四：一为邪气搏结，壅遏阻滞，如风湿客体；二为收引拘急，气涩血凝，如寒邪凝敛；三为气行血运迟缓瘀滞，如火热灼津；四为情志抑郁，气机失畅，如情志不舒等。基本病机为肝气郁结，脾失健运，心失所养，脏腑阴阳气血失调。病位主要在肝，但与心、脾、肾关系密切。病之初起，肝气郁结，以实证为主。日久损伤心脾，出现气血两虚，耗伤心阴、肾阴，以虚证为主。还可以出现虚实夹杂的阴虚火旺之证。

三、诊断及鉴别诊断

郁证的主要症状，包括情绪变化，轻度淡漠，兴致减少，丧失主动性，有消极观念。严重的郁证还常伴有心悸、腹痛、腹泻、便秘、筋惕肉瞤、震颤、出汗，喉间有异物黏着如梅核梗塞，或身体其他部分有紧缩感，伴有失眠、头痛等。西医学中的神经官能症、神经衰弱、癔症等情绪障碍，以及围绝经期综合征，大部分都属于郁证的范围。

郁证的诊断必须以证候和症状为依据。许多患者是郁证但其出现的症状可能不典型。如一些郁证患者可能有慢性疲劳、体重减轻、肥胖、月经量少等不典型症状。郁证的脉象多见沉伏，或见促脉，或见结脉，或见代脉。脉象可作为判断疾病虚实的参考依据。

（一）中医诊断

郁证诊断要点包括心情抑郁、情绪不宁、胸部满闷、胁肋胀痛、善怒易哭、咽中如有异物梗塞等。多发于中青年女性。多数患者有忧愁、焦虑、悲哀、恐惧等情志内伤病史。病情随情志变化而波动。各系统检查和实验室检查均正常，需排除器质性病变。

（二）鉴别诊断

1. 虚火喉痹

虚火喉痹，多见于青中年男性，多因感冒、长期烟酒，或嗜食辛辣食物引起，咽部除有异物外，还有咽干、灼热、咽痒。咽部症状与情绪无关。

2. 噎膈

梅核气虽自觉咽中如有物梗塞，但无进食困难及梗阻不下。噎膈多见男性，梗塞部位主要在胸骨后，伴吞咽困难，甚至饮食难下，消瘦，做食管镜检查常有异常发现。

3. 脏躁

脏躁，多发于青中年女性，可见神志恍惚、哭笑无常等症状，每在精神刺激时发作，发作后如常人。

4. 癫证

癫证，多发于青壮年，男女发病率无明显差异，病程迁延，伴有心神失常的症状，极少自行缓解。

四、辨证要点

（一）辨脏腑与六郁

肝失疏泄会导致气郁、血郁、火郁。脾失健运会导致食郁、湿郁、痰郁。心脾肝肾亏虚会导致心阴虚、肝阴虚、心脾两虚、阴虚火旺。

（二）辨证候虚实

实证的中医证候为气郁、血瘀、火郁、食积、湿滞、痰积，此类证候多见于病初，病程较短，临床表现为精神抑郁，胸胁胀痛，咽中梗塞，时欲叹息，脉象弦或滑。虚证的中医证候为心阴虚、肝阴虚、心脾两虚、阴虚火旺，多见于久病，病程较长，临床表现为精神不振，心神不宁，心慌，虚烦不寐，悲忧善哭，脉象虚或弱。

（三）治疗原则

治疗原则为理气开郁，调畅气机，怡情养性。实证宜理气开郁，如血瘀应活血、痰结应祛痰、火热应降火、湿滞应化湿、食积应消食。虚证应补益脏腑、养心安神、补益心脾、滋养肝肾。

（四）证型、主症及治法方药

1. 实证

（1）肝气郁结证：症见精神抑郁，情绪不宁，胸部满闷，胁肋胀痛，痛无定处，脘闷，不思饮食，大便不调，苔燥腻，脉弦。治法为疏肝解郁，理气畅中。方用柴胡疏肝散加减。

（2）气郁化火证：症见性情急躁，易怒，胸胁胀，口苦而干，或头痛目赤，耳鸣，或嘈杂吞酸，大便秘结，口干，舌红苔黄，脉弦数。治法为疏肝解郁，清肝泻火。方用丹栀逍遥散加减。

（3）痰气郁结证：症见精神抑郁，胸部闷塞，胁肋胀满，咽中如有物梗塞，吞之不下，咳之不出，苔白腻，脉弦滑。治法为行气开郁，化痰散结。方用半夏厚朴汤加减。

对于实证，嗳气频繁者加旋覆花、代赭石、法半夏；食滞腹胀者加神曲、麦芽、山楂、鸡内金；痞满苔腻者加香附、草果、佛手片；痰多苔黄者加竹沥、瓜蒌、黄芩、黄连；腹胀腹泻者加苍术、厚朴、茯苓、炒山药、炒白术；腹痛舌黯者加当归、丹参、郁金、红花、降香、姜黄；胁痛口苦、嘈杂吞酸者加黄连、吴茱萸（即左金丸）；头痛目赤耳鸣者加菊花、钩藤、刺蒺藜。

2. 虚证

（1）心神失养证，主症为精神恍惚，心神不宁，多疑易惊，悲忧善哭，喜怒无常，或时时欠伸，或手舞足蹈，哭骂喊叫等，舌质淡，脉弦。治法：甘润缓急，养心安神。代表方剂：甘麦大枣汤加减。

（2）心脾两虚证，主症为多思善疑，头晕神疲，心悸胆怯，失眠，健忘，纳差，面色不华，舌质淡，苔薄白，脉细。治法：健脾养心，补益气血。代表方剂：归脾汤加减。

（3）心肾阴虚证，主症为情绪不宁，心悸健忘，失眠多梦，五心烦热，盗汗，口咽干燥，舌红少津，脉细数。治法：滋养心肾。代表方剂：天王补心丹合六味地黄丸加减。

对于虚证手足蠕动或抽搐者加当归、白芍、生地黄、珍珠母、钩藤；失眠心烦者加酸枣仁、柏子仁、茯神、夜交藤；郁闷不舒者加郁金、佛手；头痛头晕者加川芎、白蒺藜、天麻、钩藤；多梦遗精者加芡实、莲须、金樱子、黄连、肉桂。

郁证的治疗，必须分清虚实。实证之郁多因肝失条达，多见精神抑郁不乐，化火则性情急躁，头痛，胸胁满闷；肝木乘脾则不思饮食，胃呆纳减，甚或脾湿不运，生湿、生痰。虚证之郁多为心血渐耗，心阴不足，甚至肾阴不足。此外，实证多见于前期，虚证多见于后期。

李老综合历代各家之说，认为"百病皆致郁"。因"百病皆生于气"，而"气血冲和，万病不生，一有怫郁，诸病生焉"。李老将此观点广泛运用于临床各系统疾病的治疗中，以解郁养心法治疗冠心病，解郁调经法治疗痛经，解郁调肝法治疗慢性肝炎，解郁安神法治疗失眠。用柴胡加龙骨牡蛎汤合酸枣仁汤治疗抑郁症，有较好的疗效。柴胡加龙骨牡蛎汤能解郁安神，方中柴胡味微苦性微寒，能疏利少阳经中之邪热，黄芩味苦性寒，能清泄少阳胆腑之邪热。临床上部分失眠患者与情志变化关系密切。肝的生理特性是喜条达而恶抑郁。情志内伤伤肝，肝气郁滞，所以疏肝法是治疗失眠、抑郁不可缺少的一个环节。肝与胆互为表里，治疗肝郁的同时，应考虑到肝郁最易化火，易致与肝相表里的胆腑邪热内盛，治疗时应肝胆并治，脏腑同调，使气郁条达，枢机和畅。半夏味辛性温，辛主散，宣畅气机，性温则能燥湿化痰。肝主疏泄，调畅气机，若气机不利，则津液运行障碍，极易导致痰浊饮邪停聚，所以方中用半夏"引阳入阴，能治目不瞑，亦安神之品，故少用为佐"。甘草既能扶正祛邪，防邪深入，又可以抑制柴胡、黄芩的苦寒之性。龙骨偏于重镇安神，能敛浮阳而止汗，牡蛎偏于益阴潜阳，软坚散结，二者相须为用，有益阴敛阳、镇惊安神之功。柴胡加龙骨牡蛎汤合酸枣仁汤，对于失眠多梦、抑郁等患者疗效显著。

五、预防调护

（一）情志

正确对待各种事物，避免忧思郁怒，防止情志内伤，是防治郁证的重要措施。

（二）了解病史

医生诊治过程中应深入了解患者病史，详细检查，用诚恳、关怀、同情、耐心的态度对待患者，取得患者的信任。

（三）精神治疗

应做好精神治疗，使患者能正确认识和对待疾病，增强治愈疾病的信心，并解除情志致病的原因，促进郁证的治愈。

第八节 肺胀

肺胀是多种慢性肺系疾病反复发作，迁延不愈，导致肺气胀满，不能敛降的一种病证。根据其发病特点及临床表现可归属于西医学慢性肺源性心脏病的范畴。临床表现为胸部膨满，憋闷如塞，喘息上气，咳嗽痰多，烦躁心悸，面色晦黯，或唇甲发绀，脘腹胀满，肢体浮肿等，严重者可出现神昏、惊厥、出血、喘脱等危重证候。

一、病因病机

肺胀基本病机为久病肺虚，痰瘀互结，肺不敛降，肺气胀满。病因包括久病肺虚和感受外邪（复发加重因素）。肺胀病位首先在肺，主要涉及脾肾，后期及心。病理因素主要为痰浊，肺胀早期多为肺脾气虚气滞，津液不能气化而表现咳、痰、喘症状。晚期多为肺气虚滞，治节失司，心肺瘀阻，血运不畅出现发绀、心悸、脉结代等瘀血症状，以及痰从阴化，为饮为水，迫肺凌心而出现喘憋、心悸、水肿等水饮症状。病理性质多属标实本虚，病机关键为肺气胀满，不能敛降。

二、临床特点

肺胀临床多以咳、痰、喘、悸、胀、肿、瘀并见，临床分期为急性发作期和缓解期。

急性发作期以邪实为主，临床表现为动则喘加剧、咯痰量增加、汗出、恶寒发热、唇舌发绀、烦躁不得眠、目如脱状，可见心悸，颜面、下肢浮肿等，甚至出现神志昏迷、四肢厥逆、大汗淋漓、出血等症状。缓解期以虚证为主，临床表现为胸中胀满、憋闷如塞、活动后气喘加重、气短、呼多吸少、咳嗽咯痰等。

1. 由肺及脾

病位初在肺脏，日久则子盗母气，脾失健运，肺脾两虚，痰浊内生，肺气壅滞，出现咯痰喘嗽。或肺脾气虚，气不摄血，可见吐血、便血等症。

2. 由肺及肾

肺主呼吸，肾主纳气，金水相生。肺病日久，精气耗损，肺不主气，肾不纳气，气喘日益加重，肺肾两虚，摄纳无力，气喘加重，呼吸短浅，动则尤甚。

3. 由肺及心

久咳、久喘，肺气虚损，治节失司，心营不畅，心脉瘀阻，出现心悸、脉结代、口唇青紫（心肺瘀阻）、喘憋、水肿（心阳不振）等症状。

4. 由肾及心力衰竭

肾虚命门火衰，病及心，心气、心阳衰竭，出现喘促加剧、喘脱、烦躁、大汗、神昏、心悸不宁等症状。

5. 由肺及五脏

寒饮阻肺，痰郁化热，热扰心神，痰迷神窍，肝风内动，出现抽搐、昏迷等症状。

肺胀病性因时而变。早期外感诱发时偏于邪实；平时偏于本虚。早期由肺及脾、肾，多属气虚、阴虚。晚期以肺、肾、心为主，可见气虚及阳虚，或阴阳两虚。正虚与邪实常互为因果，阳虚者卫外不固，则痰饮难除，阴虚者则外邪、痰浊易从热化。

三、诊断要点

应结合病史、临床症状和西医学检查为主，临床症状见反复咳嗽、咳喘、水肿、发绀。X线胸片提示除肺、胸原有疾病特征外，还有右下肺动脉干扩张、右心室增大等肺动脉高压表现。心电图表现为右心室肥大及肺性P波。超声心动图提示二尖瓣反流及右心室收缩压增高。血气分析结果提示不同程度的低氧血症及高碳酸血症。肺胀急性发作期的诊断要点如下：80%~90%的患者由肺部感染诱发，主要表现为呼吸功能不全，有或无心功能不全，以肺部感染作为肺胀急性发作期的诊断标准。

四、鉴别诊断

肺胀需与哮病、喘证鉴别。三者均可见咳、痰、喘症。哮病是一种反复发作的独立病种，以喉中哮鸣有声为特征。喘证以呼吸急促困难为主要表现，治疗后，其胸中胀满不舒的症状亦多随之消除。肺胀是一个相对独立的病证，肺胀发作，多为咳、痰、喘、悸、肿、胀、瘀并见，咳喘经治疗可缓解，但其气短不续、胸中胀满不舒等症状常持续存在。肺胀由多种慢性肺系疾病迁延不愈发展而来，而喘咳上气，仅是其一个症状。肺胀可归属于喘证的范畴，哮与喘病日久不愈又可发展为肺胀。

五、中医辨治要点

辨气虚、阳虚、阴虚不同，辨别病理因素，辨肺、心、脾、肾脏腑主次。此外，还需辨标本虚实。

（一）辨清标本虚实

标实：①恶寒发热，头身疼痛，脉浮等表证。②痰浊，咳嗽，痰黏，浊痰壅塞，不易咯出。③血瘀，面色晦黯，唇甲青紫，舌下青筋暴露。早期以痰浊为主，渐而痰瘀并重，兼见气滞、水饮错杂。

本虚：肺、脾、肾三脏虚损。本虚与标实并重。

（二）辨病位

早期病位在肺、脾、肾。肺脾肾气虚：症见气短懒言，倦怠乏力，纳差便溏，腰膝酸软。肺肾阴虚：症见口干咽燥，五心烦热，舌红苔少或少津，脉细数。后期病位在肺、心、肾。肺心肾阳虚：症见怯寒肢冷，心悸，小便清长，尿少，舌淡胖，脉沉迟。此外还有阴阳两虚、阴竭阳脱之证。

（三）辨病性

1.偏实者

偏实者属风寒、风热、痰浊、水饮、痰热、血瘀。

2.偏虚者

偏虚者属气虚、阴虚、气阴两虚、阴阳两虚。

六、治则治法

（一）治疗原则

肺胀治疗原则为标本兼治。标实包括外邪、痰浊、水饮、瘀血。外邪治以祛邪宣肺（辛温、辛凉），痰浊治以降气化痰（温化、清化），水饮治以温阳利水（通阳、淡渗），瘀血治以活血祛瘀（开窍、息风、止血）。本虚治以补养心肺，气阴兼调，益肾健脾，阴阳兼顾。若正虚欲脱，治以扶正固脱，救阴回阳。本虚兼标实，肺肾气虚兼外感、瘀血、痰浊，当扶正与祛邪并施，应补肺、纳肾与解表、化瘀、祛痰合用。

（二）辨证分型治疗

1. 外寒内饮

外寒内饮。症见：咳逆喘满不得卧，气短气急，咯痰白稀，胸部膨满，面色青黯，恶寒，周身酸楚，口干不饮，舌胖大质黯，苔白滑，脉浮紧。治法：温肺散寒，降逆涤痰。方剂：小青龙汤加减。组方：麻黄、桂枝、干姜、细辛、半夏、五味子、白芍、甘草。加减：表寒不显者用射干麻黄汤，方用射干、麻黄、生姜、细辛、款冬花、大枣、紫菀、半夏、五味子。

2. 痰热郁肺

痰热郁肺。症见：咳逆喘息气粗，胸满烦躁，痰黄黏稠难咯，发热不恶寒，尿黄，便干，口渴，舌红，苔黄或黄腻，脉滑数。治法：清肺化痰，降逆平喘。方剂：越婢加半夏汤加减。组方：麻黄、生石膏、生姜、大枣、甘草、半夏。加减：痰热内盛者加鱼腥草、黄芩、瓜蒌、桑白皮、贝母；痰鸣喘息不得卧者加射干、葶苈子；便秘者加大黄；口干舌燥者加天花粉、知母。

3. 痰瘀阻肺

痰瘀阻肺。症见咳嗽痰多，喉间痰鸣，喘息不能平卧，胸部膨满，憋闷如塞，面色灰白而黯，唇甲发绀，舌质紫黯，苔腻或浊腻，脉弦。治法：涤痰化瘀，泻肺平喘。方剂：葶苈大枣泻肺汤合桂枝茯苓丸加减。组方：葶苈子、大枣、桂枝、茯苓、牡丹皮、桃仁、赤芍。加减：痰多者加三子养亲汤；便秘者加大黄、厚朴。

4. 痰蒙神窍

痰蒙神窍。症见意识不清，谵妄，胸闷胀，烦躁不安，撮空理线，肢体抽搐，咳逆喘促，或伴痰鸣，舌质黯，或紫黯，苔白腻，脉细滑数。治法：涤痰开窍息风。方剂：涤痰汤加安宫牛黄丸、至宝丹加减。组方：陈皮、半夏、竹茹、石菖蒲、枳实、茯苓、人参。加减：身热、烦躁、谵语、神昏、舌红者加黄芩、桑白皮、葶苈子、天竺黄、竹沥水；肝风内动者加钩藤、全蝎、羚羊角；热伤血络者加生地黄、牡丹皮、紫草、水牛角、生大黄、白茅根。

5. 肺肾气虚

肺肾气虚。症见胸满气短，咳声低怯，动则喘甚，不能平卧，咳嗽，痰白，形寒汗出，面色晦黯，舌淡或紫黯，苔润，脉沉细。治法：补肺益气，降气平喘。方剂：补肺汤合参蛤散加减。组方：黄芪、人参、桂枝、钟乳粉、生地黄、茯苓、白石英、厚朴、桑白皮、干姜、紫菀、橘皮、当归、五味子、远志、麦冬、大枣、参蛤散。加减：兼低热、舌红、苔少者加玉竹、知母；面色苍白、冷汗淋漓、四肢厥冷、血压下降者加黑锡丹或蛤蚧散。

6. 阳虚水泛

阳虚水泛。症见心悸，喘咳不能平卧，咯痰清稀，脘痞，纳差，面肢浮肿，腹部胀满有水，尿少，怕冷，面唇青紫，舌胖，质黯，苔白滑，脉沉细。治法：温肾健脾，化饮利水。方剂：真武汤合五苓散加减。组方：附子、桂枝、白芍、茯苓、白术、猪苓、泽泻、生姜。加减：心悸喘满者加沉香、牵牛子、椒目、葶苈子；腹胀、腹水者加红花、赤芍、泽兰、益母草、五加皮；四肢浮肿者加大腹皮、车前子、车前草。

（三）中成药治疗

（1）痰浊阻肺证：用杏苏二陈丸、陈夏六君子丸、清气化痰丸。

（2）痰热郁肺证：用复方鲜竹沥液、贝羚胶囊、鱼腥草片、竹沥水、金荞麦片、猴枣散、羚贝止咳糖浆、蛇胆川贝母胶囊、鱼腥草注射液。

（3）痰瘀阻肺证：用桂枝茯苓丸、血府逐瘀胶囊。

（4）痰蒙神窍证：用至宝丹、安宫牛黄丸、羚羊角粉、清开灵注射液、醒脑静注射液。

（5）肺肾气虚证：用百令胶囊、固本咳喘片、蛤蚧定喘胶囊、参蛤散、黑锡丹、喘可治注射液、参附注射液、生脉注射液。

（6）阳虚水泛证：用金匮肾气丸、济生肾气丸、五苓散。

（四）辨证论治要点

肺胀以虚实分证论治为主。针对肺胀咳、痰、喘、悸、胀、肿、瘀的症状，分析其临床证候属虚实夹杂，在不同时期有虚实的不同和阴阳的差异，需详辨治之。虚证包括肺肾两虚证和脾肾两虚证。肺肾两虚证又包括气虚证和阴虚证，肺肾气虚证治以补肺汤、人参胡桃汤，肺肾阴虚证治以生脉饮、百合固金汤。脾肾两虚证包括气虚证和阳虚证，脾肾气虚证治以六君子汤、补中益气汤，脾肾阳虚证为水气凌心、阳虚水泛、虚阳暴脱，治以真武汤。实证包括痰热证、痰浊证和痰蒙清窍证。痰热证治以泻白散、清金化痰丸和黛蛤散；痰浊证为外寒里饮，兼脾肾两虚，治以三拗汤、二陈汤、小青龙汤；痰蒙清窍证治疗包括凉开、温开之法，凉开法治以至宝丹、石菖蒲郁金汤和竹沥水，温开法治以苏合香丸、涤痰汤。

（五）辨证论治经验方

通过对肺胀的长期临床研究，李老创制了肺心安口服液作为肺胀经验方。肺心安口服液药物组成为西洋参、黄芪、麦冬、五味子、陈皮、丹参、茯苓。此方能补气养阴、健脾化痰，也是"扶正固本治疗肺源性心脏病急性发作期气阴两虚型免疫功能改善的临床研究"课题的治疗用药。该课题研究结果表明使用肺心安口服液可以改善细胞免疫指标、T细胞亚群测定值以及咯痰、气喘、气短、心悸、憋闷、口渴等症状。

七、诊疗体会

1. 以三焦同治化痰法作为基本治则

肺胀诊疗以"水伤于肺，痰伏三焦"为指导思想，采用三焦同治化痰法作为治则，肺胀不仅有咳、痰、喘等肺系疾病症状，还具有汗、尿、痰等水液代谢失常的临床特征。人体正常水液代谢源于脏腑化生，有赖三焦输布以达脏腑经络。基于"治病必求于本"的治疗法则，提出肺系疾病其病因在水液代谢失常、三焦水运不利，其本在脏腑功能虚损。肺胀中痰邪为水液代谢的关键病理产物，痰邪致病以闭阻气机为特点，治疗以调畅气机，宣上、畅中、利下三焦同治为法。三焦同治化痰经典方有三仁汤、栝楼薤白半夏汤、二陈汤、温胆汤。

2. 急性发作期的病机变化规律

根据肺胀急性发作期的病机变化，采用宣肺化饮、活血清热法。肺胀急性发作期，脏腑亏虚为发病根本，外感六淫及温热毒邪是发病的诱因，痰饮瘀血是发病的内在因素和病理表现，内生邪气是发生变证的关键。外感六淫及温热毒邪与痰饮瘀血三者交互为患，内生邪气发生变证。治宜宣肺化饮，活血清热，选用越婢汤合葶苈大枣泻肺汤化裁，方用炙麻黄、生石膏、法半夏、葶苈子、生姜、桃仁、地龙、黄芩、连翘、鱼腥草、大枣、甘草。

3. 感染后期宜补气养阴

感染后期应注意补气养阴。感染后"壮火食气"，虽然热退但伴见活动后气短、咯痰口干，这是肺肾不足、气阴两虚之象。治以补气养阴法。方用党参、麦冬、五味子、炙麻黄、苦杏仁、连翘、桔梗、川贝母、法半夏、前胡、甘草。

4. 注重活血化瘀法在肺胀各阶段的应用

久病多瘀，久病入络，治疗时以活血化瘀法贯穿始终。肺胀时全身及局部血液循环障碍，肺动脉高压，肺血管阻力增加，微循环瘀滞严重可并发弥散性血管内凝血。因痰饮瘀血互结是肺胀的基本病理因素，两者交互为患贯穿于疾病始终，故应在发病各阶段重视应用活血化瘀法。

气喘短气不相续、声低息微、心悸倦怠为宗气虚陷之象。宗气虚陷，治宜益气升阳、化瘀通络。宗气虚不能滋肺以助呼吸，不能贯注心脉以行血，还不能主元气、主摄纳，导致气郁血瘀、痰浊瘀血阻塞脏腑经络，无力运行心肺之阳气，愈陷愈虚，愈虚愈陷，不能自拔。治以益气升陷，行瘀祛浊。治用益气升陷化瘀方，方为炙黄芪、升麻、柴胡、桔梗、知母、山茱萸、党参、丹参，还可用益气活血颗粒，方为炙黄芪、党参、白术、川芎、牛膝、桃仁、红花、柴胡、桔梗、枳壳、陈皮。

八、中西医结合治疗肺胀的思考

（一）急性发作期西医治疗原则

肺胀急性发作期时，针对导致心肺功能失代偿的诱因，纠正肺、心功能，积极控制呼吸道感染，保持呼吸道通畅，解除支气管痉挛，促进痰液排出，纠正缺氧和二氧化碳潴留，纠正酸碱失衡及电解质紊乱，降低肺动脉高压，营养支持，有效处理并发症包括右心衰竭、脑水肿等。

（二）急性发作期治疗难点

1. 肺胀急性发作期

肺胀急性发作期存在肺部反复感染，气道黏液分泌物增多，造成气道阻塞和通气功能障碍，出现低氧血症和二氧化碳潴留。缺氧及代谢产物增长可加快肺组织破坏和加重感染，形成恶性循环。

2. 呼吸肌疲劳

长期处于缺氧、酸中毒及肺气肿病理状态的患者，普遍存在膈肌萎缩、机体能量消耗增加、胃肠道消化吸收功能障碍、营养物质摄入不足的情况，在营养不良的基础上容易发生呼吸肌疲劳，而呼吸肌疲劳又导致了原发病的进展和恶化。

3. 肺动脉高压右心衰竭

低氧状态下，可引起红细胞增多，血液黏度较高，增加了肺循环的阻力，加重了肺动脉高压。血小板的激活会释放大量生物活性物质，引起肺血管收缩和细胞增殖，从而加重肺动脉高压，导致右心衰竭。

4. 电解质紊乱酸碱失衡

严重的缺氧，合并酸碱失衡和电解质紊乱时，会加重呼吸的抑制，使病情急剧恶化。

5. 免疫力低下

反复感染、缺氧、营养不良、电解质紊乱，使免疫力降低，生活质量下降。

（三）中医治疗难点的切入

1. 清热解毒，控制感染

清热解毒类中药多具有抗感染、抗病毒的特点，通过清热利肺、化痰活血以扶正祛邪，配合西药抗感染可增强疗效，减少西药抗感染药的用量及不良反应。

2. 化痰平喘，改善通气

通过清热化痰、润燥化痰、温化寒痰、燥湿化痰等多种治疗方法，稀释痰液，增强气道纤毛运动，从而有效地祛除痰液，改善肺的通气功能，尤其对下呼吸道痰栓阻塞，疗效更为突出。

3. 活血化瘀，改善心力衰竭

活血化瘀药可改变肺胀血液流变性异常，降低肺动脉高压，改善微循环，从而改善心肺功能，促使某些病理因素逆转，相比于西药，作用机制更广泛，不良反应小。

4. 补气健脾，改善营养

脾为后天之本，通过健脾助运等治疗措施，能改善全身状况和脾胃运化功能，可以从根本上改善营养状况，提高免疫力，提高生活质量。

5. 开窍豁痰，活瘀止血

对肺性脑病应用祛痰开窍中药结合西药治疗，可以促进意识恢复正常。并发急性上消化道出血时，活瘀止血中药可以避免服用西药加重血液黏稠性的不良反应。使用激素时配合中药，可减少激素不良反应，有利于激素的逐步撤停。

（四）中医治疗不足

中药种类较多，大多数没有明确的抗感染谱，单纯用中药对肺胀急性感染者往往针对性不强，特别是对一些严重感染和伴明显心肺功能不全的患者，单独应用中药往往难以控制病情发展。对于严重支气管痉挛、呼吸衰竭、重度缺氧及二氧化碳潴留患者，中医缺少有效的抢救手段。而西医应用解痉药、呼吸兴奋剂，还有气管插管与切开，机械通气等呼吸支持治疗有明显优势。对于肺性脑病、重度心力衰竭或并发上消化道出血、酸碱水电平衡失调、休克等危急重症，当应用西药治疗。

（五）中西医结合优势

中西医针对疾病发生的不同阶段，配合使用，可取长补短，缩短病程，提高疗效。

1. 解毒抗感染，增效减量

肺胀继发感染者，长期应用抗生素，机体抗病能力下降且病原菌耐药性增长以及痰液潴留等，导致抗生素后期效果不佳，长时间大量使用抗生素，可见明显不良反应，加重感染。抗生素与中药合用，中药能清热解毒、利肺化痰活血、扶正祛邪，可增强抗感染疗效，同时增强细胞免疫和其他非特异性免疫功能，使免疫紊乱得到纠正，减少抗感染药物用量，减少或避免西药不良反应。部分中药有抗病毒的特点，可用抗病毒中药治疗疾病。

2. 温阳利水，活瘀强心

肺胀心力衰竭时，在抗感染改善通气功能和缺氧状态的基础上，用强心、利尿、扩血管药直接纠正心力衰竭。在强心药方面，西药由于剂量受到限制，往往是小则无效，稍大则中毒，不易控制，强心利尿配合温阳利水、活血化瘀中药治疗，可减轻心脏负荷，可以避免西药的某些不良反应。

3. 豁痰醒脑，活瘀止血

在一些肺性脑病等并发症的处理上，应用豁痰开窍类中药，配合西药改善通气，可更快地使意识恢复正常。

4. 益气养阴，减少激素用量

在使用激素治疗时，会产生明显的不良反应，临床可见阴虚内热，加用六味地黄丸、知柏地黄丸等中药，可加强治疗作用，减轻不良反应，对长期激素依赖者，有利于逐步撤停。

5. 通腑泄下，宣上清热

肺胀急性期，常见痰热郁肺证，症见腑气不通之腹胀、大便秘结。肺热下移大肠，传导受阻，腑气不通，不能下泄，则燥热上蕴，使肺气更加受阻，形成恶性循环。用中药通腑泄下达到宣上清热的目的。痰热蕴肺兼大便干结者，可加大黄、芒硝；大便溏而不爽或腹胀者，加大黄、芒硝、枳实；大便秘结兼痰胶固难咯者可用礞石滚痰丸；津液不行、大肠失于濡润而阴虚便秘者，忌用苦寒攻下伤阴之品，可加生地黄、麦冬、玄参、火麻仁、郁李仁、柏子仁、桃仁、生白术等。

6. 针对特点，多法治疗

针对肺胀咳、痰、喘、悸、胀、肿、瘀的病机特点，在不同阶段，根据辨证论治原则，抓住主症，采用宣肺止咳、化痰平喘、益气养心、健脾理气、温阳利水等多种治疗方法组合，全方位、多靶点治疗，其中活血化瘀的治疗原则应贯穿始终，还可结合西医治疗提高疗效。

7. 重视缓解，扶正固本

重视缓解期的综合治疗，用中药扶正固本，去除诱因，避免复发，加强营养，改善心肺功能，增强免疫力。进行全身调理，采用宣肺化痰、理气健脾、益气养心、滋补肝肾、补肺益肾、祛邪活瘀诸法，减轻病情，提高生活质量，带病延年。

第九节　咳嗽

咳嗽是临床常见的一个症状，中医定义为六淫外邪侵袭肺系，或脏腑功能失调，内伤及肺，导致肺失宣降，肺气上逆，冲击气道，发出咳声或伴有咯痰为主要表现的一种病证。有声无痰为咳，有痰无声为嗽，有痰有声为咳嗽。

一、病因病机

咳嗽分外感咳嗽与内伤咳嗽。外感咳嗽病因为外感六淫之邪。内伤咳嗽病因为饮食、情志等内伤因素导致脏腑功能失调，内生病邪。外感咳嗽与内伤咳嗽均可引起肺气不清，失于宣肃，迫气上逆而作咳。咳嗽虽然是常见的症状，但在中医临床中作为"病证"来处理，言其病机虽然五脏六腑皆令人咳，最终均为病邪引起肺气不清，失于宣肃，迫气上逆而作咳，简而言之即肺气上逆而作咳，这是咳嗽的基本病机所在。

二、治法方药

临床中，外感内伤常常兼夹出现，单纯证候的患者非常少见，临床要仔细辨证，分清邪正虚实。治疗时注意审证求因，勿见咳止咳，需按不同的病因分别处理。外感咳嗽用药宜轻扬，不宜过早使用苦寒、滋腻、收涩、镇咳之药，以免留邪。内伤咳嗽忌宣肺散邪，以防宣散伤正，耗伤阴液，伤及肺气，使正气愈虚。临床还应注意调护正气。即使虚实夹杂，也当标本兼顾。李老临床见痰热咳嗽常用麻杏石甘汤合二陈汤加减治疗。痰多者加用贝母、胆南星，或加用三子养亲汤；肺热者常加用黄芩、炙桑白皮、地骨皮、鱼腥草；咳甚者常用前胡、白前、苦杏仁、射干、炙枇杷叶；咽痒、咽痛者，常加用射干、玉蝴蝶、牛蒡子等。

（一）外感咳嗽的治法方药

1. 疏风清热止咳

疏风清热止咳常用柴胡、蝉蜕、桑叶、牛蒡子、薄荷等。

2. 疏风散寒止咳

疏风散寒止咳常用炙麻黄、荆芥、防风、桂枝、白芷、白前、羌活等。

3. 疏风润燥止咳

疏风润燥止咳常用桑杏汤、杏苏散加减，配合南沙参、麦冬、款冬花、炙紫菀加强润肺止咳作用，配合知母、玉蝴蝶、乌梅养阴润燥，对燥咳音哑者有良效。

（二）内伤咳嗽的治法方药

1. 清热泻火止咳

针对肺部感染引起的急性炎症患者，加入清泄肺热药物如石膏、知母、射干、天花粉、炙桑白皮、黄芩、鱼腥草、栀子、芦根等配伍止咳。

2. 清肝泻肺止咳

针对肺热肝火实热证所表现的呼吸道炎症，主张立即清肝泻肺，方用泻肺散、黛蛤散加减止咳。针对肝胆邪热证，用清肝泻肺热或泻肺清肝热法，防止肝气上逆，刺激咽喉门户，以致肺气不降，上气咳逆阵作。临床酌情应用泻白散加减、温胆汤去枳实止咳。

3. 清热解毒止咳

针对病毒性上呼吸道感染引起的咳嗽，多重用金银花、连翘、黄芩、鱼腥草、板蓝根、半枝莲、蒲公英清热解毒止咳，配合解毒利咽药物如桔梗、锦灯笼、射干、牛蒡子、山豆根、玉蝴蝶来清咽利喉以攻逐邪气。

4. 清热化痰止咳

针对肺部严重感染导致的痰热阻肺兼脾失运化证，因热毒痰浊蕴结，上渍于肺，症见咳嗽、痰量多，甚至不易咯出，方以二陈汤合泻白散加减以清肺化痰，可加前胡、浙贝母、法半夏、天竺黄、胆南星加强清热化痰作用以止咳。咳嗽伴胸闷痛、脘痞者常以小陷胸汤加减，加强健脾化湿、清热化痰之功。注意宣降结合恢复肺的气机，防止肺气上逆作喘。

5. 化痰祛湿止咳

针对反复发作的慢性支气管炎、慢性阻塞性肺气肿患者，症见喉中痰鸣辘辘，痰白黏，不易咯出，常以燥湿化痰散结药物如陈皮、半夏、浙贝母，去除气道壅滞浊痰，解除气管痉挛。方用三仁汤加减，其中白豆蔻、薏苡仁芳香健脾化湿，为防止苦杏仁滋腻敛邪，故配伍苍术、草果、砂仁燥湿化痰，加强祛痰之力。

6. 化痰通络止咳

慢性肺病病程日久，以致痰瘀阻络，咳逆阵作，若合并心肺功能不全、肺胀、冠心病者，多出现胸胁不舒，胀满闷痛。除了重用健脾燥湿散结药物外，还可合用二陈汤、泻白散，同时以生脉散、栝楼薤白半夏汤、小陷胸汤组合化裁加强益气通络、清化痰瘀之功。另一方面应用红景天加强补气活血之功，能提高机体循环含氧量，解决心肺血管的供血、供氧，有利于患者心功能、肺功能的恢复。配用其他化痰通络的药对如丹参配赤芍、莪术配地龙。

7. 益气固表止咳

针对外界过敏因素导致的气道高敏反应性咳嗽，常以玉屏风散加减，即用黄芪、防风、炒白术益气健脾，通过扶正来调节机体抵抗力。

8. 补虚止咳

针对慢性肺病反复咳嗽的患者，表现为肺肾阴虚，症见干咳夜甚，伴头晕盗汗，腰膝酸软，口干夜甚等阴虚火旺症状者，治宜滋补肺肾、滋阴降火。若伴肝肾阴虚证候时，以知柏地黄汤、麦味地黄汤加减，以知母、天花粉、女贞子、墨旱莲滋补肝肾，滋阴降火止咳。针对慢性肺病咳嗽迁延日久，合并心肾功能不全的危重患者，症见畏寒肢冷，胸胁支饮，甚至胸腔积液，应加强健脾补肾之功，使用帮助脾肾运化水湿的药物，如茯苓、白术、山药、炙黄芪、桂枝、车前子，以及补肾药物如补骨脂、桑寄生、盐杜仲、巴戟天、肉苁蓉、怀牛膝等。有些患者久咳后，咳甚时遗尿，这属于肾不纳气，需用桑寄生、桑螵蛸两味药来固肾缩尿，温肾扶阳以止咳。

9. 降气敛肺止咳

重视调和肺气是李老的镇咳原则，常用的降气理肺药物有紫苏子、紫苏梗、射干。针对久咳用收敛肺气之诃子肉降逆收涩，防止久咳伤及肺络，亦可收敛肺部气机，使其不发散太过，肺气升降自利，气道通调，则肾主纳气的功能也会恢复正常。此外，体现治咳重在降气的药物还有陈皮、半夏、桑白皮、地骨皮、苦杏仁、厚朴。组方重点体现升降结合以达到祛痰镇咳作用。李老遣方用药以三子养亲汤或泻白散加款冬花、地龙降气平喘，射干麻黄汤或桔梗汤加减以达宣降结合，升发疏散，一宣一散，一降一升，调节气机。针对患者久病反复，脾失运化的特点，在组方中加入健脾理气，化湿导滞的药物，如枳壳、厚朴、砂仁、焦槟榔，体现了调畅气机以止咳的特点。

10. 其他用药经验

（1）脾为生痰之源，故化痰时多配合焦三仙、炒鸡内金、陈皮、莱菔子健脾助消化，尤其对小儿脾虚食滞的咳嗽患者效果更为显著。

（2）咳嗽后期，出现热病伤阴症状，加入养阴利咽的玄参、玉蝴蝶，养胃阴的沙参、知母、玉竹，养心阴的麦冬、柏子仁、炒酸枣仁。

（3）当邪热灼伤肺络，导致肺络出血，出现咯血或痰中带血，则以沙参、知母、藕节炭、白及、仙鹤草、三七、生地黄、芦根清热止血。

（4）针对肝热内郁，心肝火旺，酌加茵陈、合欢花、夜交藤、栀子祛除心烦、心悸、失眠。

（5）针对患者久病出现肝气郁结、肝郁脾虚的表现，则应用和肝汤加减，调肝健脾。

（6）针对外感咳嗽兼里热，应用止嗽散、二陈汤加减，全方针对外邪仍在表，尚未完全入里的病情，体现了解表不忘清里热的特点，对于外感表证咳嗽者须兼顾解表清里，使病情迅速好转，尤其对素体热盛、热为寒遏的患者尤为有效。

总之，外感和内伤咳嗽之间可以相互转化，李老注重发挥中医扶正与祛邪之功体现治咳疗效，先行二陈汤、泻白散加减以泻肺化痰，配合疏风、解热、散寒、润燥的药物治疗外感邪气。复诊时加强益气养阴，化湿健脾之功，以扶正为主，达到标本兼治的效果，则咳嗽自愈。李老体会到临床治疗内伤咳嗽，要兼顾调理肺脾肾三脏功能气机的重要性。

咳嗽分为外感咳嗽与内伤咳嗽两大类。外感咳嗽以风邪夹热、寒、燥邪为主，治疗以宣肺疏风为要务，针对邪气的不同性质配伍散寒、清热、润燥之药治疗。西医的咳嗽变异性哮喘多表现为阵发性剧咳，对冷热空气及异味敏感，伴咽痒少痰，与风邪"善行而数变"的特点类似，晁恩祥教授称为"风咳"，从风论治。李老治疗时用麻黄疏风解表，以其辛散之力祛邪外出；配伍地龙、蝉蜕虫类药物以搜风，且可缓急平喘；加菊花、川芎以散上扰之风邪，解咳剧之头痛；再以降气化痰的紫苏子、紫苏叶、前胡、苦杏仁配伍，治疗风咳，可收全功。内伤咳嗽因脏腑功能失调导致气机上逆而作咳。治疗的关键是调治失调的脏腑，尤其是祛除痰湿之邪。针对木火刑金治以清肝泻肺；痰饮内停治以培土生金；虚火灼金治以滋肾养阴。对于气机的调理也尤为重要。用药时注意宣肺与敛肺结合，升发与肃降结合，化痰与养阴结合，益气与活血结合，从而达到调理脏腑、清降肺气、祛邪外出之目的。

三、咳嗽变异性哮喘

咳嗽变异性哮喘（cough varian tasthma，CVA）又称隐匿型哮喘或咳嗽性哮喘，一般认为与变应原所致的气道慢性变态反应性及气道高反应性炎症有关，是哮喘的一种特殊类型。临床表现为刺激性干咳，通常咳嗽比较剧烈，夜间咳嗽为其重要特征。感冒、冷空气、灰尘、油烟等容易诱发或加重咳嗽。该病以慢性咳嗽为主要症状，李老近年临床诊治咳嗽时此类患者较为常见，现将其诊疗经验总结如下。

李老认为中医传统文献中无此病名记载，虽属西医特殊哮喘类疾病，但临床表现以咳嗽为主，中医诊断应归属于咳嗽范畴。从本病发作特点分析，既不同于单纯的外邪犯肺、肺气失宣导致的气逆咳嗽，也与哮喘宿痰内伏于肺的喘证有别。咽痒刺激往往是这类咳嗽的先兆症状，咽痒则咳嗽不止，咽痒减轻则咳嗽症状缓解，符合中医"风盛则痒""风盛则挛急"的理论。因此，风邪是本病的重要因素。本病病位在气道、咽喉及肺络，病机为风邪犯肺，邪伤肺络，肺失宣降，气道挛急。同时，临床表现既有"风咳"之状，也有咽干、干咳等阴虚肺燥之象，此为风邪犯肺，肺失宣肃，津液不能上承咽喉所致。故本病病性属于虚实夹杂，急性发作期以实证为主，当辨别寒热性质，以攻邪为主，缓解期应辨别脏腑阴阳虚损程度不同，以补益扶正为主。

对于咳嗽变异性哮喘的治疗，应采用辨病为主、辨证为辅的原则，并采用中西医结合治疗方法，在应用西医支气管扩张剂、激素、茶碱类及抗过敏类药物的基础上加以辨证论治，可以改善患者体质，减轻发作程度，达到临床控制，改善肺功能，提高患者生存质量的目的。中医辨治咳嗽变异性哮喘当分期论治。急性发作期治疗宜疏风宣肺、缓急解痉、止咳利咽。具体方剂以止嗽散加减。此方主治"诸般咳嗽""温润和平，不寒不热，既无攻击过当之虞，大有启门驱贼之势。是以客邪易散，肺气安宁"。李老在止嗽散的基础上加炙麻黄、蝉蜕、射干，不仅有明显的止咳作用，还可以明显改善患者的临床症状。兼痰热者加黄芩、桑白皮、鱼腥草、川贝母、瓜蒌等清肺化痰药；兼阴虚肺燥者加麦冬、沙参、炙枇杷叶、玄参等养阴润燥药；兼寒象者加桂枝、细辛、白芷等疏风散寒药；兼瘀血者加丹参、赤芍等活血化瘀药；伴咽痛、咽喉不利者加北豆根、牛蒡子清热利咽。缓解期患者可无明显咳嗽症状，当根据兼症及舌脉表现辨证论治，常选玉屏风散、四君子汤、六君子汤、六味地黄丸等基础方加减益气养阴，常用药物有茯苓、白术、太子参、山药、枸杞子、黄精、五味子、冬虫夏草等补肺益肾药。

咳嗽变异性哮喘虽是西医病名，也可以按中医咳嗽进行辨治，其症状表现类似于中医之"风咳"，多兼有伤阴的表现。临床可根据其寒热及阴虚血瘀的情况用止嗽散加减治疗，达到控制病情发展的目的。

第十节　哮喘

哮喘是肺系疾病，其发生多因宿痰内伏于肺，又因外邪、饮食、情志、劳倦等因素，导致痰阻气逆，肺失宣肃。风盛、气逆、痰阻、血瘀、气虚是哮喘发作的基本病机特点。其中外感风邪是外在诱发因素，正气亏虚是内在发病条件，痰瘀内伏是发病的宿根，气逆不降是发作时气道的表现。

一、病因病机

喘证分为实喘、虚喘。哮喘的基本病理变化为伏痰遇外邪引触，痰随气升，气因痰阻，相互搏结，壅塞气道。肺气宣降失常，导致喉中痰鸣，气息喘促。哮喘之发生，宿痰积饮是重要病理因素，由于痰饮留伏，潜伏于肺，经外邪、饮食、劳倦等因素触发，则痰气搏结，阻塞气道而发病。这里的伏痰相当于西医学中的慢性气道炎性因子，患者表现为呼吸困难，甚至不能平卧，李老分析本病属于肺脾气虚，气滞、痰热瘀交结，肺气上逆，致痰鸣如吼，气息喘促，甚至发生呼吸衰竭。

哮喘患者多为年老久病者，部分患者存在过敏体质，平素易感冒，发作喘憋时为过敏性因素诱发。素体肺气虚，因肺脾不足，导致痰浊内生，肺气不利。疾病后期辨证多为肺肾亏虚，故病位在肺、脾、肾，但不同患者的病因病机特点亦不相同。

有些患者哮喘久病多年，导致心肺功能不全，以素体心、脾、肺气虚为本。有些患者每于夜间发作喘憋气短，从发作的时间分析，患者哮喘反复发作多年，久病导致机体肝肾亏虚为本，故夜间发作频繁。有些喘证患者伴白天易汗出，大便稀溏，每日多次，属于肺脾气虚，运化失调。有些患者喘憋伴喉中痰鸣有声，咯黄白痰，伴有活动后气短加重，痰鸣，痰白不易咯出，便溏，舌胖大苔厚腻，李老考虑这是因为脾虚失运，痰饮不化，甚至痰热内盛，瘀阻肺络所致。有些患者伴有糖尿病多年，发病时咳喘痰鸣，喘憋明显，伴下肢浮肿，心悸，临床治疗首先要排除心肾功能不全。有些患者既往有慢性喘息性支气管炎和高血压多年，感冒后咳嗽喘息，白痰不易咯出，为外感之邪引发喘息性支气管炎急性发作，同时引起心脑供血不足，伴有头晕、心悸、气短明显，辨证为肺脾气虚，痰湿为患，因清气不升，浊气不降，患者病属虚实夹杂。有些急性喘息性支气管炎患者，发病时咳喘无痰，伴发热，咽喉痛，双肺可闻及哮鸣音，李老考虑为急性感染导致，辨证属于痰热阻肺，兼热邪伤阴，导致肺热阴虚，津液不足，肺气不降反升。有些患者有支气管哮喘病多年，同时伴有高血压、阵发性心房颤动，严重时发作喘憋、胸闷、心悸，若患者无痰，无乏力困倦，李老分析属于痰瘀阻滞的实喘，病位在于肺、心、脾多脏，但无气虚、阴虚的症状，尚未累及心肺功能。肺胀患者的喘憋，乃因病久影响心肺功能，合并出现心律不齐，平素心率较快，严重时可发生喘憋、胸闷、心悸，甚至出现气胸，患者痰黏不易咯出，乏力气短，尚不能平卧，属于心肺气阴两虚，痰瘀阻滞。有些患者喘证伴有冠心病、糖尿病病史，若发病后活动时呼吸困难，喘息痰多，考虑为心源性哮喘，由于患者心、肺气阴亏虚，痰浊壅肺，郁而化热，血瘀阻肺，故可见咳喘、胸闷、痰多，伴见乏力心悸，咽干夜甚。

总之，治疗喘证患者，首先应审清虚实，若为实喘治在肺脾，以祛邪利气，同时区分寒、热痰的不同，采用温宣、清肃、化痰法。针对虚喘，治在肺肾，而以肾为主，治以培补摄纳，采用补肺纳肾、益气养阴等法。

二、辨证论治

临床中喘证可见肺脾气虚之喘和肺肾功能不全之喘。心源性哮喘可伴有高血压、糖尿病、冠心病、心房颤动、肾功能不全等基础病。喘证临床表现复杂，正邪交争，虚实兼见。故对此种复杂证候的治疗，应结合祛邪扶正。虚喘以调和肺气为主，不宜宣发太过损伤肺气，同时注重化痰泄浊平喘。对肺肾两虚之喘，从温肺化饮入手，畅调三焦，补益肾气行标本同治之理。对心力衰竭之喘，则以温振心阳，化痰祛瘀为法。治标宜宣肺平喘，注重升降宣敛结合，治本宜补肺健脾，益肾强心兼顾。哮喘可先由风、寒、燥外邪诱发，恶风寒为首发症状，"有一分恶寒就有一分表证"，故李老以解表疏风、解表散寒、解表润燥为初期治疗方法，若邪气入里化热，则进一步表现为发热、舌苔黄，甚至胸痛、喘咳、咯血，则治疗以清泄肺热为主，防止病情进一步演变。

（一）痰热壅肺

痰热壅肺，阻塞气道，肺失清肃，导致肺气上逆发为哮喘。见于长期慢性炎症导致气道发生高反应，多出现气管广泛多变的逆性气流受限，故治疗以清热化痰为主，主张清泄肺热与祛痰散结并重，改善气道炎症引起的刺激性痉挛。

（二）痰瘀阻肺

肺主治节而朝百脉，由于宿痰伏肺，痰阻气道脉络，导致瘀血阻滞，脉络不通。久病导致心肺循环功能障碍，甚至出现呼吸功能衰竭。此类患者多由于素体脾肾两虚导致病情迁延不愈，肾不纳气，脾失健运，痰自内生，上贮于肺，肺失宣发肃降，日久瘀血内生，痰瘀互结，互为因果，故咳喘难平。符合中医"久病必虚，久病必瘀"的理论。

（三）寒饮伏肺

在《灵枢·邪气脏腑病形》中云："形寒寒饮则伤肺。"著名医家陈修圆曰："痰之本，水也，原于肾；痰之动，湿也，主不能制水，则水不归源，上泛溢为痰。"因此认为此类患者病本为肾阳亏虚，寒饮伏肺为病之标。故治疗宜遵循《类证治裁·喘证》中"喘由外感者治肺，由内伤者治肾"之说，李老临床以温肺化饮、滋补肺肾为法。

（四）气虚伤正

本病多为肺、脾、肾三脏气虚为患所致。中医认为肺为气之主，肾为气之根。肺主呼气，肾主纳气，脾主运化水湿。三脏功能正常，则无痰湿内生，呼吸功能正常。肺气虚则肺卫不固，风痰内盛；脾气虚则运化失职，痰湿内生；肾气虚则肾不纳气，水湿上泛。故治疗哮喘要致力于扶正祛邪。

以呼气困难为主的支气管哮喘与中医咳嗽、喘证相互关联，症状互有交叉。中医辨证分为发作期和缓解期，治疗也有区别。发作期分为寒、热、痰、风等不同哮证，与前述病因密切相关。缓解期因病情反复发作伤及他脏，多累及脾、肾两脏。应治疗时，发作期以治标为主，缓解期以扶正固本为主。

三、缓解期治疗

哮喘急性发作时常常需要吸入糖皮质激素或 β 受体激动剂，临床效果较好，对于哮喘病缓解期的治疗，中医药常常能发挥独特的疗效。根据哮喘的临床表现，归于中医学哮喘病的范畴。本病是由于宿痰伏肺，遇诱因引触，以致痰阻气道，肺失肃降，痰气搏结引起发作性痰鸣气喘疾患。发作时以喉中哮鸣有声，呼吸气促困难，甚至喘息不能平卧为主要表现。哮病反复发作，寒痰伤及脾肾之阳，痰热伤及肺肾之阴，病情由实转虚。于是，肺虚不能主气，脾虚不能转输水津上归于肺，反而积湿生痰，肾虚精气匮乏，摄纳失常，则阳虚水泛为痰，或阴虚虚火灼津生痰。可见，哮病为本虚标实之病，标实为痰浊，本虚为肺脾肾虚。发作时以标实为主，表现为痰鸣气喘；在缓解期以肺、脾、肾等脏器虚弱之候为主，表现为短气、疲乏，常有轻度哮喘。故发作时治标，平时治本是本病的治疗原则。发作时痰阻气道应祛痰利气，但应分清痰之寒热，寒痰宜温化宣肺，热痰宜清化肃肺，表证明显者兼以解表。平时以正虚为主，故治以扶正固本，但应分清脏腑阴阳，阳气虚者予以温补，阴虚者予以滋养，肺虚者补肺，脾虚者健脾，肾虚者益肾，控制哮喘发作。

（一）肺虚

1. 症状

气短声低，动则尤甚，或喉中有轻度哮鸣声，咯痰清稀色白，面色㿠白，常自汗畏风，易感冒，每因劳倦、气候变化等诱发哮病，舌淡苔白，脉细弱或虚大。

2. 治法方药

治宜补肺固卫，方用玉屏风散加减。

（二）脾虚

1. 症状

平素痰多气短，倦怠无力，面色萎黄，食少便溏，或食油腻食物容易腹泻，每因饮食不当诱发哮病，舌质淡，苔薄腻或白滑，脉细弱。

2. 治法方药

治宜健脾化痰，方用六君子汤。

（三）肾虚

1. 症状

平素短气，呼吸急促，动则尤甚，吸气不利，或喉中有轻度哮鸣，腰膝酸软，脑转耳鸣，劳累后易诱发哮病。肾阳虚者畏寒肢冷，面色苍白，舌淡苔白，质胖嫩，脉象沉细。肾阴虚者颧红，烦热，汗出黏手，舌红苔少，脉细数。

2. 治法方药

治宜补肾摄纳，方用金匮肾气丸或七味都气丸。

李老对于哮喘日久的患者，在缓解期常常考虑肺、脾、肾三脏皆有虚损，故常予以六味地黄丸、黄精、狗脊等药物益肾，予以炙黄芪、党参、炒白术等药物补肺健脾。哮喘重者，常常加入参蛤散以补肺肾，定喘嗽。如阴虚者，加玉竹、玄参、芦根、北沙参；如有痰者，加半夏、陈皮、贝母等以化痰止咳。

临床上对哮喘的诊治，有虚实标本的不同，在缓解期，分肺、脾、肾三脏之虚进行辨治，在临床时还应该根据不同的证候表现，采用不同的治疗原则和方药，才能收到较好疗效。

第十一节　糖尿病

一、糖尿病的中医认识

应用中药治疗糖尿病可以调节人体整体的环境，调动人体自身组织能力，消除血糖升高的病理因素，中药治疗的主要作用为平衡阴阳，补虚泄实。具体治疗范围如下：身心感知异常而出现的血糖波动；因季节气候改变而产生的血糖波动；因情志产生的血糖波动；因睡眠障碍引起的血糖波动；因排便异常导致的血糖波动；因其他疾病带来的内分泌紊乱和失衡而出现的血糖波动。中药治疗糖尿病能促进 β 细胞释放胰岛素，增加胰岛素受体数目或提高其亲和力，促进周围组织及靶器官对糖的利用，拮抗升糖激素。

二、中医药防治特色

中医治疗糖尿病以"证候"为核心，考察与生活质量相关的临床事件、终点目标，进行辨证论治，治疗过程中强调七情和合及人文关怀。中药治疗糖尿病的手段和方法丰富多样，既有内服药物的内治法，又有中药外敷、热熨、熏洗等外治法，以及独特的针灸、拔罐、刮痧、推拿、按摩、气功等非药物疗法，还有以药膳为代表的日常食品疗法。

三、辨证论治

中医治疗糖尿病的辨证论治包括辨病位、辨标本、辨本病与并发症及各期标本虚实变化。

（一）辨病位

根据主症特点及病机特点将糖尿病病位分为上、中、下三焦。其中上消以多饮口渴症状突出，病机特点为肺燥；中消以多食易饥症状突出，病机特点为胃热；下消以多尿症状突出，病机特点为肾虚。

中医治疗糖尿病根据临床症状以三消论治。典型的糖尿病患者是三消并存，互为因果，各有偏重，诊断和治疗难以截然分开。对于无证可辨者，（无临床症状，仅血糖指标高）其辨证不能停留在三消辨证的水平，应采用阴阳、脏腑、气血互补的方法，结合西医学诊断、检查技术和指标进行辨证论治。以中医辨证为基础，以西医客观指标为依据，以微观的形式参与到宏观之中，使辨证论治更为准确。

（二）辨标本

辨标本是指辨别本虚证与标实证。其中本虚证包括气虚、气阴两虚和阴阳两虚证；标实证包括肺胃燥热、胃肠结热、肝胆郁热、脾胃湿热、气机郁滞、血脉瘀滞、痰湿阻滞、热毒壅滞证。

糖尿病的基本病机以阴虚为本，燥热为标，故其治疗大法为清热润燥，养阴生津，兼以活血化瘀。常用治法包括活血化瘀、清热解毒、健脾益气、滋补肾阴、温补肾阳。《医学心悟·三消》中说："治上消者，宜润其肺，兼清其胃；治中消者，宜清其胃，兼滋其肾；治下消者，宜滋其肾，兼补其肺。"此可谓深得治疗消渴之要旨。本病常发生血脉瘀滞，尤其是对于舌质紫黯，或有瘀点瘀斑，脉涩或结或代，及兼见其他瘀血证候者，均需加活血化瘀的方药。

（三）分型论治

糖尿病早期表现为上消，中医辨证为肺热津伤证。临床症状可见烦渴多饮，口干舌燥，尿频量多，舌边尖红，苔薄黄，脉洪数。治法为清热润肺，生津止渴。代表方药有消渴方。方用天花粉、葛根、麦冬、生地黄、藕汁、黄连、黄芩、知母。若烦渴不止，小便频数，脉数乏力者，为肺热津亏，气阴两伤，可选用玉泉丸或二冬汤（玉泉丸：天花粉、葛根、生地黄、麦冬、五味子、甘草；二冬汤：天冬、麦冬、天花粉、黄芩、知母、人参、荷叶、甘草）。

糖尿病早期表现为中消，中医辨证为胃热炽盛证。临床症状可见多食易饥，口渴，尿多，形体消瘦，大便干燥，舌红，苔黄，脉滑实有力。治法为清胃泻火，养阴增液。代表方药有玉女煎。方用生石膏、知母、生地黄、麦冬、川牛膝。大便秘结者可用增液承气汤润燥通腑（大黄、芒硝、玄参、生地黄、麦冬）。本证亦可选用白虎加人参汤（石膏、知母、人参、甘草、粳米）。

糖尿病中期表现为中消，中医辨证为气阴亏虚证。临床症状可见口渴引饮，多食与便溏并见，或饮食减少，精神不振，四肢乏力，体瘦，舌质淡红，苔白而干，脉弱。治法为益气健脾，生津止渴。代表方药有七味白术散加味。方用党参、白术、茯苓、木香、藿香、葛根、甘草、天冬、麦冬、黄芪、怀山药。可合生脉散（人参、麦冬、五味子）益气生津止渴；伴乏力、自汗、气短者，重用黄芪50g；多食善饥者，加玉竹；口渴甚者，加天花粉。

糖尿病中期表现为下消，中医辨证为肾阴亏虚证，临床症状可见尿频尿多，尿液浑浊如脂膏，或尿甜，腰膝酸软，乏力，头晕耳鸣，口干唇燥，皮肤干燥、瘙痒，舌红苔少，脉细数。治法为滋阴补肾，润燥止渴。代表方药有六味地黄丸（熟地黄、山茱萸、山药、茯苓、泽泻、牡丹皮）。相火旺者，加黄柏、知母；腰膝酸软者，加桑寄生、盐杜仲、怀牛膝；耳鸣者，加枸杞子、苍耳子。

糖尿病病程较长者表现为阴阳两虚证。临床症状可见小便频数，浑浊如膏，甚至饮一溲一，面容憔悴，耳轮干枯，腰膝酸软，四肢欠温，畏寒怕冷，阳痿或月经不调，舌淡苔白而干，脉沉细无力。治法为温阳滋阴，补肾固摄。代表方药有金匮肾气丸（熟地黄、山茱萸、山药、茯苓、泽泻、牡丹皮、制附子、肉桂）。夜尿多、尿如膏脂者，加益智仁、菟丝子、白果；少尿浮肿者，加生黄芪、白术、汉防己；五更泻者，加补骨脂、肉豆蔻；阳痿早泄者，加淫羊藿、仙茅。

瘀血阻滞证在消渴病中很少单独出现，常并见于阴虚燥热、气阴两虚、阴阳两虚证型中，需视证型轻重化裁合用。

现代研究显示瘀血阻滞证也是消渴的一个基本证型，活血化瘀的治法应当贯穿于治疗始终，应施以益气活血、滋阴活血、温阳活血之法。需要加用一些活血化瘀药，如丹参、蒲黄、三七、郁金、桃仁、红花等。

四、常用的中药降糖药

（一）降糖机制

中药降糖的机制为促进糖的利用、刺激胰岛细胞分泌胰岛素和减轻组织细胞胰岛素的抵抗性。现代实验研究证实有效的单味降糖药包括人参、葛根、红景天、三七、玉米须、芍药、山茱萸、知母、桑叶、黄精、银耳、枸杞子、麦冬。李老在临床中应用较多的单味降糖药有黄连、苦瓜、女贞子、桑枝、玉竹、天花粉、麦冬、绞股蓝。

（二）常用药对

李老治疗糖尿病常用药对如下：苍术配玄参，二药合用能健脾敛精、滋阴清热，使气复阴足；黄芪配山药，二药伍用可健脾益气生津、补肾涩精、止遗固元，防止饮食精微的漏泄；丹参配葛根，二药伍用能养血活血、生津润脉，用于瘀血内阻，兼有阴虚所致之心悸、胸痹、口干、舌黯等症；乌梅配五倍子，二药伍用有固中气、涩肾精、除燥热、生津止渴的功效；天花粉配生地黄，二药功用近似，伍用相得益彰，能养肺、脾、肾三脏之阴津，清三焦之燥热，使水升火降，气复阴足；生石膏、知母配人参，三药协同，清上、中、下三焦之燥热，养肺、脾、肾三脏之阴液，大补肺脾之气，使燥热除，气阴复。

五、糖尿病并发症的中药治疗

糖尿病并发症的证候表现多属于本虚标实。本虚有气阴两虚、阴阳两虚、心血亏虚、肝肾亏虚、脾肾不足；标实有瘀血阻络、痰浊不化、水湿泛滥、热毒壅积。兼夹证包括瘀证、痰证、湿证、浊证。糖尿病并发症治疗宜标本兼治，在辨证论治的基础上，根据并发症的不同特点予以治疗。

1. 白内障、雀盲

病机为肝肾精亏，目失所养。治宜滋补肝肾，益精养目。方用杞菊地黄丸、石斛夜光丸。

2. 耳聋

病机为肝肾不足，不能上承于耳。治宜滋补肝肾，益精养血。方用杞菊地黄丸、耳聋左慈丸。

3. 疮毒痈疽

病机为热毒内蕴。治宜清热解毒消肿。方用五味消毒饮。

4. 脱疽、糖尿病足

病机为阴伤气耗，阴寒下注，经脉阻滞。治宜温经散寒，破血通络。方用阳和汤加麻黄、附子、细辛、路路通、地龙等。急性期见热毒壅盛者用仙方活命饮、四妙勇安汤，配合外用药，如三黄汤、生肌玉红膏。

5. 肢体麻木、末梢神经炎

病机为气虚血瘀，脉络瘀滞。治宜养血活血，疏通经络。方用四物汤加鸡血藤、络石藤、威灵仙、白芥子、鸡血藤、钩藤、络石藤、海风藤、威灵仙。

6. 其他并发症

肺痨、胸痹、中风、水肿等按各自病证辨证治疗。

六、糖尿病中医药治疗的思考

1. 糖尿病脏腑辨治原则

把握标本先后，分清主次，肝、脾、肾三脏同病同治。先因于脾，或以脾的证候表现为主者，以治脾为主；先因于肝，或以肝的证候表现为主者，以治肝为主；先因于肾，或以肾的证候表现为主者，以治肾为主。

2.肝、脾、肾三脏辨治方药

临床表现以头晕头胀，两目干涩，视物昏花，肢麻痉挛无力，证属肝、脾、肾气阴两虚，兼肝阳上亢为主，治宜益肾平肝健脾，气阴两补，应用调肾为主的地黄汤治疗；临床表现为情志抑郁，胁肋不舒，胸闷喜叹息，心烦易怒，属肝郁气滞为主，兼脾肾气阴两虚，治宜疏肝健脾益肾，佐以清热祛湿活血，应用调肝活血为主的逍遥散、血府逐瘀汤等治疗；临床表现为形体偏胖，血脂高，四肢无力，腹胀泄泻，舌苔厚腻，属脾虚湿盛为主，兼肝郁肾虚，治宜健脾疏肝益肾，气阴两补，佐以祛湿活血，应用调脾为主的补中益气汤、参苓白术散治疗。

3.病理发展阶段

糖尿病的病理发展过程包括郁、热、虚、损四大阶段。郁的阶段代表糖尿病的早期，其中实胖型患者的病机多以食郁为先导，虚胖型患者病机以脾虚胃郁为根本，瘦型患者病机多以肝郁为主。热的阶段代表糖尿病的进展期，临床表现为易怒口苦（肝热）、消谷善饥（胃热）、便秘（肠热）、大渴引饮（肺热）。虚的阶段代表糖尿病的发展期，临床常表现为虚实夹杂，病机为阴阳气血亏虚，治疗时当虚实兼顾。损的阶段代表糖尿病后期，诸虚渐重，脉损络瘀益显，大、小、微血管都可能出现病变。糖尿病四大阶段很难截然分开，如六郁化热形成郁热并存，郁热伤阴耗气，呈现郁、热、虚并存，同时形成痰湿、血瘀等新郁。

七、转归预后

糖尿病经过合理用药、积极治疗后可稳定病情，如果治疗不积极，用药不合理，则会出现多种并发症，包括慢性并发症和急性并发症。慢性并发症有胸痹心痛、水肿、关格、中风偏瘫、肢麻脱疽、目障眼疾，可致死、致残、致盲；急性并发症包括神昏厥脱、喘嗽、淋浊、疔肿疮痈，如失治可致死，经合理用药可稳定病情。

八、中西医结合治疗糖尿病

（一）中、西医诊病的着眼点不同

西医以病因、病理、病位为目标对象，致力于向微观层次发展，努力发现和确诊糖尿病，并致力于直接对抗性地降低血糖，重"看病"，治"人的病"，重视直接效果。中医以患者的功能状态为切入点，运用中草药、针灸等手段，调整人体各脏腑的生理功能，清除病邪在人体内生存的土壤，着眼于调治"患病的人"，重视整体效果。中医治病以"调、养"为特色，其方法颇具东方文化韵味。

（二）中西医结合治疗糖尿病优势互补

中西结合治疗糖尿病能有效控制血糖、改善临床症状、延缓慢性并发症、减少糖尿病临床重大事件，是未来的发展方向。中医药能改善糖尿病患者机体内环境，调节患者机体功能状态，从而减停西药的用量，中医药的"扶正祛邪"法，能保护肝肾，减轻西药不良反应。

第十二节　胃脘痛

胃脘痛是以上腹胃脘部发生疼痛为主症的一种胃肠病证。常见于西医中的急性胃炎、慢性胃炎、消化性溃疡、胃痉挛、胃下垂、胃黏膜脱垂、胃神经官能症等疾病。胃脘痛中医辨证要点如下。

（一）辨寒热

寒证胃痛多见胃脘冷痛，因饮冷受寒而发作或加重，得热则痛减，遇寒则痛增，伴有面色白、口淡不渴，舌淡，苔白等症；热证胃痛多见胃脘灼热疼痛，进食辛辣燥热食物易于诱发或加重，喜冷恶热，胃脘得凉则舒，伴有口干口渴，大便干结，舌红，苔黄少津，脉数等症。

（二）辨虚实

虚证胃痛多见于久病体虚者，其胃痛隐隐，痛势徐缓而无定处，时作时止，痛而不胀或胀而时减，饥饿或过劳时易诱发疼痛或致疼痛加重，揉按或得食则疼痛减轻，伴有食少乏力，脉虚等症；实证胃痛多见于新病体壮者，其胃痛兼胀，表现胀痛、刺痛，痛势急剧而拒按，痛有定处，食后痛甚，伴有大便秘结，脉实等症。

（三）辨气血

初痛在气，久痛在血。胃痛且胀，以胀为主，痛无定处，时痛时止，常由情志不舒引起，伴胸脘痞满，喜叹息，得嗳气或矢气则痛减者，多属气分；胃痛迁延不愈，其痛如刺，持续不解，痛有定处，痛而拒按，伴食后痛增，舌质紫黯，舌下脉络紫黯迂曲者，多属血分。

胃脘痛多寒热虚实、气分血分并见。气虚证多予以炙黄芪、炒山药、炒白术；热证多予以黄连、黄芩；气分证常予以紫苏梗、枳壳、代代花、木香、焦槟榔、姜厚朴等；血分证常用失笑散、九香虫。治法上以理气和胃为原则，注意理气的同时又不损及胃阴，耗伤脾气。

"辨寒热""辨虚实""辨气血"为胃脘痛辨证要点，但临床辨证时还应注意辨脏腑、辨升降。辨脏腑应注意脾胃和肝，脾胃属土，肝属木，木可疏土，土可培木，叶天士谓"肝为起病之源，胃为传病之所"，胃脘痛与肝的关系密切，另外，脾胃为气机升降之枢纽，肝脾同调，可助脾胃之升降，若肝失调达，则脾胃之气不和，出现清气下泄、浊气上逆、胃失和降的病机表现。李东垣是脾胃学说大家。叶天士对脾胃学说的发展有很大贡献，他一方面在李东垣脾胃学说的基础上提出要重视胃阴，另一方面还发展了络病学说，他认为"初病在经，久病入络，以经主气，络主血""初为气结在经，久则血伤入络"。所以胃病日久，应考虑入络与入血的病变。

第十三节　萎缩性胃炎

萎缩性胃炎的病位在胃，主要与肝、脾有关，可涉及胆、肾。本病为本虚标实、虚实夹杂之证。本虚主要表现为脾气虚和胃阴虚，标实主要表现为肝郁气滞、湿热内停和瘀血阻络，而脾胃气机升降失常是发病的最直接原因。"久病入络""久病必有瘀"，本病病程长、迁延反复，为血瘀的形成和发展提供了基础。脾虚毒损、胃络瘀阻是萎缩性胃炎的基本病机。萎缩性胃炎以脾胃虚弱为病变之本，痰浊、湿热、瘀血为病变之标，肝脾或肝胃不和是重要的病机变化，治疗时应坚持健脾和胃、解毒通络的原则。伴有肠上皮化生及非典型性增生的患者，属于癌前病变，用正确合理的治疗方法能防止病情加重。临床当从益气健脾、清热解毒、化瘀软坚等方面论治。对于萎缩性胃炎的治疗应和其他脾胃病一样，要强调日常生活中的调护问题，以调理饮食、情志为要。防止病情反复，促进脾胃康复。

（一）肝脾（胃）不和证

肝胃不和者用四逆散或柴胡疏肝散。肝脾不调者用四君子汤合四逆散调气分郁滞、以逍遥散调血分郁滞。肝郁脾虚证用逍遥散，以腹痛为主者合用当归芍药散，以痛泄为主者合用痛泻要方。肝胃郁热证用化肝煎或丹栀逍遥散加减，具体药物有柴胡、枳壳、赤芍、白芍、茯苓、当归、郁金、甘草等。应用理气药时，须防其辛燥太过而耗伤阴液，常用理气药物如陈皮、木香、紫苏梗、柴胡、梅花、佛手等。当出现肝郁血瘀证时，需配以活血通络之品或选用活血理气的药物，如延胡索、香附、郁金、莪术、丹参、桃仁、红花等，用失笑散、金铃子散组方治疗。李老常用香附配延胡索、枳壳配延胡索来理气活血。

（二）脾胃湿热证

脾胃湿热证以清热化湿为主，其中祛湿有"化、燥、利"不同，化湿用平胃散、藿朴夏苓汤或香砂六君子汤。脾胃湿热者用连朴饮或三仁汤；痰热内滞者用小陷胸汤或黄连温胆汤；胃火上炎者用清胃散；胸膈痰热者用小陷胸汤；脾经积热者用承气类方剂或麻子仁丸；肝胃郁热者用左金丸、化肝煎或大柴胡汤。常用药物为半夏、黄连、藿香、薏苡仁、黄芩、佩兰、苍术、白豆蔻。药对以半夏配伍黄连最多。芳香化湿常选藿香、佩兰、白豆蔻等；运脾化湿常用白术、扁豆、薏苡仁等。湿阻气机，引起脾胃气机升降失和，同时湿邪困脾，有碍脾胃运化功能，因此，在化湿同时，需配伍辛味理气之品如厚朴、陈皮、紫苏梗、砂仁以梳理气机，配伍甘温健脾之品如茯苓、炒白术以促进脾胃纳运功能恢复。还需注意老年人气阴不足，过用辛燥易耗伤胃阴，使用苦燥之品应中病即止，不宜久服。

（三）脾胃虚弱证

脾胃虚弱证以甘温健脾益胃为法，用四君子汤健脾益气、用理中丸合四君子汤或小建中汤健脾温中、用六君子汤或香砂六君子汤或香砂枳术丸健脾和胃、用健脾丸或参苓白术散健脾化湿。李老临床多用党参、白术、黄芪、茯苓等药，对于偏虚寒者，配以辛温之品如桂枝、生姜、吴茱萸等温中助阳。使用时需注意，对于脾胃气虚者，若一直温补，易阻滞气机。因此在健脾培中的同时也应注意是否兼有虚中夹滞、因虚致瘀的特点，在补益药之中，酌情配伍醒脾理气及活血之品以调畅气机，使补而不滞，通而不伤正。健脾理气以健脾益气药配合砂仁、陈皮、木香；健脾活血以健脾益气药配合莪术、丹参、三七。脾胃虚弱者如有饮食不当，往往会引起饮食停滞，影响运化功能，加重脾胃负担，导致疾病加重或复发，因此适当加用消导助运之品，如神曲、鸡内金、麦芽、山楂、炒谷芽等。如遇寒或受寒加重，则宜佐温中化滞消导之品，如干姜、苏叶、神曲等。若因食滞而腹满，大便不畅者，用莱菔子、焦槟榔、枳实等消导通腑，用量勿过，以防伤正。

（四）胃阴不足证

胃阴不足者用益胃汤加减。用药以甘凉滋润濡养为主，以益胃养阴。益胃阴选用沙参、麦冬、玉竹、石斛等；养脾阴用生山药、莲子、白扁豆等。临床应用时应注意滋阴养津之品易滋腻碍胃，呆滞气机，常须佐少量理气助运、醒脾消导之品，如半夏、佛手、川楝子、香附、陈皮、砂仁、枳壳、谷芽、麦芽、鸡内金等，使补而不滞，滋而不腻。此外，在养阴益胃药中少佐用太子参、白术、肉桂等甘温之品，意在从阳引阴，使阳生阴长。

（五）胃络瘀血证

胃络瘀血证常用丹参饮或失笑散加减化瘀通络。瘀血阻络者用失笑散、丹参饮、金铃子散合方；胸膈瘀血者用血府逐瘀汤加减；幽门瘀滞者用通幽汤加减。常用活血化瘀药物有丹参、延胡索、当归、莪术、蒲黄、五灵脂等。临床注意区分血瘀程度、病变趋势，酌情选用和血、活血或破血等不同程度的活血化瘀药物。老年虚损者用当归、丹参等养血活血和血。如虚损不明显，胃镜病理检查伴有非典型增生和肠上皮化生者酌情选用赤芍、三七等活血药；虚损重者可用三棱、莪术等破血药。在活血化瘀的同时应时时注意顾护正气，配合其他治法。血瘀兼气血不足者，在活血同时酌加太子参、白术、当归、白芍等兼顾益气养血，李老最常应用的药对为丹参配伍太子参。活血祛瘀药物中适当配伍理气药，既可以促进血行而有利于祛瘀，又能通畅气机。选择此类理气药，当首选活血兼有理气作用的药物，如香附、佛手、川楝子、砂仁、枳壳、陈皮等。

萎缩性胃炎作为内科难治病，且其中的重度肠上皮化生和萎缩是癌前病变，所以治疗萎缩性胃炎也是对胃癌的预防治疗。萎缩性胃炎多伴有幽门螺杆菌感染，随着幽门螺杆菌耐药性不断增加，发挥中医药的优势从健脾扶正和清热解毒两方面着手，控制幽门螺杆菌的发展。

第十四节　胁痛

胁痛是指以一侧或两侧胁肋部疼痛为主要表现的病证，是临床上比较多见的一种自觉症状。胁痛是临床的常见病证，可归属于西医急慢性肝炎、胆囊炎、胆囊结石、胆道蛔虫病、肋间神经痛等疾病的范畴，凡上述疾病中以胁痛为主要表现者，均可参考胁痛辨证论治。胁痛病证有虚有实，以实证多见。实证中以气滞、血瘀、湿热为主，三者又以气滞为先；虚证多属阴血亏损，肝失所养。虚实之间可以相互转化，故临床常见虚实夹杂之证。

（一）治疗原则

根据"通则不痛"的理论，治疗胁痛以疏肝和络止痛为基本治则，结合肝胆的生理特点，灵活运用。实证之胁痛，宜用理气、活血、清利湿热之法；虚证之胁痛，宜补中寓通，采用滋阴、养血、柔肝之法。

（二）辨证施治

胁痛之辨证分为以下四类，临床上常常几种证型兼夹，气滞、血瘀、湿热、阴虚相互错杂出现。

（1）肝郁气滞证：治宜疏肝理气，代表方柴胡疏肝散。

（2）肝胆湿热证：治宜清热利湿，代表方龙胆泻肝汤。

（3）瘀血阻络证：治宜祛瘀通络，代表方血府逐瘀汤。

（4）肝阴不足证：治宜养阴柔肝，代表方一贯煎加减。

编者跟师学习中对两例胁痛患者印象较深，一例为中老年男性，患有糖尿病、脂肪肝，患者虚证表现多见，自觉疲乏，症见出汗多，入夜盗汗，口渴喜饮，手指麻木，大便不成形等，考虑是久病导致的肝郁脾虚、气阴不足之证，治疗时以调肝健脾、益气养阴为主，另一方面肝郁化热兼有湿邪不化，故兼用化湿清热之剂，方以逍遥散加减，方中以金铃子散、郁金、莪术、丹参等，理气止痛，以天花粉、龙胆草、茵陈、知母、黄柏、薏苡仁等清热祛湿。另外一例为胆囊炎、肝硬化引起胁痛的患者，辨证为肝胆气滞血瘀兼有湿热之证，此患者以实证为主要表现。因此予以北柴胡、黄芩、赤芍、白芍疏肝清热，凉血活血；予以金铃子散疏肝泄热，活血止痛；予以金钱草、黄柏、连翘、败酱草清热利湿退黄，解毒消肿；予以大腹皮、焦槟榔、姜厚朴、枳实、木香、香附理气通胃肠之气；予以莱菔子、生白术健脾消食。当患者水肿时，予以车前子加用炙黄芪，以益气利水消肿。两例患者，一例以虚证为主，一例以实证为主，体现了李老对胁痛的辨证治疗特点。

胁痛是本病的主症，疼痛因气滞、血瘀、湿热、实火、痰浊所致者，为胀痛、窜痛、刺痛、灼痛、绞痛等实痛，痛势较急且较重。疼痛因气血阴阳亏虚所致者，可见坠痛、隐痛等虚痛，痛势较轻且较缓。本病病位在肝、胆，治疗原则是调理气血、疏通经络，恢复脏腑的功能。对实证之胁痛，以祛邪为主，使湿热、瘀血、实火得以消除，经络得以通畅；对虚证之胁痛，以扶正为主，使阴阳气血俱充，阴平阳秘，气血调达，经络得以荣养；虚实并见者，应补泻兼施，或以补为主，或以通为主，通中兼补，以达通则不痛的目的。

第十五节　汗证

汗证是指由于阴阳失调，腠理不固，而致汗液外泄失常的病证。其中，不因外界环境因素的影响，而白昼时时汗出，动辄益甚者，称为自汗；寐中汗出，醒来自止者，称为盗汗，亦称为寝汗。

出汗为人体正常生理现象。在天气炎热、穿衣过厚、饮用热汤、情绪激动、劳动奔走等情况下，出汗量增加，此属正常现象。在感受表邪时，出汗又是祛邪的一个途径，外感病邪在表，需要发汗以解表。正常的出汗，是人体的生理现象，此处所论述的自汗、盗汗，均为汗液过度外泄的病理现象。又有少数人由于体质关系，平素易于出汗，而不伴有其他症状者，则不属于本病范围。

1. 肺卫不固

（1）症状：汗出恶风，稍劳汗出尤甚，易于感冒，体倦乏力，面色少华，脉细弱，苔薄白。

（2）治法方药：治宜益气固表，方用玉屏风散。

2. 营卫不和

（1）症状：汗出恶风，周身酸楚，时寒时热，或半身、某局部出汗，苔薄白，脉缓。

（2）治法方药：治宜调和营卫，方用桂枝汤。

3. 心血不足

（1）症状：自汗或盗汗，心悸少寐，神疲气短，面色不华，舌质淡，脉细。

（2）治法方药：治宜补心养血，方用归脾汤。

4. 阴虚火旺

（1）症状：夜寐盗汗或有自汗，五心烦热，或兼午后潮热，两颧色红，口渴，舌红少苔，脉细数。

（2）治法方药：治宜滋阴降火，方用当归六黄汤。

5. 邪热郁蒸

（1）症状：蒸蒸汗出，汗液易使衣服黄染，面赤烘热，烦躁，口苦，小便色黄，舌苔薄黄，脉象弦数。

（2）治法方药：治宜清肝泄热，化湿和营，方用龙胆泻肝汤。

临床较少见单纯因出汗多来就诊治的患者，多因为其他疾患来诊，兼见出汗多。如心脏病患者兼有多汗，李老认为多为气阴不足之证，常用生脉饮益气养阴，李老多用太子参替换人参或党参，且在此基础上加用黄芪。若汗出多者，加浮小麦、麻黄根收涩敛汗，并用重镇安神之煅龙骨、煅牡蛎；若有盗汗，常用知柏地黄丸加减；若以阴虚为主，而火热不甚者，用麦味地黄丸加减。

汗出既可以作为一个症状，又可以作为一个病证，其病机虽有阴阳虚实之别，但诚如张仲景所言，自汗、盗汗亦各有阴阳之证，不得谓自汗必阳虚，盗汗必属阴虚也，故临证需要根据具体症状加以辨证。从出汗部位来说，头汗多为肝阳上亢，湿热郁蒸于胃；心汗则因忧思惊恐，心不摄血，津液外泄所致；手足汗出为脾阳被遏，津液旁达；半身汗出为气血不充，阴阳不能融洽所致。凡此诸证相参，方可确定治则治法，获得满意疗效。

第十六节　水肿

水肿是指因感受外邪、饮食失调、劳倦过度等，使肺失宣降通调，脾失健运，肾失开阖，膀胱气化失常，导致体内水液潴留，泛滥肌肤，以头面、眼睑、四肢、腹背，甚至全身浮肿为临床特征的一类病证。西医学中的各类急慢性肾小球肾炎、肾病综合征、充血性心力衰竭等疾病都可能出现水肿。

一、病因病机

水肿发病的基本病理变化为肺失通调，脾失转输，肾失开阖，三焦气化不利。其病位在肺、脾、肾，关键在肾。病理因素为风邪、水湿、疮毒、瘀血。肺主一身之气，有主治节、通调水道、下输膀胱的作用，风邪犯肺，肺气失于宣降，不能通调水道，风水相搏，发为水肿。脾主运化，有布散水精的功能，外感水湿，脾阳被困，或饮食劳倦等损伤脾气，造成脾失转输，水湿内停，乃成水肿。肾主水，水液的输布有赖于肾阳的蒸化、开阖作用，久病劳欲损及肾脏，则肾失蒸化，开阖不利，水液泛滥肌肤，发为水肿。

水肿可分为阳水与阴水。阳水病因多为风邪、疮毒、水湿，发病较急，每成于数日之间，肿多由面目开始，自上而下，继而遍及全身，肿处皮肤绷紧光亮，按之凹陷即起，兼有寒热等表证，属表、属实，一般病程较短。阴水病因多为饮食劳倦，因先天或后天因素导致脏腑亏损，发病缓慢，肿多由足踝开始，自下而上，继而遍及全身，肿处皮肤松弛，按之凹陷不易恢复，甚至按之如泥，属里、属虚或虚实夹杂，病程较长。一般而言，阳水易消，阴水难治。

（一）阴水

慢性、久病的水肿，临床多辨证为阴水，病情多虚实夹杂。虚证多见脾虚或肾虚，李老常用保元汤、六味地黄丸等扶其正，并以五苓散利水渗湿，温阳化气，常常加用车前子、车前草、川牛膝加强利尿祛湿之功，利小便以实大便，予白豆蔻、草果芳香化湿。若患者脾虚，脾胃运化失司，常常加入莪术、干姜、竹茹、醋鸡内金、焦麦芽、焦山楂、焦神曲健脾；若胃脘胀满，则加用厚朴、枳壳祛湿消胀。腰为肾之府，常常加用桑寄生、杜仲配合牛膝滋补肝肾，强腰膝。李老辨治水肿，急则治其标，多用祛湿法，用白豆蔻、草果芳香化湿，用苍术、厚朴健脾燥湿，用茯苓、山药健脾渗湿，用猪苓、车前子利尿祛湿，同时缓则治其本，以补脾益肾为主，用扶正法防止病情反复或加重。

（二）心力衰竭水肿

心力衰竭导致水肿在临床中较为常见。心力衰竭因多种疾病迁延日久所致，为本虚标实之证。水肿是其常见症状，除面肢浮肿外，常伴有腹水、胸水。心气心阳虚是其病理基础，血脉瘀滞为中心病理环节，瘀血、痰浊、水饮是其标实之候。由于瘀血、痰浊、水饮等邪实在脏腑亏虚的基础上产生，可见标实乃本虚所致，故对水肿的治疗强调扶正固本。重用黄芪、人参、红景天、黄精等大补心气，又不可忽视活血化瘀法，常用丹参、桃仁、红花、鸡血藤、三七粉，以活血化瘀通络。

二、辨治经验总结

水肿分阴阳论治。阳水主要治以发汗、利小便、宣肺健脾，水势壅盛时可酌情暂行攻逐，以祛邪为主。如风水泛滥型，浮肿起于眼睑，继则四肢及全身皆肿，来势迅速，多有恶寒、发热等症，治以疏风清热、宣肺行水，方用越婢加术汤；湿毒浸淫型，症见身发疮痍，咽喉红肿，眼睑浮肿，延及全身，恶风，发热等，治以宣肺解毒、利尿消肿，方用麻黄连翘赤小豆汤合五味消毒饮；水湿浸渍型，症见全身水肿，按之没指，身体困重，纳呆，泛恶，起病较缓，病程较长等，治以健脾化湿、通阳利水，方用胃苓汤合五皮饮；湿热壅盛型，症见遍体浮肿，皮肤绷紧光亮，烦热口渴，小便短赤，大便干结，治以分利湿热，方用疏凿饮子。

阴水主要治以温阳益气、健脾、益肾、补心，兼利小便，酌情化瘀，总以扶正助气化为要。如脾阳虚衰型，症见身肿，腰以下为甚，按之凹陷不易恢复，面色不华，神倦肢冷，治以温阳健脾、化气利水，方用实脾饮合五苓散；肾阳衰微型，腰以下肿甚，按之凹陷不起，腰部冷痛酸重，四肢厥冷，怯寒神疲，治以温肾助阳、化气行水，方用济生肾气丸合真武汤。虚实并见者，则攻补兼施。对于水肿，《黄帝内经》中有明确论阐述，在《素问·汤液醪醴》中根据"平治于权衡，去宛陈莝"的原则，提出"开鬼门，洁净府"之法，是发汗利小便的原始出处。临床上对于风水的治疗以此治法为佳。

水肿亦属临床症状，在诸多疾病中均可见到，根据辨病与辨证相结合的原则，在掌握健脾化湿、宣肺利水、益肾化气行水治则的同时，对原发病所致水肿者要对证施治。如肾脏病有肾炎、肾病综合征、肾衰竭的水肿；心脏病有心力衰竭之水肿；肺脏病有肺胀之水肿；脾胃病有胃肠炎、消化不良之水肿；肝脏病有肝炎、肝硬化之水肿。原发病之水肿应针对五脏之疾患，攻补兼施，标本兼治，才可获效。

第十七节　痹证

痹证是由于风、寒、湿、热等邪气闭阻经络，影响气血运行，导致肢体筋骨、关节、肌肉等处发生疼痛、重着、酸楚、麻木、僵硬、肿大、变形等症状的一种疾病。

肢体关节疼痛是痹证的一个突出症状，其病机为经脉闭阻不通或筋脉失养，即"不通则痛"和"不荣则痛"。临证当根据"标本虚实兼治"原则，在辨证用药的基础上，有针对性地选用具有止痛作用的药物，有助于提高临床疗效。

外感风寒之邪，痹阻经脉而致关节疼痛，通过辛温发散、温经散寒，达到祛邪通脉止痛的作用，常用药物有羌活、独活、白芷、威灵仙、秦艽、细辛、川椒、桂枝等。祛风药物能发汗祛湿，多为辛温香燥之品，易伤阴耗血，当中病即止，阴血不足者当慎用或禁用。

湿热蕴结，痹阻经络，流注关节，或热毒炽盛，脏腑气机失宣，热壅血瘀，导致关节疼痛、肿胀等，通过清热解毒药物祛除热毒之邪，达到祛邪止痛的目的，常用药物有金银花、连翘、黄柏、牡丹皮、土茯苓、薏苡仁、泽泻、木防己等。此类药物多苦寒，有伤阳败胃之弊，脾胃虚寒者当慎用。

瘀血阻滞筋脉引起关节疼痛，常用药物有丹参、红花、赤芍、三七、川芎、三棱、莪术、桃仁、水蛭等。此类药物易耗血动血，有出血倾向者当慎用。

痹证日久，阴虚血少，筋脉失养，"不荣则痛"，常用药物有鸡血藤、当归、熟地黄、丹参、芍药、甘草等。此类药物多属甘味滋补之品，有腻滞脾胃，妨碍脾胃运化之弊，脾虚便溏者，宜配合健脾助运药物。

痹证久病入络，抽掣疼痛，肢体拘挛者，多用虫类搜风止痛药物，深入隧络，攻剔痼结痰瘀，以通经达络止痛，常用药物有全蝎、蜈蚣、地龙、水蛭、金钱白花蛇、乌梢蛇、露蜂房等。这些药物多偏辛温，作用较猛，也有一定毒性，故用量不可太大，不宜久服，中病即止。李老治疗痹证常用独活寄生汤化裁，此方为治疗久痹导致的肝肾两虚、气血不足证之常用方，方中重用独活为君，独活辛苦微温，善除久痹，且性善下行，能祛下焦与筋骨间的风寒湿邪。臣以细辛、防风、秦艽、桂心，细辛入少阴肾经，长于搜剔阴经之风寒湿邪，又除经络湿邪，秦艽祛风湿，能舒筋活络而利关节，桂心能温经散寒、通利血脉，防风祛一身之风而胜湿，君臣相伍，共祛风寒湿邪。佐以桑寄生、杜仲、牛膝以补益肝肾而强壮筋骨，且桑寄生可祛风湿，牛膝还能活血以通利肢节筋脉。加当归、川芎、生地黄、白芍养血和血，用人参、茯苓、甘草健脾益气。以上诸药合用，具有补肝肾、益气血之功。李老治疗痹证强调补肝肾、益气血以固本，温通经脉以治标，标本同治。

第十八节　痛经

在经期或经行前后，出现周期性小腹疼痛，或痛引腰骶，甚至剧痛晕厥者，称为"痛经"，亦称"经行腹痛"。

痛经发生的主要病机在于邪气内伏或精血素亏，导致胞宫气血运行不畅，"不通则痛"，或胞宫失于濡养"不荣则痛"。常见的证型有肾气亏损、气血虚弱、气滞血瘀、寒凝血瘀和湿热蕴结证。

本病以伴随月经来潮的周期性小腹疼痛为辨证要点，根据其疼痛发生的时间、部位、性质、喜按或拒按等不同表现，明辨其虚实寒热，在气还是在血。一般痛在经前，多属实；痛在经后，多属虚。胀痛且拒按，多属实；隐隐作痛、喜揉喜按，多属虚。得热痛减多为寒，得热痛甚多为热。痛甚于胀多为血瘀，胀甚于痛多为气滞。痛在两侧胸胁病多在肝，痛连腰部病多在肾。治疗时以通调气血为主。

1. 肾气亏损

治疗法则：补肾填精，养血止痛。方用调肝汤加减：当归、白芍、山茱萸、巴戟天、甘草、山药、阿胶。若经量少者，酌加鹿角胶、熟地黄、枸杞子；腰骶酸痛剧烈者，酌加桑寄生、杜仲、狗脊。

2. 气血虚弱

治疗法则：补气养血，和中止痛。方用黄芪建中汤加减：当归、党参、黄芪、白芍、桂枝、炙甘草、生姜、大枣、饴糖。

3. 气滞血瘀

治疗法则：行气活血，祛瘀止痛。方用膈下逐瘀汤加减。若痛经剧烈伴有恶心呕吐者，酌加吴茱萸、半夏、莪术；若兼小腹坠胀或痛连肛门者，酌加姜黄、川楝子；小腹冷痛者，酌加艾叶、小茴香；伴口渴、舌红、脉数者，酌加栀子、连翘、黄柏。

4. 寒凝血瘀

治疗法则：温经散寒，祛瘀止痛。方用温经汤加减：吴茱萸、麦冬、当归、芍药、川芎、人参、桂枝、阿胶、牡丹皮、生姜、甘草、半夏。若痛经发作者，酌加延胡索、小茴香；小腹冷凉、四肢不温者，酌加熟附子、巴戟天。

5. 湿热蕴结

治疗法则：清热除湿，化瘀止痛。方用清热调血汤加减：红藤、败酱草、薏苡仁、牡丹皮、黄连、生地黄、当归、白芍、川芎、红花、桃仁、莪术、香附、延胡索。若月经过多或经期延长者，酌加槐花、地榆、马齿苋；带下量多者，酌加黄柏、樗白皮。

叶天士在《临证指南医案》中指出"女子以肝为先天"，因女子有胞宫，是通行经、带、孕育胎儿之所。胞宫的生理病理与冲任二脉是否通盛有直接关系。尽管肾为先天之本，肾气的盛衰决定着天癸的至竭，但冲任二脉能否通盛，并不完全取决于肾的作用，其与肝之关系亦十分密切，肝主藏血、主疏泄，肝血旺，注于冲脉，则冲脉盛，肝气条达舒畅，则任脉通，胞宫才能保持正常的生理活动。因此调肝在妇科月经病的治疗中有重要意义。临床治疗上常用疏肝、清肝、泄肝、柔肝、养肝等方法，月经病的治疗，离不开"女子以肝为先天"。

第十九节　荨麻疹

中医称荨麻疹为瘾疹，它是一种以皮肤瘙痒，时起风团疙瘩，发无定处，时隐时现，消退后不留痕迹为特征的皮肤病。中医认为瘾疹发病主要是由于素体禀赋不耐，外加六淫之邪侵袭，或饮食不节、肠胃湿热，或平素体弱、气血不足，卫外不固所致。临床按病程常将瘾疹分为急性和慢性，病程在6周以上者属于慢性。急性瘾疹主要证型有：风热证、风寒证、肠胃湿热证、毒热炽盛证。对于风热证患者临床常用银翘散或消风散加减。对于风寒证患者临床常用桂枝麻黄各半汤或荆防败毒散加减。对于肠胃湿热证患者临床常用防风通圣散或除湿胃苓汤加减。对于毒热炽盛证患者临床常用犀角地黄汤合黄连解毒汤加减。慢性瘾疹多为气血不足，卫外不固，此类患者常用八珍汤合玉屏风散或当归饮子加减。

临床见一例患者得慢性荨麻疹10余年，李老以玉屏风散合知柏六味地黄加减以补其虚，又考虑风邪为患，治风先治血，血行风自灭，故用四物汤加活血药物，养血活血息风，随证加减治疗夜尿频、大便不畅等症状。治疗后患者皮疹缓解。瘾疹见肾虚证的患者较少见，临床报道中有认为偏肾阳虚的，也有认为偏肾阴虚的。《素问·四时刺逆从论》中说"少阴有余，病皮痹瘾疹"被认为是"瘾疹"病名最早的出处。而"少阴有余"作为本病病机最早的描述，各医家持不同观点，对"少阴"的理解不同，有学者认为是"少阴君火有余"，君火有余，则克伐肺金。引起"少阴有余"的原因可有多个方面，结合瘾疹的特点来看，其一，可以为风气有余，风扇火势，引动君火过亢，风火灼伤肺卫，发于皮肤而成瘾疹，其二，也可因阴血不足，使阳气相对过盛而发病，只是在这种情况下，"少阴"已不局限于"心"，也可为肾阴不足、肾阳过亢而成邪害。本例患者当考虑存在肾阴虚伴有阴虚内热之象。

另一例慢性荨麻疹急性发作者，因1天前食羊肉发作，症见疹色红，发热，肿胀，瘙痒，遇热加重，月经量少，大便干，多梦，舌黯，舌下静脉瘀阻，脉沉。李老以消风散加减，加用僵蚕、刺蒺藜祛风，加用地肤子、白鲜皮止痒，加用薏苡仁、车前子、车前草祛湿，加用败酱草、连翘解毒。经治疗，患者瘾疹得以缓解。

临床患者病情常较复杂，各种证候错杂，李老诊疗善于抓住主症，而兼顾余症，临床用药数量较多，但其配伍有条不紊，主次分明。

《素问·四时刺逆从论》中有"少阴有余，病皮痹瘾疹"。张景岳指出："少阴者，君火之气也。"所谓少阴君火有余，指心火亢盛，而克伐肺金引起皮痹瘾疹，《黄帝内经》中说"诸痛痒疮皆属于心"，而瘾疹亦是疮痒之病，辨证属于心经之病应当无误，临床上心火亢盛见血热生风的病变亦是少阴有余之佐证。

第二章　病机治法论

第一节　痰饮

纵观李老临证医案，从病因病机方面总结发现李老诊治虚证多从气阴两伤立论，实证多注重痰饮致病，其治痰的理论和经验丰富，治痰是李老临证经验的重要组成部分。

一、病机

朱丹溪谓"百病之中多有兼痰"。痰为致病因素，在临床上发病广泛。痰之为病，其实质在于气机失调，血行壅滞，痰在病因病机中占有重要地位。

首先痰随气机升降出入而结聚在人体任何部位，朱丹溪曰"痰之为物，随气升降，无处不到"，关于痰的发病部位可概括为胃肠之间、皮里膜外、颠上末下、稽留上焦、下渗膀胱、壅遏经隧、痰核流注等，此外痰饮多合六淫邪气为患，多伴气血虚弱而生。

二、二陈汤治痰化裁

李老临证治痰多用二陈汤加味或合方，有守有变，机圆法活多变而取效。二陈汤出自《太平惠民和剂局方》，包括茯苓、陈皮、半夏、甘草四味中药，气味温和，是燥湿化痰、理气和中之常用方剂，朱丹溪认为"二陈汤一身之痰液都能管，如在下加下引药，如在上加上引药"，堪为治痰临证借鉴。

1. 治疗寒痰湿痰

二陈汤主治寒痰、湿痰，"痰之清者属寒，用二陈汤之类"。若舌苔白厚腻者，多加入白豆蔻、苦杏仁、薏苡仁；湿痰阻滞经髓者，加苍术、白术，增强健脾燥湿之功；颈项有痰核者，加连翘、柴胡、桔梗升提气机，使气机通畅，痰核自化；湿痰下注、带下病、痹证者，加芡实、独活等；妇人痰湿闭塞胞宫致经闭不行者，加胆南星、川芎化痰行瘀通经。

2. 治疗火热之痰

治疗火热之痰以二陈汤加用黄芩、黄柏、鱼腥草、浙贝母等药燥湿兼清热痰。若火引痰动，上犯清窍发为眩晕，中扰胃腑致嘈杂者，加入天竺黄、黄芩、黄连、栀子清热泻火。

3. 兼治表证

对外感风寒，主张开表行痰，方用二陈汤加麻黄、苦杏仁、桔梗、僵蚕。若为风热咳嗽，则加入轻清宣散之品，用二陈汤加桑叶、菊花、薄荷、荆芥之类。

4. 兼治虚证

若气虚痰阻，半身不遂者，选用二陈汤合四君子汤或补阳还五汤补气化痰；若血虚痰郁，月经色淡经期推迟，可用二陈汤加川芎、当归补血行血，通化痰瘀；若脾虚伤食，痰食壅滞，用二陈汤加苍术、白术健脾化湿，加山楂、川芎消积行滞。

因郁致病的患者，李老重在开郁。正如朱丹溪所说"顺气化痰"，戴思恭发挥"善治痰者，不治痰而治气，气顺则一身之津液亦随气而顺矣"。古方中有涌吐法治痰，此乃力求顷刻间调畅气机以祛除痰饮，故以二陈汤配合理气活血药物化解痰郁。

5. 理气活血治痰

如果患者咳嗽胁痛，此为痰积胁肋，导致肝失条达，用二陈汤加青皮、香附、青黛、胆南星、姜厚朴疏肝理气，化痰解郁。若痰郁胁痛，加用郁金、川芎、苍术活血通络，化解痰郁。

6. 宣畅气机治痰

临床治疗癃闭、小便不通，若为痰气闭塞导致湿热者，用二陈汤加广木香、香附宣畅气机，古人云"气升则水下之"。

《金匮要略》谓"病痰饮者当以温药和之"，而治痰之主方"二陈汤"即是温药和之的典型方剂。二陈汤在临床应用时有寒痰、热痰、兼表、兼虚、兼瘀、兼气郁等不同兼证的化裁用法，李老用二陈汤治疗痰证可作为临床治疗痰证的重要参考。

第二节　宏观辨证与微观辨证

李老在临床实践中除运用中医基础理论外，还非常重视宏观辨证与微观辨证的有机结合。所谓宏观辨证是指中医把望、闻、问、切四诊获得的临床资料综合分析，辨明病因、病位、病性、邪正盛衰等来确定某种性质证的过程。微观辨证是指把西医学的实验室检查结果综合分析，辨明局部病变证候性质的过程。重视宏观辨证与微观辨证的有机结合就是把西医学实验室检查结果与中医宏观辨证结果有机结合起来，二者都有阳性指征时，在辨证施治时相互参照，有证无病时，以证候为主，有病无证时，以局部病变为主，即以局部病变的病理性质，按照中医理论概括为某种性质的微观证候，然后辨证用药。如患者主诉腹胀，食后为甚，伴倦怠乏力，消瘦，苔白腻，脉弦缓，李老总要询问是否做过胃镜或其他实验室检查，如果做过，西医诊断为慢性胃炎（伴幽门螺杆菌感染），即"有证有病"，就在中医宏观辨证为脾胃气虚兼痰湿的基础上，结合实验室检查伴幽门螺杆菌感染的结果，处方用香砂六君子汤加用蒲公英以清热解毒抗感染。如果实验室检查未发现阳性体征，即"有证无病"，则单纯用香砂六君子汤。若患者就诊时自诉在单位体检时发现酒精肝，自己没有任何不适症状，舌脉也无异常表现，要求开药调理，此为"有病无证"，酒精肝发生的原因为饮酒过量，而酒助湿生热，湿热侵及肝胆形成酒精肝，因此微观辨证为肝胆湿热，方用黄连温胆汤，多收到较好的效果。这种中西医互参的诊治思路，突破了单纯凭经验诊治疾病的局限性，给后学者以深刻的启迪。

验案举例：张某，男，48 岁，2012 年 12 月 24 日初诊。近 1 周以来晨起呃逆，干呕泛酸，口苦，多梦，在外院查血丙氨酸转氨酶 76U/L，天冬氨酸转氨酶 57U/L，腹部超声检查诊断为酒精肝。症见舌质淡紫，苔薄黄腻，脉弦滑。肝区未见压痛。平素有多年过量饮酒史。方药：金钱草 15g、茵陈 15g、藿香 15g、佩兰 10g、决明子 10g、黄连 6g、陈皮 15g、法半夏 10g、茯苓 15g、竹茹 15g、枳实 10g、焦山楂 10g、神曲 10g、白花蛇舌草 10g、虎杖 15g、紫丹参 15g、牡丹皮 15g、败酱草 15g、生甘草 10g、板蓝根 20g。服药七剂，患者呃逆、干呕泛酸、口苦诸症大减，再服 20 余剂病愈。本例患者西医诊断为酒精肝。中医诊断为呃逆，证属肝胆湿热犯胃兼血瘀。患者平素喜饮酒，酒助湿生热，肝胆湿热，故见肝功能异常，口苦，苔薄黄腻，脉弦滑；肝胆湿热犯胃，胃气上逆，故见呃逆，干呕泛酸；肝胆湿热内扰心神，故见夜梦多；肝胆湿热，气滞血瘀，故见舌质淡紫。治以清利肝胆湿热，兼活血行气解酒毒。方中金钱草、茵陈、决明子、黄连清热利湿，藿香、佩兰芳香化湿，陈皮、半夏、竹茹、枳实、茯苓、甘草健脾理气化痰，焦山楂、神曲、虎杖、紫丹参、牡丹皮活血理气，白花蛇舌草、败酱草、板蓝根清热解酒毒，诸药合用，共奏清利肝胆湿热，兼活血行气解酒毒的功效。

微观辨证是临床诊断的重要依据之一。把微观辨证和宏观辨证结合起来，对微观辨证进行辨证分析是正确辨证和治疗的必要条件。关于"无证可辨"的问题只是相对而言，只要医者细心审查，获取辨证材料，特别是舌脉变化，并非无证可辨，只要仔细审查病情，总有端倪可见，才能探求病机所在。

第三节　脾胃病病机证候特点及常用治法

脾胃病的广义概念是以脾胃功能失调为主要表现的内伤疾病。即李东垣所论"内伤脾胃，百病由生"。狭义概念指影响脾胃的受纳、运化、传导等功能而引起的一类疾病。脾胃病研究范围还在讨论和深入认识之中，凡是脾胃的生理功能受到影响，而以脾胃功能失调为主要表现的内伤疾病，都可归属于脾胃病的研究范畴。

一、脾胃病特点

脾胃为后天之本，气血生化之源。脾主运化，胃主受纳，脾与胃以膜相连，共同完成水谷、水湿的运化吸收和输布功能。脾胃之虚当辨脾胃。脾虚影响运化，胃病影响受纳腐熟。此外还应辨其气血阴阳的不同，"邪之所凑，其气必虚"，脾胃病为内伤病，多以脾胃之虚为内因。所谓"大小肠五脏皆属于胃，胃虚则俱病""脾胃虚则九窍不通"（《脾胃论》），脾胃能影响各个脏腑经络功能而发生疾病。

脾胃病特点为实则阳明，虚则太阴，在胃多实，在脾多虚。①虚实夹杂：注意不同脏腑间的虚实夹杂。②寒热错杂：有脾胃寒热及上下寒热错杂之分。③升降失常：包括脾胃、胃肠、肝胃气机升降失常。④湿浊为患：有湿热、痰浊、瘀毒等不同病邪。⑤肝脾不调：包括肝脾、肝胃、胆胃等失调。⑥病久入络：当辨脏腑之络及络病之气血虚实。

二、病因病机

1.脾胃病之病因

饮食失节，寒温不适，脾胃乃伤，或思虑劳倦耗伤心脾，或外感六淫伤及脾胃，或痰浊、湿热、瘀滞内生为患。毒邪为患伤及脾胃，毒邪有外毒、内毒之分。外毒为食毒、酒毒、药毒等六淫之邪为患；内毒为痰浊、湿热之甚者。

2.运化失调为病之机

脾胃运化传导失调是脾胃病的基本病机。气血化生不足、水湿痰浊停留、肢体肌肤失养、脏腑功能失调都可导致脾胃运化功能失调。

3.升降失宜为病之变

《黄帝内经》中提出"升降出入，无器不有"，这是机体正常生理活动的表现，是脏腑功能正常的保证。"出入废则生机化灭，升降息则气立孤危"，气机升降出入异常会导致各种病变。脾胃运化功能正常依赖气机之升降正常，脾宜升则健，胃以降为和。脾胃虚弱或气机失调，则升降失司、气机逆乱、清浊相干。脾气不升则头晕耳鸣，脾气下陷则下坠泄泻，胃气不降则痞满滞胀，胃气上逆则呕恶嗳气，六腑升降失宜影响传导、消化及水气代谢，导致脾胃病的发生。

4. 寒热错杂为病之化

寒热错杂是脾胃病的基本病机特点之一，脾病常从寒化，胃病常从热化，临证当辨寒热轻重、病变脏腑所在及虚实兼夹。辨上热下寒、脾寒胃热、周身局部寒热等。

5. 肝脾失调为病之常

肝脾失调是脾胃病的常见病机变化，脾主运化，肝主疏泄。情志失调影响肝之疏泄，木郁乘脾，临床当辨肝脾不调或肝胃不和，病因涉及气血阴阳及风火寒热。

6. 血络瘀滞为病之势

（1）脾胃病的发展由气入血：叶天士说："久病入血，久痛入络，初为气结在经，久则血伤入络。"脾胃久病入络，是其大势。

（2）脾胃络病：脾为阴络，胃为阳络。胃为多气多血之府，"夫脾胃不足，多为血病"（《脾胃论》）。

（3）络脉之病的表现：络脉之病表现为络脉不和、络脉瘀滞、络脉失养、络损成积。

（4）脾胃病入络之表现：脾胃病入络常表现为疼痛肿胀，结节溃疡，舌质晦黯，脉象涩滞。

三、常见脾胃病证候

1. 消化性溃疡

常见肝胃不和、脾胃湿热、胃阴不足、胃络瘀阻、脾胃虚弱证。

2. 功能性消化不良

常见脾虚气滞、肝胃不和、脾胃湿热、脾胃虚寒、寒热错杂证。

3. 慢性萎缩性胃炎

常见肝胃气滞、肝胃郁热、脾胃湿热、脾胃虚弱、胃阴不足、胃络瘀阻证。

4. 肠易激综合征

常见脾虚湿阻、肝郁脾虚、脾肾阳虚、脾胃湿热证。

5. 胃食管反流病

常见肝胃郁热、胆热犯胃、中虚气逆、气郁痰阻、瘀血阻络证。

6. 便秘

常见肠道实热、肠道气滞、肺脾气虚、脾肾阳虚、津亏血少证。

四、证候特点分析

1. 脾虚为本

脾虚为本包括脾胃虚弱及虚寒。脾病以气虚为甚，胃病多阴虚，影响的脏腑以肺肾为多，可见肺脾气虚、脾肾两虚或脾肾阳虚证。

2. 肝脾（胃）不调多见

多见肝脾不调、肝郁脾虚、肝胃不和、肝胃气滞证，甚至郁热证。

3. 邪气以湿热痰浊为主

邪气以湿热痰浊为主，多为脾胃湿热、肝（胆）胃郁热、痰气郁阻证。

4. 久病瘀血阻络

久病胃络瘀阻或瘀血阻络，尤其应注意毒邪伤及肠胃之络，临床应予以重视。

5. 腑实脏虚

腑病多实证、热证，脏病多虚证、寒证。

五、注意事项

①脾胃病多为慢性病，证候复杂。
②证候多兼夹、复杂，为复合证候。
③重视基本证候，虽然不同脾胃病的病机特点不同，但其基本证候相同。
④辨病和辨证相结合。

六、常用治法

根据脾胃病病机及证候特点确立治则治法，结合辨病和辨证，掌握基本病机，确立基本治法，法随证立，方随法变，药随症选。脾胃病治法包括八法，除吐法现今不常用外，其他汗、下、和、温、清、消、补皆有在临床中应用。只是汗法取其升散之意，并非仅仅发汗。

（一）健脾法

（1）健脾益气：四君子汤。

（2）健脾温中：理中丸合四君子汤或小建中汤。

（3）健脾和胃：六君子汤、香砂六君子汤、香砂枳术丸。

（4）健脾化湿：健脾丸、参苓白术散。

（二）益胃法

（1）胃阴不足：益胃汤。

（2）肺胃阴虚：沙参麦冬汤、竹叶石膏汤。

（3）肝胃阴虚：一贯煎。

（4）益胃阴：用沙参、麦冬、玉竹、石斛等。

（5）养脾阴：用山药、莲子、扁豆等。

注意兼有气滞者不可过用温燥之品，可选香橼皮、佛手片、梅花等。

（三）调和脾胃法

调和脾胃法用于治疗脾胃不和、寒热错杂之证。半夏泻心汤为代表方剂，方用半夏、黄连、黄芩、党参、甘草、干姜、大枣。若治上热下寒之肠胃失和，症见腹痛、泄泻，用黄连汤加减。

（四）调肝法

（1）肝胃不和：四逆散、柴胡疏肝散。

（2）肝脾不调：以气为主者用四君子汤合四逆散，兼入血分者用逍遥散。

（3）肝郁脾虚：逍遥散。

（4）肝脾不调：若以腹痛为主，用当归芍药散；若以痛泄为主，用痛泻要方。

（5）肝胃郁热：化肝煎或丹栀逍遥散加减。

（五）化湿法

（1）祛湿法：有"化、燥、利"不同，脾胃病湿以"化"治之。化湿，用平胃散、藿朴夏苓汤、香砂六君子汤。

（2）脾胃湿热：连朴饮。

（3）痰热内滞：小陷胸汤、黄连温胆汤、三仁汤。

（4）肠胃湿热：葛根芩连汤。

（六）泻火法

（1）胃火上炎：清胃散。
（2）胸膈痰热：小陷胸汤。
（3）脾经积热：泻黄散。
（4）胃肠积热：承气汤类、麻子仁丸。
（5）肝胃郁热：左金丸、化肝煎、大柴胡汤。

（七）降逆导滞法

六腑以降为和，以通为补，六腑之病，当以通降为顺。
（1）胃气上逆：旋覆代赭汤、橘皮竹茹汤。
（2）痰气郁阻：半夏厚朴汤、启膈散。
（3）肠胃气滞：木香槟榔丸、枳实消痞汤加减。

（八）化瘀通络法

（1）瘀血阻络：失笑散、丹参饮、金铃子散。
（2）胸膈瘀血：血府逐瘀汤加减。
（3）幽门瘀滞：通幽汤加减，方用当归、桃仁、红花、生地黄、熟地黄、升麻、槟榔、甘草等。

七、诊疗用药体会

（一）当以顾护脾胃为要

脾胃病病情复杂，迁延反复，治疗时应注意顾护脾胃，不可伤及胃气。脾胃虚弱或虚寒为甚者，用药当缓，不可过于苦寒药物，或以小剂缓服，或用姜枣为引。

诊治其他疾病时必问及脾胃。所谓问诊必及脾胃，即询问与脾胃有关的症状，如进食多少，有无食欲，有无嗳气泛酸，胃中是否有灼热感，喜热饮还是喜凉饮，食后是否腹胀。李老诊病以杂病多见，内、外、妇、儿各科均有涉及，她对每一位就诊的患者，都十分关注脾胃方面的症状，仔细询问患者的进食情况，大便状况如何，从不疏漏，以此来了解后天之本是否强健，生化之源是否正常。

治疗疾病时需调护脾胃之气。脾胃为后天之本，气机升降之枢纽，故无论何病，或内伤，或外感，或寒热，或虚实，均要辨析疾病的发生发展是否与脾胃有关。对于久病不愈的一些疑难杂症，李老多从调护脾胃入手。所谓调护脾胃之气并非一味地壅补脾胃之气，调护脾胃的方法应随证而异，遵循热者清之，寒者温之，实者泻之，虚则补之的原则。例如湿热壅滞脾胃出现胃脘痞满胀闷，纳呆呕恶，舌质红，苔黄腻，脉滑数等症，李老用泻黄散清泄脾胃湿热，此为调护脾胃之意。治脾宜甘温、苦燥、升提，用药常以太子参（或以党参代替）、炙黄芪、炒白术、柴胡、升麻等为主；治胃宜甘寒、濡润、通降，用药常以沙参、麦冬、石斛、枳实、槟榔、木香等为主。为保护脾胃之气免受克伐，在处方中慎用苦寒败胃之品，如非用不可，用量宜少，如黄连一般用量在6~10g之间。

善后调护同样需要顾护脾胃。饮食需要经过脾胃的消化吸收输布才能到达全身，药物口服后，也先受纳于胃，运化于脾，然后输布于机体的各个组织器官。脾胃功能正常与否，直接关系到药物治疗的效果。脾胃功能正常，药物被充分吸收，可达预期疗效；脾胃功能紊乱甚至衰败，药物不能被充分吸收，势必影响疗效。所以顾护脾胃应贯穿于治疗疾病的全过程。顾护脾胃之气也体现在服药时应遵循一定的规律。对于脾胃虚弱的患者，可采取每次少量，一天多次服用的方法。药应温服，不宜凉服。对于脾胃病初愈的患者以及素体脾胃虚弱的患者，一般要求患者忌食辛辣、油腻、寒凉之品。

（二）虚实夹杂，合理配伍

脾胃病为慢性病，病情复杂，虚实夹杂。证候常兼夹复合，治法亦当合理配合，灵活应用。

（三）辨病和辨证相结合

辨病时应掌握其基本病机，辨证时确定其具体治则。如肠易激综合征，要掌握其肝脾失调、脾运不行的基本病机，坚持调和肝脾、健脾化湿的治疗原则。对于慢性萎缩性胃炎，其基本病机为脾虚毒损、胃络瘀阻，要坚持健脾和胃、解毒通络的治疗原则。

（四）微观辨证和宏观辨证相结合

充分利用现代诊疗技术，内窥镜是舌诊的延伸和细化。重视胃镜、肠镜等诊断，能指导中医辨证用药。如镜下黏膜苍白多为虚证，充血多为热证，糜烂溃疡多有热毒，黏膜粗糙有颗粒结节，多为毒邪入络，血络瘀滞形成癥积。

（五）脾胃病当重调护

脾胃病调护尤以饮食、情志为要。调节饮食，调畅情志，防止病情反复，促进脾胃康复。

（六）重视毒邪为患

毒邪致病有内外之分，外毒由外部侵入，内毒由体内生成。外毒为"五行标盛暴烈之气"和时疫毒邪，如药毒、酒毒、食毒、幽门螺杆菌；内毒乃脾运不行，气血瘀滞化生之湿热、痰浊、血瘀为患。因脾主运化，胃主受纳，故邪毒或由口入，或由内生，影响脾胃为病。

（七）毒邪的诊断

①病情迁延重笃，顽缠难解。②脏腑组织受损，红肿、疼痛、糜烂变异。③因兼夹邪气不同而表现特点不同。④易伤胃气，舌质晦黯，脉来不和。

（八）毒邪的治疗

治疗毒邪选用白花蛇舌草、半枝莲、藤梨根、石见穿、黄连、黄芩、蒲公英、败酱草等治疗痰、湿、浊、瘀、热之邪。

（九）脾胃络病辨治

重视络病的治疗。久病入络，久痛入络，病久必深入血分，致络脉病变。脾为阴络，胃为阳络，六腑有六腑之络，不同脏腑络脉有不同表现。初为气结在经，久则血伤入络。脾胃络病多见胀满、疼痛、出血，局部镜检可见瘀滞、结节，还可见舌质紫黯，舌下脉络迂曲，脉来涩滞不畅等。

第四节 "胃不和则卧不安"的辨析与应用

一、概念

"胃不和则卧不安"出自《素问·逆调论》中："不得卧而息有音者，是阳明之逆也，足三阳者下行，今逆而上行，故息有音也。阳明者胃脉也，胃者六腑之海，其气亦下行，阳明逆不得从其道，故不得卧。《下经》曰：胃不和则卧不安。此之谓也……夫不得卧，卧则喘者，是水气之客也。夫水者循津液而流也，肾者水脏，主津液，主卧与喘也。"这一段经文有两个含义：一是明确喘和卧的关系，二是明确提出"胃不和则卧不安"。

"胃不和"和"卧不安"涉及生命活动的基本要求。所谓"天食人以五气，地食人以五味，五味入口，藏于肠胃，味有所藏，以养五气，气和而生，津液相成，生命乃成"。若胃气不和，必然影响人体的脏腑功能和生命活动，引起不寐等病证。"不寐"即失眠，古称"不得寐""不得眠""目不瞑"等。《灵枢·邪客》中曰："五谷入于胃也，其糟粕、津液、宗气，分为三隧……今厥气客于五脏六腑，则卫气独卫其外，行于阳不得入于阴，行于阳则阳气盛，阳气盛则阳跷陷，不得入于阴，阴虚，故目不瞑。"二者皆涉及气血阴阳的平衡，所以密切相关。

其中，狭义的"胃不和则卧不安"是指气喘不能平卧。逆气的发生主要关系到胃、肺、肾三脏。在上为肺络之逆，在中为胃气不下，在下为水气上迫于肺。由于病邪（水气）客于脏腑，引起呼吸功能改变导致气逆喘促，不能平卧，影响睡眠。而广义的"胃不和则卧不安"是指失眠不能安卧。胃主通降，"其气亦下，其道乃通降之道"，由于胃肠道功能失常，阳明胃脉气机紊乱，不能顺其本来的通道运行，出现不能熟睡、多梦等"卧不安"的失眠病证。

"胃不和则卧不安"在《黄帝内经》中是阐释喘证与胃的关系，认为"胃不和"是喘促的病因病机，是其源。后世医家引申发挥阐述失眠与胃的关系，认为"胃不和"是失眠的重要病因病机之一，是其流。针对"胃不和"而立和胃一法，不但治疗失眠有效，在喘证的治疗中也被广泛重视。

二、发展源流

"胃不和则卧不安"源于《素问·逆调论》，此篇主要论述脏腑气机相逆产生的"喘息"与"卧"的关系，认为喘与卧同肺、胃、肾三脏相关，并论述其病因病机的关系。"夫不得卧，卧则喘者，是水气之客也。肾者水脏，主津液，主卧与喘也"，这不仅指导我们认识喘证，还在论述喘卧关系的同时，引用《下经》"胃不和则卧不安"的观点。让医家对失眠与胃关系的认识，提升了一个台阶。

后世医家在"胃不和则卧不安"论述的基础上，对失眠的病机理论进行了进一步的发挥和认识。张景岳在《景岳全书》中说："不寐证虽病有不一，然唯知邪正二字，则尽之矣。盖寐本乎阴，神其主也。盖神安则寐，神不安则不寐。其不安者，一由邪气之扰，一由营气之不足。"吴鞠通在《温病条辨》中说"阴出于阳则寤，阳入于阴则寐""卫气留于阳，则阳气满，不得入于阴，则阴气虚，故目不瞑而来，可为一切不寐之总纲"。又谓其治："虽条例甚多，总不出乎安胃和中，俾阳明之气顺，则阴阳之道路，可通而已矣。"李中梓在《医宗必读》中说："不寐之故，大约有五：一曰气虚，一曰阴虚，一曰痰滞，一曰水停，一曰胃不和。"明确胃不和为不寐的病因之一。

三、病机制论认识

（一）胃的认识

"胃不和"中的"胃"不仅仅是"胃腑"，是指整个胃肠系统的整合，即包括胃、大小肠、阳明经。胃肠功能失和，阴阳平衡遭到破坏，是胃肠道病变的统称，并非单纯指宿食痰饮停滞胃脘。"胃"概指"中焦脾胃"。《素问》中说："脾胃大肠小肠三焦膀胱，仓廪之本，营之居也……此至阴之类，通于土气。""脾胃"实际上概括了脾胃及六腑的功能，"胃不和则卧不安"之胃是广义的"胃"，应理解为"脾胃"。

（二）胃和的认识

胃和则营卫化生有源，神乃自生，人即安寐。胃和则经脉循行有序，阴阳升降如常，寤寐按时而至。胃和则神有所藏，神藏则寤寐自安。"胃和"应为"卧安"的前提，临床将根据胃不和的具体情况，谨守病机，"以胃不和则卧不安"为辨证法度，"以胃和"为施治原则，以达到"安卧"之目的。胃不和固然引起卧不安，但卧不安也会引起胃不和的情况，特别是对长期失眠的人来说，常常会出现胃肠功能紊乱。所以，胃不和与卧不安是双向的，并不是单方面的。

总之，寐本乎阴，入夜阴盛，阳入于阴，阴阳相交，神安而成寐也。营卫是否充盈，以及其运行是否正常是机体得以寤寐的必要条件。而作为营卫气血生化之源的脾胃，以及神所居之心，对调节机体的寤寐有十分重要的作用。而其他脏腑通过影响脾胃也可以影响睡眠。这就是对"胃不和则卧不安"病机的基本认识。所以"胃不和则卧不安"是阴阳气血升降失常影响到心神，涉及脾、胃、心等不同脏腑之间的关系。"卧不安"其标在神（心），其本在胃（脾）。

原文语义深奥，为古今各医家提供了思路。

四、病因病机

（一）生化乏源，心神失养

心主神明，心气和则神安，若心气不和，心神不安，则不得安卧。脾胃功能失调，子病及母，影响心神，致心神不宁而失眠。

《灵枢·营卫生会》："营卫之行，不失其常，故昼精而夜瞑。"卫气出阳入阴，营卫循行有度是寤寐形成的基础。脾胃化源充足，则既可充养心神，也可长养心阴，使神有所依。脾胃经与心经相通，所化生的气血才能充盈血脉，使心有所主。

若脾胃虚弱，营卫亏虚，或运行失常，气血生化乏源，阴血不足，心神失养，而夜寐不安。胃阴不足所致虚火逆扰神明，致心神不宁而卧不安。正如《灵枢·营卫生会》所说："营气衰少，而卫气内伐，故昼不精，夜不瞑。"

（二）邪气内侵，扰动心神

邪气内侵乃因五志过用，火热内郁，或饮食不节，恣食肥腻辛辣，胃肠积热，使胃肠腑气壅实于下，阻遏脉道，则升降失常，而浊气上逆，清气不能奉养心神，干扰心神，导致心神不安而失眠。正如《类经·疾病类》中云："今人有过于饱食或病胀满者，卧必不安，此皆胃气不和之故。"清代张璐也在《张氏医通·不得卧》中云："脉数滑有力不眠者，中有宿食痰火，此为胃不和则卧不安也。"邪气包括痰、热、水、湿、浊、瘀血、食积等，以及不同的外邪。

（三）升降失职，心神不安

《医学求是》中云"中气为升降之源，脾胃为升降之枢""中气旺则脾升胃降，四象得以斡旋"。脾的升清和胃的降浊，通上彻下，斡旋阴阳，维持了人体的生命活动，人体寤寐才能正常。

痰火中阻，中州不畅，则胃腑失于和降，气机不能正常升降出入，导致痰火之邪随逆乱之胃气上扰神明，以致心神不安而"不得卧"。饮食积滞，肠胃受伤则运化不力，继而酿生痰湿，壅遏于中，胃气不和，不得正常通降而夹痰湿之邪上冲，扰乱神明，亦生不寐。清末名医张聿青在《张聿青医案》中提出："胃为中枢，升降阴阳，于此交通。心火府宅坎中，肾水上注离内，此坎离之既济也。水火不济，不能成寐，人尽知之。不知水火不济，非水火不欲济也，有阻水火相交之道者，中枢是也。"

（四）七情内伤，神不守舍

心藏神而主血，脾主思而统血，思虑过度，劳伤心脾，脾虚无以化生精微则血少，血少则心失所养，神无所依，亦可形成食少不寐。张景岳说："劳倦思虑太过，必致血液耗亡，神魂无主，所以不眠。"肝藏魂而主谋虑，若失疏泄或肝郁化火，肝火乘侮脾土，或土虚木乘，致神魂不安。"脑为元神之府"，阳明胃经与脑府相连，胃气失和，则易影响脑府神机，均可发生不寐。素体脾土虚弱，或他脏之病经久不愈，损及于脾胃，或用药不当，损伤脾胃，均可使脾胃不和，升降失常，影响心神出现"卧不安"的病证。

（五）中焦不畅，心肾不交

《景岳全书·杂证谟·不寐》中曰："真阴精血之不足，阴阳不交，而神有不安其室耳。然其阳不交阴，心肾失交，则多因胃不和引起。"所以若"胃不和"，既可因中州土弱，致清气不升，又可因肾失气化，水湿下逆，或痰浊阻于中焦，升降失常，致心肾上下水火无力相交，水火难以既济，出现"卧不安"等症状。

五、现代探讨研究

在继承传统研究的基础上，当代对"胃不和则卧不安"进行了比较系统的研究。包括临床和理论两方面。一是对"胃不和则卧不安"的理论形成和源流进行总结。二是在临床上进行反复的实践和验证。包括临床观察、老中医经验总结或引入现代研究方法如随机对照试验等进行研究，取得了一定的成果。三是进行理论探讨或采取中西医结合的方法进行研究，其成果可供临床参考。因"胃不和则卧不安"的病机理论发展出的各家学说可指导临床应用。

六、临床应用及体会

（一）和法的应用

针对"胃不和则卧不安"这一基本病机，当以"和"为主，胃和则安。所以和法在"胃不和则卧不安"的治疗中，占有重要地位。所谓"阴平阳秘，精神乃治"，"平"者，和也。《黄帝内经》中谓"因而和之，是谓圣度"，"和"者，阴阳自和也，达到阴阳协调平衡的目的。仲景提出"阴阳自和者必自愈"，即是通过药物或自我调养，在阴阳恒动、相互消长的自我调节中，使机体趋于阴平阳秘的最佳稳定状态。"胃和"则气血充盛而夜瞑，"胃和"则营卫调和而寐安，"胃和"则阴阳相交而寐成。所以"胃和"为"卧安"的必要条件。

"和法"属于"八法"之一。程国彭在《医学心悟》中论和法时，提出"有清而和之，有温而和之，有消而和之，有补而和之，有燥而和之，有润而和之，有兼表而和之，有兼攻而和之。和之义则一，而和之法变化无穷矣"。说明"和法"在临床上应用十分广泛，可以达到祛邪扶正、平衡阴阳的目的。对于"胃不和则卧不安"而言，其病机不仅在于脾胃不和，还在于因各种因素导致的阴阳失调。所以"和法"在"胃不和则卧不安"的治疗中有重要的意义，在临床当根据"胃不和则卧不安"的具体情况，在治法方药方面予以拓展。

针对"胃不和则卧不安"，根据不同病机变化有相应的治法。脾胃不和证，治以健脾和胃以安心神；胃阴不足证，治以养阴和胃以安心神；痰湿中阻证，治以健脾化痰、和胃安神；土虚木乘证，治以健脾抑木、和胃安神；肝郁化火证，治以疏肝解郁、泻火安神；心血不足证，治以健脾益气、养血安神；心肾不交证，治以交通心肾、和胃安神；瘀血阻滞证，治以健脾养血、化瘀安神。以上种种治法都可归属于"和法"范畴，能起到调节脾胃，恢复脾胃的受纳、运化和升降功能，升降之气顺畅，则营卫循其常度，阴阳相和，自能安卧。

（二）常用方剂

1. 半夏秫米汤

半夏秫米汤，后世称为"失眠第一方"，作为"胃不和则卧不安"的基本治疗方剂。组成为半夏、秫米。对于半夏，清半夏、法半夏、姜半夏皆可选用。对于秫米，李老认为黄米、黄黏米、高粱米等均可，但以"高粱米"为宜。《黄帝内经》中载用半夏五合，秫米一斤。一般在临床半夏用常用量，秫米用 30~60g。对半夏秫米汤的现代实验研究证实，该方确有镇静催眠、抗抑郁的作用。

2. 温胆汤系列方

温胆汤出自《集验方》，是治疗"胃不和则卧不安"的常用方剂。以温胆汤为基础的加减方剂，常称为温胆汤系列方。温胆汤，组成为半夏、竹茹、枳实、陈皮、茯苓、甘草、生姜、大枣，主治胆胃不和，痰热内滞，心神不安。黄连温胆汤，组成为温胆汤加黄连，主治痰热为主的病证。柴芩温胆汤，组成为温胆汤加柴胡、黄芩，主治少阳经气不利，郁而化火，症见胸胁胀痛、口苦、耳聋等症。十味温胆汤，组成为温胆汤去竹茹，加人参、酸枣仁、远志、熟地黄、五味子，主治心胆气虚，症见胆怯、失眠、短气易惊者。十四味温胆汤，组成为十味温胆汤去五味子，加龙骨、牡蛎、黄连、厚朴，该方不仅可以治疗失眠，还可以治疗神经系统疾病。

3. 四君子汤

四君子汤是调理脾胃的基本方。根据临床研究，脾胃病患者中有相当多的人有失眠或精神抑郁的表现，所以这类患者具有典型的"胃不和则卧不安"的表现。采用四君子汤加减符合"健脾和胃"的基本原则。临床常用六君子汤及半夏泻心汤加减，组成为半夏、陈皮、党参、茯苓、白术、甘草、酸枣仁、远志、合欢花、秫米等，功能健脾和胃、养心安神，主治脾胃虚弱，胃失和降，心神不安。症见胃脘痞闷或胀痛，夜寐不安，嗳气恶心，大便不调，舌淡苔白腻，脉细弱。有痰热者，加黄连、瓜蒌；多梦，精神不安者，加龙骨、牡蛎、石菖蒲、郁金。

4. 归脾汤加减

本方是治疗"胃不和则卧不安"的重要方剂。脾胃为后天之本，相互表里，同为土气。若胃气不和必然会影响脾之运化，致气血化生不足，影响心神，导致不寐。本方组成为黄芪、当归、酸枣仁、白术、人参、茯神、远志、龙眼肉、木香、甘草、生姜、大枣。功能健脾益气、养血安神，主治思虑过度，劳伤心脾，心脾两虚。症见体倦乏力，心悸气短，健忘汗出，食少不寐，舌淡，苔白，脉沉细弱。

上述四个方剂是"胃不和则卧不安"的治疗方剂。这四个方剂经过化裁，可以派生出许多方剂，由于患者病因病机不同，影响的脏腑各异，其治疗方药亦各有不同，临床上应结合病机病证，采取不同的治法。

（三）辨证论治

1. 脾胃虚弱或虚寒，心神失养

脾胃虚弱或虚寒导致心神失养，病机为脾胃虚弱（虚寒），运化不行，气血失于调养，引起心神不安。症状为乏力气短，纳谷不馨，精神不足，夜寐不安，脘腹痞胀或疼痛，喜暖恶寒，大便偏稀或溏，舌淡苔白，脉沉细或细弦。治宜健脾（温中）益气，和胃安神。方药为六君子汤或小建中汤或理中丸加减，加入远志、酸枣仁、合欢花、夜交藤等。若气虚较甚者，加黄芪；兼肾阳不足者，可用附子理中丸加减。

2. 胃阴不足，心神不安

胃阴不足导致心神不安，病机为脾胃阴虚，或脾胃久病，伤及胃阴，邪热上扰，引起心神不安。症状为口干口苦，纳少便干，心烦失眠，舌质偏红，苔薄黄，脉细稍数。治宜养阴和胃，泻火安神。方用百合地黄汤合四君子汤加清胃散加减。药为百合、生地黄、太子参、北沙参、半夏、茯苓、生白术、麦冬、川黄连、炒酸枣仁、合欢花等。

3. 痰湿阻胃，心神不安

痰湿阻胃导致心神不安，病机为脾失运化，痰湿内滞，致胃失和降，引起心神不安。症见胸脘痞闷，头昏头蒙，呕恶多痰，或口吐涎沫，夜寐不安，舌苔白腻或白滑，脉弦滑或沉细滑。治宜健脾化痰，温胆安神。方用温胆汤或半夏白术天麻汤合半夏秫米汤加减。药为半夏、陈皮、茯苓、枳实、苍术、泽泻、厚朴、竹茹、秫米、天麻、夏枯草等。痰热者，加小陷胸汤；湿热者，加茵陈、黄柏。

4. 肝（胆）胃（脾）不和，心神不安

肝（胆）胃（脾）不和导致心神不安，病机为肝气郁结，或血虚肝郁，木乘脾土，或脾胃不和，肝木乘之，影响心神。症状为胸胁胀痛，呕恶食少，头晕或头痛，不寐多梦，妇人有月经失调或有痛经，舌淡苔白，脉细弦。治宜疏肝解郁，和胃安神。方用逍遥散、柴胡疏肝散、越鞠丸加减。药为当归、白芍、茯苓、白术、薄荷、香附、川芎、柴胡、合欢花、生龙骨、生牡蛎、炒酸枣仁等。本证有偏气、偏血的不同，偏于气分者多为肝胃不和，以柴胡疏肝散或越鞠丸加减，偏于血分者多属肝脾不和，以逍遥散加减。血虚有热者，加牡丹皮、栀子。

5. 食滞胃脘，心神不安

食滞胃脘导致心神不安，病机为过食生冷油腻之物，伤及肠胃，升降失常，传导失宜，邪浊上逆，而致不寐。症状为脘腹胀满，嗳气呃逆，口气秽浊，大便

失调，难以入睡，舌苔厚腻，脉弦滑。治宜健脾和胃，消食导滞安神。方用保和丸或木香槟榔丸加减。药为木香、半夏、藿香、陈皮、黄连、莪术、焦槟榔、茯苓、白术、炒莱菔子、炒谷芽、炒麦芽等。大便不畅者，加大黄。

6. 心脾两虚，神失所养

心脾两虚导致神失所养，病机为脾气虚弱，运化不行，气血失养，心神不安。症状为多梦易醒，心悸健忘，头晕目眩，倦怠神疲，饮食无味，面色少华，舌淡苔薄，脉细弱。治宜健脾益气，养血安神。方用归脾汤或养心汤加减。药为黄芪、当归、茯苓、茯神、白术、人参、远志、酸枣仁、柏子仁、五味子、陈皮、龙眼肉、甘草等。

7. 瘀血阻滞，心神不安

瘀血阻滞导致心神不安，病机为脾病日久，入血入络，导致瘀血阻滞，心神不安。《医林改错》在"血府逐瘀汤所治症"下有"不眠、夜睡梦多、夜不安"等症，这些都是由血行瘀滞引起。症状为胃脘疼痛，以刺痛为主，头痛头昏，胸满心悸，夜寐不宁或失眠梦多，肢体疼痛麻木，口干不欲饮，唇舌黯紫或有瘀斑，脉细涩。治宜活血化瘀，和胃安神。方用丹参饮合血府逐瘀汤加减。药为丹参、檀香、砂仁、当归、桃仁、红花、赤芍、白芍、川芎、生地黄、牛膝、枳壳、桔梗、柴胡、甘草等。

8. 心肾不交，神无所归

心肾不交导致神无所归，病机为脾胃不和，运化失调，脾气不升，心失所养，湿浊下注，肾失气化，以致心肾不交，引起失眠。症状为心烦不寐，心悸不安，腰酸足软，伴头晕，耳鸣健忘，遗精，口干津少，五心烦热，腰痛，尿频，舌红少苔，舌黯苔腻，脉细而数。治宜健脾和胃，交通心肾。方用归脾汤加减。偏肾阴虚者合六味地黄丸加减，偏肾阳虚者合肾气丸加减。

9. 脾肾两虚，肺气上逆

脾肾两虚导致肺气上逆，《素问·逆调论》中说"不得卧而息有音者，是阳明之逆也……阳明逆不得从其道，故不得卧也。《下经》曰：胃不和则卧不安，此之谓也""夫不得卧，卧则喘者，是水气之客也"。乃脾失运化，肺失宣降，影响肾失气化，导致水气上逆，故喘而不得卧。症状为胸满气促，喘息不能平卧，痰涎壅盛，水肿尿少，纳少寐差，舌淡而胖，苔白腻，脉沉细或细滑。治宜健脾益肾，利水消肿，宣肺安神。方用防己黄芪汤合真武汤加减。药为党参、黄芪、白术、茯苓、炮附子、车前子、白芥子、生龙骨、生牡蛎、石菖蒲、远志等。

（四）应用体会

1. 调和阴阳为要

失眠证治，以阴阳不调为主要病机，其治以调和阴阳为要。阴阳不调，或阴虚，或阳亢，或邪浊阻碍阴阳之通路，故治当从三个方面考虑。阴阳、气血、水火、营卫，皆属于阴阳失调之道，都可以"和"法治之。

2. 不忘调理脾胃

"胃不和则卧不安"引起之失眠，"脾胃失和"是其基础，脾胃失和影响气机升降，导致心神不安。亦有其他脏腑疾患影响脾胃功能而致。故治疗此类失眠，不可忘记调理脾胃，使脾胃调和，气血通畅，方可使心神安定。所以治疗或善后都要注意调理脾胃功能。

3. 辨病和辨证相结合

失眠是一个症状。失眠的产生，都是心神不安导致。但失眠有的是主症，有的不一定是主症。所以临床辨证，要辨病和辨证相结合，才能取得较好的疗效。其他病变引起的失眠，应注意治疗其他病变，其他病变好转，有助于失眠的改善，而失眠的好转也有助于他病的治疗。

4. 辨病治疗，安定心神

辨病治疗时要始终掌握失眠的基本病机。失眠为心神不安之证，所以安定心神是关键。安定心神可以根据辨证，采取不同安定心神的方药。如心气虚者以益气安神，心阳虚者以温阳安神，心阴虚者以养阴安神，心血虚者以养血安神，痰浊盛者以化痰安神，心火上炎者以泻火安神，不一而足，但当以安定心神为要。

第五节　从心悸案例论心脾、心肾关系

李老指出心主血，脾统血。心脏血脉中气血之盈亏，实由脾之盛衰来决定。在正常情况下，胃纳脾运，心血充盈，心血在宗气的推动下运行全身。若脾胃功能失司，化源不足，心失所养，可出现心悸怔忡。肾为水火之宅，阴阳之根，寓元阴元阳。五脏六腑之阴阳均有赖肾阴、肾阳的资助和生发。心为火脏，居于上而属阳，以降为顺；肾为水脏，居于下而属阴，以升为和。若心肾不交，可造成心悸。另外，肾精的盛衰又要依靠后天脾胃之气的不断补充。若脾胃已亏，生化无源，日久必可及肾。肾精亏虚，则心血不充，心脉失养，肾阳不足，心阳亦弱，鼓动无力，均可发心悸。

基于以上分析，李老临床应用自拟益气养心汤加减治疗心悸，取得了非常显著的疗效。益气养心汤取生脉饮合桂枝甘草汤，加甘松、苦参、黄连、煅龙齿、煅龙骨。全方具有益气养血、养心安神、健脾和中之功。若脾胃不足者，加生炙黄芪、黄精、炒谷芽益气健胃；脾肾阴虚者，加枸杞子、麦冬、玉竹滋阴补肾；脾肾阳虚者，加附子、干姜、细辛、巴戟天等温阳益肾。

案例1：李某某，女，68岁。2013年12月23日初诊，自诉心悸2周。既往有心房颤动、慢性结肠炎病史。2周前因外感后引起心慌心悸，恶寒，胃脘不舒，大便不畅，偏稀，夜寐不安，舌质红苔白，脉沉缓。李老予益气养心汤加枸杞子15g、麦冬10g、炒山药20g、炒酸枣仁20g，7剂。复诊时患者诉服药后心慌、心悸明显好转，大便成形，睡眠改善。效不更方，继服上方10剂巩固疗效。该患者为老年女性，且有心房颤动及慢性结肠炎病史。脾胃气血已伤，中气亏虚，心气亦因之不足。故辨证为心脾气血两虚，心失所养。用益气养心汤气血双补，加枸杞子、麦冬使补而不滞。且这两味药有滋补肾阴之用，肾阴充足，则心之营阴得养，心悸得止。另外，李老治疗心悸时，多选用炒酸枣仁、柏子仁、夜交藤、茯神等药，取其安神定志之效。而且心悸患者临床多见失眠一症，亦可兼顾治之。

案例2：赵某某，女，52岁。2013年11月18日初诊，自诉阵发心悸1年。患者1年来阵发心动过速，时发时止。发作时心率160~180次/分。每周发作3~4次。在当地医院做心电图检查示室上性心动过速。患者平素自觉乏力，睡眠不实，大便不成形，舌苔薄白，脉弦缓。李老认为此属心肾气阴两虚证，治当滋阴补肾，养心安神。处方用太子参15g、酸枣仁12g、远志5g、茯苓15g、桂枝5g、炙甘草6g、熟地黄12g、麦冬10g、枸杞子10g、五味子5g、大枣4个、百合15g、炒山药10g、山茱萸6g、牡丹皮6g，14剂。1个月后患者复诊，诉服药后室上性心动过速发作次数减少，每周发作1次，发作时心率亦减少。李老继上方加竹茹、竹叶各5g，继服10剂，遂回原籍调养。室上性心动过速引起的心悸，多为阴虚证。该患者为中年女性，正处于围绝经期，天癸已绝，阴液耗伤，故心失所养，神不得安。方用麦味地黄汤、生脉散、桂枝甘草汤合方，能滋补肾阴、益气养心。加入酸枣仁、远志、百合等养心安神，疗效显著。

上述案例1为心脾两虚导致的气血两虚证，以益气养心汤加减治疗。案例2为心肾两虚、气阴不足导致的室上性心动过速，以麦味地黄汤合生脉散取效，说明心悸一证，应区别所在脏腑及气血阴阳的虚实关系，方能证因相合，方药有效。

第六节　安和五脏法辨治胸痹心痛

李老治疗胸痹心痛以脏腑辨证为主，现将李老临床应用安和五脏法辨治胸痹心痛的经验总结如下。

对胸痹心痛的治疗，整体观念应贯穿于诊治的始终。胸痹心痛病位在心，但多涉及人体其他各脏腑器官。在胸痹心痛的辨治过程中，除注重本脏病变外，还应注重调节心与其他脏腑之间的阴阳失衡。根据五脏相关的整体观念，提出"五脏六腑皆可致心病，非独心也"。心与其他脏腑疾病有胃心痛、肝心痛、肺心痛、肾心痛的不同证候，其治法也有从心、从脾、从肺、从肾论治的不同。

一、从心论治，谨守病机

胸痹心痛与心脏关系最为直接与紧密。心位于胸中，膻中之地。胸痹心痛发生的部位表明与心的关系最为直接。心的生理功能首先就是心主血脉，主行血，人体的血液运行必须依靠心气推动。心主血脉，主行血，心气虚则鼓动无力，血行不畅，瘀阻心胸，不通则痛。心脏的生理功能直接影响血液生成，心化血功能减弱，脾脏上输的精微就会瘀积在心胸，导致心脉不畅，气血瘀阻。心藏神，主神志，情志疾病最易影响气机，情志失调影响心神，导致心气不畅，心气阻滞，发展为气血瘀阻，或情志失调，内耗心血，导致心血瘀阻。心属火，为阳中之阳，胸部为清阳之地，不受阴邪，心脏受损，最易受到寒邪的入侵，寒凝则血瘀，血液不通，不通则痛。心气亏虚是胸痹的关键病机，心气虚贯穿于胸痹心痛发生、发展的全过程，一切生命活动的根本都是气化所产生出来的，气虚为阳虚之始，气推动血液运行，气血互相滋生。现代临床中胸痹心痛发病者多为中老年人群，该人群脏腑虚弱，容易感受外邪，病情传变迅速，急性发作时往往以瘀血内阻为主要表现，掩盖了心气虚的证候，治疗中也就忽略了补气的重要性。《金匮要略》中论述胸痹的基本病机为"阳微阴弦"，上焦阳虚，阴乘阳位。阳虚于上焦，此为病之本，阴弦是心阳虚极，引起阳微不运，瘀血、痰浊、寒凝、气滞诸多阴寒之邪客于心之血脉，导致气血虚损，脉道不利，气血凝滞瘀阻不通，发为胸痹心痛。现代中医研究也认为，胸痹心痛常见证素分布频率由高到低依次为血瘀、痰浊、寒凝、气滞，而心血瘀阻证出现频率明显高于其他证候。

瘀血为本病的主要病理产物，同时又作为致病因素，久而不去，阻碍气血津液的运行，可使心脉痹阻，不通则痛，或不荣则痛，发为胸痹心痛。从心论治，采用补益心气、活血化瘀的治法。临床多以生脉饮合丹参饮或桃红四物汤加减应用。

二、从脾论治，化痰祛瘀

饮食不当、过食肥甘生冷、嗜酒，易致脾胃损伤。胃为水谷之海，胃伤则受纳无权，聚湿成痰，痰阻脉络则气滞血瘀，胸阳失展则成胸痹。《金匮要略》中用栝楼薤白半夏汤治疗痰饮壅盛之胸痹。后世治疗胸痹多从痰论治，兼健脾以化痰。李老认为内伤之痰源于脾虚之本，治痰湿之法不可徒去其湿，必以健脾补气为先，佐以化痰活血通络。临床症状多见胸闷，伴痰多，肢体沉重，形体肥胖，倦怠乏力，气短，纳呆便溏，舌体胖大且边有齿痕，苔白厚或花剥，脉弦滑。李老临床习用栝楼薤白半夏汤合二陈汤加减，加紫苏梗、草果、白豆蔻、砂仁益气健脾、化痰通痹，多能收到满意的效果。

三、从肺论治，补肺化痰行瘀

心肺同居上焦，心主血，肺主气，气为血之帅。若肺脏受邪，咳喘日久，肺气不利，则可由气及血，导致心血运行不畅，出现心悸、憋闷、气喘不得卧、口唇发绀。若肺气虚弱，宗气不足，血运无力，则心脉瘀阻，或肺气宣降输布失常，痰湿内停，瘀阻心脉，发为胸痹心痛。若肺阴亏虚，日久伤及心阴，导致心脉失养，虚火扰心，出现心烦、心悸、不寐、心痛之症。临床常见心肺两虚证，治宜补益心肺，佐以宣肺化痰行瘀，常用保元汤合二陈汤加减治之。

四、从肾论治，滋肾温阳通脉

肾为先天之本，人体阴阳之根，藏真阴，寓真阳，为三焦之源，故"五脏之阴非此不能滋，五脏之阳非此不能发"，为机体一切生命活动提供阴精和阳气。肾脏虚弱，形体五脏皆衰，肾虚是胸痹心痛发病的重要病因。肾和心的联系主要是心肾相交、水火既济，因此肾阴、肾阳的虚衰都可以影响心脏，并且二者均可以导致胸痹心痛的发生。肾藏精，肾脏乃人体的根本，心得肾之水则滋润，肾得心之火则温暖。正常人心肾相交，水火既济。李老认为老年胸痹患者辨证多为心脉瘀阻、肝肾阴虚证。当肾阴不足，心火独亢，或心火炽盛，独亢于上，不能交下，表现为心肾不交证，治宜滋阴清热，交通心肾，方用天王补心丹合左归丸加减。若心肾阳虚，以附子、桂枝（或肉桂）补水中之火，用六味地黄丸壮水之主，从阴引阳，温补心肾而消阴翳。心肾阳虚兼见水饮凌心射肺，而出现水肿、喘促、心悸，用真武汤温阳化气行水；心肾阳虚兼见虚阳欲脱厥逆者，用四逆人参汤。

五、从肝论治，理气化瘀

肝藏血、主疏泄，心主血、行血，肝脏有疏泄气机，助心行血的作用。肝主情志，喜调达，恶抑郁，肝藏魂，魂者，随神往来谓之魂。心藏神，神者，两精相搏谓之神，两精即阴阳两精。肝和心在情志活动和血液运行方面有着很紧密的联系，肝藏血，心行之，肝血不足，则心血不充，产生血瘀。肝脏体阴而用阳，若肝用太过耗伤肝阴会导致肝血减少，影响到心脉气血运行，导致心脉气血运行不畅。肝藏血主疏泄、调达情志，肝功能失调会引起心胸不适。疏肝之法用于治疗胸痹心痛的关键在于辨证准确。肝气郁结者选用柴胡疏肝散加减，气郁化火者则用丹栀逍遥散化裁。须注意在疏肝理气的同时配合益气养阴、健脾柔肝之品，以防止行气太过伤及气阴之本。

第七节　痰瘀同治

李老临床善于应用痰瘀同治法祛邪扶正，现将临床中痰瘀同治的治疗经验总结如下。

一、痰

痰为人体津液代谢异常形成的病理产物，又为继发病因之一，因痰而致的证候统称为痰证。痰证所涉及的病位广泛，临床症状复杂多变，可分为有形之痰与无形之痰。有形之痰多见于呼吸系统疾病，有形质可见；无形之痰见于内科多种系统疾病。无形之痰停于脏腑、肌腠、四肢、经络，无形质可见，不易察觉且变化多端，辨证要点应以舌苔、脉象判断为主。痰证舌苔多为白腻，化热者则为苔黄腻，兼有脾虚者舌体胖大有齿痕。痰证脉象以滑脉、弦脉多见。李老认为现代社会生活与以往有较大变化，尤其是饮食与情志所伤而致病者较为常见。饮食不当，过食生冷肥甘厚味、嗜烟酒，以致脾胃损伤。胃为水谷之海，胃伤则受纳无权，故易聚湿成痰。

二、瘀

瘀是人体血行不畅或离经之血停于体内的病理表现，论瘀时应分为血瘀和瘀血。血瘀指血液循行迟缓、血流不畅及局部瘀滞，是一种病理状态，瘀血则是病理产物，二者可互为因果。血瘀严重者可在局部形成瘀血，瘀血形成后也可成为血瘀之源。凡久病、外伤都可导致瘀血产生，情志异常可引起气滞导致血瘀。或气虚、阳虚，血行无力也可发生血瘀，或热邪入血，血热互结，煎熬血中津液，易致血瘀，或津亏阴虚血少，脉道枯涩，亦可致血瘀。

三、痰瘀同病

痰瘀作为人体病理产物的同时，在疾病发生发展过程中是十分重要的致病因素，二者可以互相助长对方的化生。血瘀证往往在临床中与其他病证兼见，较少单独发生，多与痰浊之邪相互作用，关系密切。痰阻则血难行，血瘀则痰难化，痰滞日久，必致血瘀，血瘀内阻，久必生痰。因此痰瘀同病者临床多见，痰瘀同病的辨证要点以舌脉为主。痰瘀同病的脉象多见弦滑或沉涩。若痰多于瘀，则脉以滑或弦为主；若瘀重于痰，则脉以涩为主。痰瘀同病的临床症状包括疼痛、麻木、积聚肿块等。

李老治疗痰瘀同病，以化痰活瘀、痰瘀同治为基本治法。化痰用药多选择陈皮、法半夏、胆南星、天竺黄、浙贝母、竹茹、莱菔子、紫苏子。活血化瘀用药多选丹参、莪术、桃仁、红花、赤芍、郁金。李老临床所创化痰祛瘀汤即为此法的代表方剂。化痰祛瘀汤方药组成为陈皮15g、法半夏10g、浙贝母15g、茯苓15g、木香10g、白豆蔻10g、瓜蒌15g、薤白15g、紫苏梗10g、丹参15g、党参10g、红花10g、桃仁10g、炙甘草10g。用以治疗胸阳不振、痰浊瘀血互结之胸痹，具有化痰活瘀，益气养心功效。此方由二陈汤、栝楼薤白半夏汤、桃红四物汤等化裁而来。以瓜蒌、半夏为君，能开胸化痰宣痹。薤白理气宽胸，茯苓、陈皮健脾化痰，丹参养血活血，桃仁、红花活血化瘀，六者化痰行瘀为臣。佐以木香、白豆蔻健脾理气化痰，浙贝母化痰散结，紫苏梗宽胸理气，兼用党参补益心气，防止化痰散瘀伤其正气。炙甘草调和诸药，同党参、茯苓等同用，兼有健脾益气之功。

第八节　从肾论治体会

脏腑辨证是中医辨证论治的重要组成部分，从肾论治又是脏腑辨证的关键所在。常见的肾病，必然要从肾论治，同时亦有其他脏腑疾病与肾有关，李老脏腑辨证从肾论治。临证时有很多病例并非肾病，但李老从肾论治可以取效。在此阐述鉴别，以助临床应用。

一、哮喘

哮喘是以发作性呼吸急促，喘急气短不能续，喉间有哮鸣音，甚至张口抬肩为主症，一般认为哮分寒热，喘分虚实，其病机共同涉及肺、脾、肾。李老针对肺虚卫外不固，外邪侵袭，痰气内扰者，治疗多用射干麻黄汤加减宣肺定喘。若脾虚健运失职、痰浊内盛者，治宜健脾化痰平喘，方用陈夏六君子汤。若肾虚精气内亏，不能纳气，其治疗就要从肾论治，多选用麦味地黄丸补益肺气平喘，选用金匮肾气丸加减补肾摄纳平喘。

二、心悸

心悸以患者自觉心跳加快，惊悸不安，甚至不能自主为主症。心悸发病因素较多，如情志变化，恼怒惊恐，或因许多慢性疾病发展而来，其脏腑涉及心、胆、脾、肾。如心虚胆怯，突受外惊；心血不足；心悸不安；心气不足，胸闷短气；肾阴亏耗，不能上济于心；心阳不振，水饮内停；脾肾阳衰，水气上逆。其治法多种多样，其中从肾论治宜滋肾降火，方剂用天王补心丹加减。

三、眩晕

眩晕患者以目眩、头晕为主症，其脏腑涉及心、肝、脾、肾。其中从肾论治包括肾精虚耗、髓海不足，治宜补肾益精，李老临证应用滋补汤或杞菊地黄汤化裁。

四、消渴

消渴是以口渴多饮、多尿、多食为主症，其病因由于阳明热盛，蕴结化燥，耗伤肺胃之津液，或肾燥精虚所致，其病机涉及肺、胃、肾。其中下消在肾，肾阴枯耗，摄纳不固，当从肾论治，治疗用滋肾养阴方剂如六味地黄丸、地黄饮子，或用温肾益气方剂金匮肾气丸。

五、肺痨

肺痨是具有传染性的肺部虚损疾患，以咳嗽、咯血、盗汗、潮热为主症。患者多禀赋虚弱，因劳倦内伤，耗伤气血津液，正气不足，体虚难复，发为本病。其病机涉及肺、脾、肾。若肾阴耗损，虚热灼津，当从肾论治，滋肾益阴方剂选用拯阴理痨汤加减。

可用泻肾法治疗肾实证。肾实证多表现在下焦，临床多表现为耳聋、癃闭、便秘、淋浊、奔豚等病证，代表方剂为千金泻肾汤或清肾汤加减。

所谓"久病及肾""穷必及肾"，故许多慢性病，特别是疾病后期常从肾论治。上述哮喘、心悸、眩晕、消渴等不同疾病都说明了从肾论治的重要性。这些疾病实际反映了肾脏和其他脏腑的关系，肺、心、肝、脾胃等不同脏腑的疾病均可从肾论治。但临证时注意应在疾病后期出现肾的证候时，方可从肾论治。一般肾病多虚证，肾实证多属于膀胱、三焦、经络及涉及二便的病变。

第九节 "体柔而用疏"在肝胆病中的应用

李老对肝胆疾病颇有研究，遣方用药遵循方和谦大师和肝汤的用药宗旨，但临证不拘泥于疏肝理气，认为肝郁之证其始在气，应以调气为先导，继而及精血，终成痼疾。李老论治肝胆疾病屡获良效，探究其立法遣方，既重视肝气郁滞的病机特点，又注意肝"体阴而用阳"的生理特征，强调疏肝解郁为主，还不忘滋阴养血、补脾益肾、活血化瘀为辅，体现了"体柔而用疏"。兹将其临证经验简述如下。

一、疏肝养阴

素体阴虚，劳欲过度，或久病体虚，精血亏耗，肝失濡养，故体阴而不用阳，肝之阳气郁滞而不能舒展，阳郁致血燥，血燥必阴亏，症见胁肋隐痛、口干咽燥、失眠头痛等，李老从"肝肾同源"理论，指出阴虚肝郁，多因肾阴不足，精不生血养肝，出现水不涵木，加之肝气郁滞，日久内生虚热，耗伤真阴，其本为阴虚，其标为气郁，两者互为因果，这是慢性肝病发展的必然趋势。此论看似易懂，但寓有深意，临证时既不能单用辛散行气之品，也不宜用厚味滋腻之品，执意用药时，必须疏肝理气，养阴滋补兼施，从而达到补其不足，泄其有余。李老临床常以和肝汤加川楝子、延胡索、郁金、赤芍增强疏肝理气、活血化瘀止痛的作用，再加生地黄、山茱萸、白芍、当归加强养血柔肝、滋阴补肾之功，李老称之为加味和肝汤，其化裁之妙，是治疗阴虚肝郁证之良方。

二、疏肝健脾

见肝之病，知肝传脾，因为土需木疏，木赖土荣。肝之疏泄正常，才能参与人体运化吸收。饮食入胃，其精微输布、气血生成、津液运行、物质代谢，皆不能尽归于脾胃功能，还要重视肝的作用，因为肝气郁结，疏泄失司，亦会导致脾胃运化功能失常，临床就会出现胁痛腹胀、纳呆便溏、四肢倦怠等木郁土壅之象。李老秉承前辈经验，谨守病机，灵活变通，用逍遥散合金铃子散来疏肝理气，健脾养血，正如张仲景谓："夫肝之病，补用酸，助用焦苦，宜用甘味之药以调之……此治肝补脾之要妙也。"

三、疏肝清胆

《黄帝内经》中曰："肝之余气泄于胆，聚而成精。"肝气疏泄，胆汁流畅，可以助脾胃运化，若肝气郁结，胆腑降泄失常，郁结化热，煎熬胆汁，犹如盐汤在釜，久经煎熬，积而成石，会阻碍气机，发为肝郁胆热，症见胸胁烦闷，恶心口苦，呕吐黄水，便秘腹胀，寒热往来，甚至发为黄疸等。李老以自拟和肝汤加减治疗肝郁胆热之肝炎、胆囊炎、胆石症，均获良效。且对湿热蕴结者加茵陈、栀子、虎杖等；伴发热者加金银花、连翘以清热解毒。

对于肝病的治疗，一方面以调气为先，重视疏肝理气法的应用，另一方面，注意肝体阴而用阳的特点，注重柔肝养血，如能将两者有机结合起来，则肝病之治思过半矣。文中列举的疏肝养阴、疏肝健脾、疏肝清胆法都是在临床上将二者结合应用的具体举例，其中有理论阐述，有临床经验体会，可以在临床应用时参考。

第三章 方药论

第一节 生脉散的临床应用

生脉散是李老临床治疗心、肺系疾病最常用的方剂之一，应用范围广泛并且疗效确切。现将李老临床运用生脉散的一些经验加以整理。

生脉散是治疗气阴两虚证的常用方剂，源于金代医家张元素所著《医学启源·卷下》"麦冬"条内，其弟子李东垣在《内外伤辨惑论》一书中，阐明其方义为"气充脉复，故名生脉"，清代医学家吴崑在《医方考》中谓之"一补、一清、一敛，养气之道备也，名曰生脉"。原方由人参、麦冬各五分，五味子七粒组成。生脉散还有别名，在《丹溪心法·卷一》中称为"生脉汤"，在《兰台轨范》中称为"生脉饮"等。

生脉散主治的气阴两虚证主要是指上焦心肺气虚和阴液亏损的证候。心肺相通，同在上焦。心为君主之官，主血脉，主藏神；肺为相傅之官，主气，朝百脉，助心行血。君主失职，则相傅之官最先受累。心气虚，运血无力，则肺朝百脉受累，司呼吸失职而气短，故"喘为心气不足"。肺气虚，不能助心行血，则心气亦会受累。气血同源，心肺二脏息息相关。心气虚和肺气虚相互影响，最终发展成为心肺气虚证。气虚日久，必损及阴液，从而形成气阴两虚证。

心的气阴两虚证形成，多与思虑太过、年老体衰、患病日久、烦劳过度有关。肺的气阴两虚证，多因久患肺病，长期咳喘，肺之气阴耗损所致。

生脉散组方之初，并非以治心立意，但费伯雄在《医方论·卷三·清暑之剂》中云："肺主气，心主血，生脉散养心肺之阴，使气血得以荣养一身。"这里指出生脉散具有益气养阴、生津敛汗之功，认为生脉散是治疗心系疾病气阴两虚证的代表方剂。方中人参甘温补肺，益气生津，大补元气，为君药。麦冬甘寒，养阴生津，清热润肺除烦，为臣药。两药合用则益气养阴之功益彰。五味子酸温，能收敛止汗，生津止渴，为佐药，即《素问·脏气法时论》中的"肺欲收，急食酸以收之"之意。三药相伍，一补一清一敛，能补肺、养心、滋阴，共奏益气养阴、生津止渴、敛阴止汗之效，使气复津生，汗止阴存，脉气得充，则可复生。《医方集解·生脉散保肺复脉见暑门》中说："人有将死脉绝者，服此能复生之，其功甚大。"李东垣以本方加黄芪、甘草，名"生脉保元汤"，使补气之力更佳，再加当归、白芍，名"人参饮子"，主治气虚喘咳，吐血衄血。

生脉散的临床应用，根据李老经验，应注意把握气阴两虚这个基本证候，在此基础上辨证施治。如出现心悸气短、神疲等心肺气虚证者，可加黄芪、茯苓、白术等健脾益气；若肺阴虚见干咯痰少而黏，咳喘无力，动则益甚者，可去人参，加北沙参、天花粉、川贝母、百合等滋阴润肺，化痰止咳；若心阴不足见心烦心悸、少寐多梦、潮热盗汗者，可加生地黄、玄参、柏子仁、酸枣仁、牡丹皮等滋阴清热，养心安神。故生脉散可应用于多种疾病，对气阴两虚证，有益气养阴、生津敛汗之功，但对实证患者则应谨慎，不可妄投，以免闭门留寇，加重病情。现代药理研究表明生脉散具有镇静、提高机体耐缺氧能力、抗冠心病、抗微循环障碍、增强心肌收缩、改善心功能、抗休克等多重作用。李老在临床上应用生脉散治疗疾病种类较为广泛，如慢性心力衰竭、心律失常、冠心病、心肌病等心血管疾病，也常用于治疗肺结核、慢性支气管炎、低血压、神经衰弱等疾病。

生脉散以甘温的人参益气生津，甘寒的麦冬清热养阴，酸温的五味子敛肺止汗，三药合用收"补、清、敛"之功，是临床常用不衰的名方，在补益剂中有很高的应用价值。书中说："以阳虚为主者，宜补之以甘温，以阴虚而火旺者，宜补之以甘凉。"生脉散的甘温与甘寒相配，体现了调补阴阳，平衡整体。应该注意的是，本方多用于热伤元气、阴津大耗、汗多气短者，如感外邪，暑热甚而阴未伤者，不可使用。且为防止人参补益太过，常代以太子参或西洋参。

第二节　治咳三方

临床治疗咳嗽的方剂颇多，现在就李老治疗咳嗽常用三方小结如下。

一、止嗽散

李老治咳时多顺应肺气宣降之性，以辛开苦降之品宣畅肺气，首选止嗽散。止嗽散源于《医学心悟·咳嗽》，药物组成为桔梗、荆芥、炙紫菀、炙百部、白前、炙甘草、陈皮。对于外感后久咳的患者，多以止嗽散加减收效。本方药性平和，不寒不热，无攻击过当之虞，有启门祛贼之势，"客邪易散，肺气安宁，投之有效"。肺为娇脏，遇热则咳，过寒亦咳。只要有外邪侵袭，就会引起肺脏的反应。方中药物可以助肺的宣发肃降恢复正常，达到客邪散，肺气安宁的目的，即所谓调和肺气。李老以"止嗽散"为调和肺气的首选方剂，治疗"诸般咳嗽"均有效验。本方由七味药物组成。一组为"敛"：炙紫菀、白前、百部。炙紫菀性苦甘，微温，归肺经，有收敛止咳的作用，但此敛肺非罂粟之作用，而有化痰抗炎，减少气道分泌物，祛除炎症的作用。白前性辛甘平，归肺经，具有祛痰，降气止咳的作用，无论寒热诸证均可用之。百部性甘苦平，归肺经，能润肺收敛止咳。另一组为"宣"：陈皮、荆芥、桔梗。陈皮性辛苦温，归脾肺经，能理气、调中、燥湿，可化痰调理气机，宣发止咳。荆芥性辛微温，归肺肝经，能祛风解表，止血，因肺外合皮毛，开窍于鼻，解表宣散风邪也可以起到宣肺止咳的作用。桔梗性苦辛平，归肺经，能开宣肺气，祛痰排脓。炙甘草可调和诸药。本方有宣有敛，宣敛结合，表里兼顾，以"止嗽散"为治咳主方，临证灵活加减应用可治诸般咳嗽。

二、二陈汤

二陈汤药物组成为陈皮、半夏、茯苓、甘草。主治脾失健运，聚湿生痰，痰湿犯肺，发为咳喘。患者往往咳有宿根，形成痼疾，易反复发作。陈皮辛、苦、温，能理气健脾，燥湿化痰；半夏辛、温，能燥湿化痰，降逆止呕。此两药配伍能理气化痰。李老善用二陈汤，认为治湿之法要除之务尽，需长期调治方可，若内湿之源因肺脾气虚，则需要在化痰祛湿的同时，根据患者脏腑虚损的程度予以健脾益气药治疗。在服药的同时还要纠正患者的不良生活习惯，以免影响疗效。

三、泻白散

泻白散出自《小儿药证直诀》，主治肺热咳喘证。药物组成为地骨皮、桑白皮、甘草、粳米。功能清泄肺热、化痰止咳。主治咳嗽痰多，痰黄稠黏，难以咯出，咳喘气急，皮肤蒸热，喉中痰鸣，鼻翼发青或痰中带血，并伴有发热，面赤唇红，口渴烦急，大便干燥，小便色黄，舌苔黄，舌质红，脉数。方中用桑白皮清肺热，泻肺气，平喘咳，地骨皮泻肺中深伏之火，对于阴虚有热者尤为适宜，甘草、粳米养胃和中，祛邪而不伤正。诸药合用，清热而不伤阴，泻肺而不伤正，使肺气通利，肺气清肃，则咳喘自平。

止嗽散主宣敛结合、表里兼顾，可用于治疗诸般咳嗽，泻白散之"清热不伤阴""泻肺不伤正"均体现了其临床应用的特点，临床应用时需灵活辨证合方应用，收效明显。

第三节　降压中药

临床在诊疗心脑血管病患者时常常有患者自诉血压控制不稳定，李老常在辨证治疗的基础上加用一些中草药，对于稳定患者的血压有较好的效果，现根据李老临床用药及相关文献，按中药药性归类总结具有一定降压作用的中药如下。

一、解表药

葛根

（1）中药功效：退热解肌、透疹生津、升阳止泻。

（2）现代研究：葛根素具有降压、调脂、改善血液流变学和缓解血小板聚集的作用。目前葛根及葛根素注射液广泛应用于高血压、心绞痛、脑供血不足、偏头痛、颈椎病等疾病的治疗。葛根素可以降低血浆内皮素和血小板表面活性，抑制血小板聚集和黏附，降低胆固醇、甘油三酯、血液黏稠度，抗血栓形成，扩张外周血管，改善血管内皮细胞功能和微循环，具有广泛的 β 受体阻断剂的作用。目前临床所用的中成药有愈风宁心片。

二、补肾药

1.杜仲

（1）中药功效：补肝肾、强筋骨、安胎。

（2）现代研究：杜仲可以降压，其煎剂有比较持久的降压作用，尤以炒杜仲为佳，其降压作用与心及血管的关系不大，推断其有中枢性降压作用，临床使用杜仲浸剂，能降低高血压患者的血压，并改善头晕、失眠等症状。

2.牛膝

（1）中药功效：补肝肾、强筋骨。

（2）现代研究：多项动物实验研究提示川牛膝醇提取物对自发性高血压大鼠血压有一定影响。研究发现，大剂量川牛膝醇的降压作用与卡托普利相似，且可降低高血压大鼠肾素 - 血管紧张素的表达。推测川牛膝醇的降压作用与抑制肾素 - 血管紧张素的表达有关。

三、活血药

1.银杏叶

（1）中药功效：活血化瘀、通络止痛、敛肺平喘、化浊降脂。

（2）现代研究：银杏叶中含有丰富的黄酮类和萜烯内酯类化合物，可以很好地扩张冠状血管，还可以在一定程度上抑制血小板活化因子。

2.红花

（1）中药功效：活血通经、散瘀止痛。

（2）现代研究：实验结果提示红花注射液能显著降低家兔正常动脉血压，并有剂量依赖性。但其降低血压的机制与内皮细胞中释放的 NO 和前列腺素等无关。红花注射液的降压作用究竟是通过影响心血管中枢，还是外周器官功能，有待于进一步研究。

四、清热药

1. 决明子

（1）中药功效：清热明目、润肠通便。

（2）现代研究：决明子提取物有利尿及降低血压的作用。决明子蛋白质、低聚糖及蒽醌苷是从决明子中提取的有效成分。决明子水、醇提取物均有一定的降压作用，其降压幅度和时间均优于利舍平。

2. 黄芩

（1）中药功效：清热燥湿、泻火解毒、止血、安胎。

（2）现代研究：主要有效成分为黄芩素，化学结构属黄酮类。黄芩素有利尿作用，且不影响正常大鼠的血压，但其具有使高血压大鼠血压降低并趋于正常的作用。

3. 龙胆草

（1）中药功效：清热燥湿、泻肝胆火。

（2）现代研究：龙胆草注射液可使实验动物血压下降。龙胆碱能使猫、豚鼠、家兔及犬的血压下降。降压作用可能与其对心肌的抑制作用有关。

4. 夏枯草

（1）中药功效：清热泻火、明目、散结消肿。

（2）现代研究：夏枯草具有抗肿瘤、降压、抗炎、抗感染、利尿等作用，且对血压有双重调节作用。过去一直认为其降压的有效成分与所含的钾盐有关。临床研究证实，夏枯草提取物降压总有效率为 92.5%。

5. 野菊花

（1）中药功效：清热解毒、疏风散热、散瘀、明目。

（2）现代研究：野菊花提取物可使冠状动脉血流量增加近 50%，并使心率减慢，在降低血压的同时还能降低总外周阻力、增加心排血量及每搏输出量。将野菊花浸泡在 95% 乙醇中可获得野菊花内酯、黄酮苷等物质，野菊花有一定的降压效果，而且降压作用缓慢、持久，是较理想的降血压药物。

6. 罗布麻叶

（1）中药功效：平抑肝阳、清热、利尿。

（2）现代研究：罗布麻叶有黄酮类、鞣质类、有机酸类、氨基酸类等多种化合物，可用于治疗高血压、高脂血症及心力衰竭等。罗布麻叶降血压有其独特的优点，其降压作用温和，能显著改善眩晕、心悸、失眠多梦和浮肿等症状。

7. 苦参

（1）中药功效：清热燥湿、杀虫、利尿。

（2）现代研究：苦参活性成分以苦参碱为代表，另外还含有槐果碱等活性成分。研究发现，静脉注射槐果碱对高血压大鼠具有快速、恒定的降压作用，降压作用随剂量的增加而增大，同时发现其具有明显的利尿作用。苦参具有增强心肌收缩力、减慢心率、抗缺氧、扩血管、抗心律失常等作用，提示苦参碱在研究治疗心力衰竭方面有广阔的前景。

五、温热药

吴茱萸

（1）中药功效：散寒止痛、降逆止呕、助阳止泻。

（2）现代研究：吴茱萸煎剂、冲剂、注射剂都有显著的降压作用，且有剂量依赖性，降压持续时间较长，一般长达3小时以上，降压时对心率影响不明显，但肌内注射时降压作用较差。

六、平肝息风药

1. 天麻

（1）中药功效：息风、定惊、止痉。

（2）现代研究：由天麻有效成分天麻素制成的天麻素注射液用于治疗高血压、脑梗死、颈椎病等表现为头痛、眩晕症状者疗效确切。

2. 钩藤

（1）中药功效：清热平肝、息风、定惊。

（2）现代研究：钩藤降压的主要有效成分为钩藤碱和异钩藤碱，异钩藤碱的降压效果更强。钩藤碱可以促进体内某些具有舒张血管、降低血压、保护心功能作用的成分表达，从而发挥降低血压、保护靶器官的作用。

前人对中药治疗专病总结了大量的经验，如用青蒿素治疗疟疾、茵陈治疗黄痘、白头翁治疗痢疾、黄连治疗肠炎，均为专病之专药，著名中医学家岳美中就非常注意应用专病专方与辨证论治相结合，此治疗原则值得我们进一步研究。但是在研究时应注意现代研究所述的中药降压作用，是指用原药材的提取物或提取的活性成分，并不能完全代替原药材，我们在应用这些药物时，还需要根据辨证论治加以选择，这样才能切中病情，防止发生不良反应，专病专方与辨证结合，必将大大提高中医的临床疗效。

第四节　降脂中药

李老平素所诊治的心脑血管病患者较多，这些患者常常合并有高脂血症，李老常常将辨证与辨病相结合，于汤药中加用一些降脂中药，现对降脂中药加以总结。

血脂是血清中的胆固醇、甘油三酯和类脂（如磷脂）等的总称。在人体内胆固醇主要以游离胆固醇及胆固醇酯的形式存在；甘油三酯是甘油分子中的 3 个羟基被脂肪酸酯化形成。血脂不溶于水，必须与载脂蛋白结合形成脂蛋白才能溶于血液，被运输至组织进行代谢。临床上血脂检测的基本项目为总胆固醇、甘油三酯、低密度脂蛋白胆固醇和高密度脂蛋白胆固醇。

一、影响总胆固醇水平的主要因素

总胆固醇是指血液中各种脂蛋白所含胆固醇之总和。影响总胆固醇水平的主要因素如下。

1. 年龄与性别

总胆固醇水平常随年龄上升，但 70 岁以后不再上升甚或有所下降，中青年女性低于男性，女性绝经后总胆固醇水平高于同年龄男性。

2. 饮食习惯

长期高胆固醇、高饱和脂肪酸摄入可使总胆固醇升高。

3. 遗传因素

脂蛋白代谢相关酶或受体基因发生突变，是引起总胆固醇显著升高的原因之一。甘油三酯水平受遗传和环境因素的双重影响，与种族、年龄、性别以及生活习惯（如饮食、运动等）有关。与总胆固醇不同，甘油三酯水平个体内及个体间差异较大，同一个体甘油三酯水平受饮食和时间等因素的影响，所以同一个体在多次测定时，甘油三酯值可能有较大差异。低密度脂蛋白胆固醇增高是动脉粥样硬化发生、发展的重要危险因素。影响总胆固醇的因素均可影响低密度脂蛋白胆固醇水平。一般情况下，低密度脂蛋白胆固醇与总胆固醇相平行，但总胆固醇水平也受高密度脂蛋白胆固醇水平影响，故最好用低密度脂蛋白胆固醇水平作为对动脉粥样硬化性心血管疾病危险性的评估。高密度脂蛋白胆固醇水平的高低也明显受遗传因素的影响。严重营养不良者伴随血清总胆固醇明显降低，高密度脂蛋白胆固醇也低下。肥胖者高密度脂蛋白胆固醇也多偏低。吸烟可使高密度脂蛋白胆固醇下降。糖尿病、肝炎和肝硬化等疾病都可伴有较低的高密度脂蛋白胆固醇。高甘油三酯患者往往伴有低水平高密度脂蛋白胆固醇。而运动和少量饮酒会升高高密度脂蛋白胆固醇。高密度脂蛋白胆固醇能将外周组织和血管壁内的胆固醇转运至肝脏进行分解代谢，即胆固醇逆转运，可减少胆固醇在血管壁的沉积，起到抗动脉粥样硬化的作用。大量流行病学资料表明，血清高密度脂蛋白胆固醇水平与动脉粥样硬化性心血管疾病的发病负相关。

中医虽无血脂异常、高脂血症等病名，但追溯起源，可见膏粱、高脂等描述。历代医家多认为其与脾、肾密切相关，病属本虚标实，以脾虚、肾虚为本，以痰凝、血瘀、气滞为标。在中医理论的指导下，中药已广泛应用于高脂血症的治疗。

二、调节血脂的中药

研究表明，很多中药都有调节血脂的作用。临床常用的中药有泽泻、决明子、山楂、虎杖、荷叶、何首乌、女贞子、灵芝、大黄、姜黄、蒲黄、银杏叶、丹参、没药、红曲等。

1. 泽泻

泽泻为常用的化湿药，有利水、渗湿的作用，是中医常用的调血脂药。泽泻中的主要成分是四环三萜及其衍生物如泽泻醇类化合物。泽泻醇类化合物对高脂血症小鼠的总胆固醇、甘油三酯、高密度脂蛋白胆固醇均有明显的调节作用。

2. 决明子

决明子味甘苦咸，性微寒，具有清肝明目、润肠通便的功效。其主要成分为蒽醌苷、萘并吡喃酮、脂肪酸类等。实验研究表明，长期使用决明子可有效阻止血液中总胆固醇上升，从而有效防止动脉粥样硬化斑块的形成。

3. 山楂

山楂味酸、甘，性微温，具有消食健胃、行气散瘀、化浊降脂的功效。山楂的主要成分为黄酮类有机酸。实验表明，黄酮类有机酸能够明显降低血液中总胆固醇和低密度脂蛋白胆固醇，同时升高高密度脂蛋白胆固醇。

对血脂异常，许多研究者以痰或痰浊来辨析，李老认为应以浊邪来辨治，浊邪可以同他邪相合，如湿浊、痰浊等。浊邪之产生主要与脾肾气化有关，通过脾肾气化功能，其清者即水谷精微通过心肺输布全身，而浊邪则下达大小肠及膀胱排出体外，其间又有清中之浊或浊中之清，通过升清降浊的功能完成代谢，而浊邪是脾失健运，浊邪留滞于体内形成的病邪。所以在治疗浊邪时，应根据辨证情况，以健脾、调肝、理气、益肾、解毒等多种方法治疗，才能识其所主，求其所因，取得疗效。

第五节　龙骨、牡蛎的临床应用

李老临床常常应用龙骨、牡蛎作为对药。常用方桂枝龙骨牡蛎汤和柴胡龙骨牡蛎汤两方都出自《伤寒论》。龙骨性味甘、涩、平，入心、肝、肾、大肠经，功能镇惊安神，敛汗固精，止血涩肠，生肌敛疮，善治惊痫癫狂，怔忡健忘，失眠多梦，自汗盗汗，遗精淋浊，吐衄便血，崩漏带下，泻痢脱肛，溃疡久不收口。牡蛎咸、微寒，归肝、胆、肾经。煅牡蛎收敛固涩，除酸的作用强，可用于治疗胃痛、胃酸过多等。生牡蛎能上收下敛，治疗头晕、便稀。

一、药物应用鉴别

1. 龙骨与牡蛎

二者功能相似，常相须为用，主治阳亢眩晕，惊悸狂躁，心烦不眠，以及各种虚弱滑脱证。但龙骨入心以镇心安神见长，不能软坚散结，其益阴作用也不及牡蛎，故阴虚发热者少用。牡蛎咸以软坚散结，为治疗瘰疬痰核、胁下痞硬的常用药。

2. 牡蛎与石决明

二者均为贝壳类，都有平肝潜阳的功能，对于阴虚阳亢所致的头目眩晕等症，均可配伍应用。然而牡蛎益阴制阳之功效强，且有良好的软坚散结和收敛固涩作用。石决明以益阴明目见长。

二、临床应用

（一）用于精神情绪变化

两药质重都能镇惊安神，可用于治疗心神不安、惊悸怔忡、失眠多梦等病证。亦可配伍酸枣仁、琥珀等安神之品。

（二）调和阴阳

牡蛎咸寒质重，入肝经，有平肝潜阳，益阴之功，治水不涵木，阴虚阳亢，头目眩晕，烦躁不安，耳鸣者，常与龙骨、龟甲、白芍等同用。治热病日久，灼烁真阴，虚风内动，四肢抽搐之症，常与生地黄、龟甲、鳖甲等养阴息风止痉药配伍，方用大定风珠。

（三）软坚散结

牡蛎味咸，能软坚散结。可用来治疗痰火郁结之痰核、瘰疬、瘿瘤等，常与浙贝母、玄参等配伍，方用消瘰丸。用于治疗气滞血瘀导致的癥瘕积聚，常与鳖甲、丹参、莪术等同用。

（四）治酸药物

煅牡蛎有制酸止痛作用，可用来治疗胃痛泛酸，与海螵蛸、浙贝母共研为细末，内服取效。

煅龙骨、煅牡蛎具有收敛固涩作用，通过不同配伍可治疗自汗、盗汗、遗精、滑精、尿频、遗尿、崩漏、带下等滑脱之证。治疗自汗、盗汗，常与麻黄根、浮小麦等同用，用牡蛎散；治疗肾虚遗精、滑精，常与沙苑子、芡实等配伍，用金锁固精丸；治疗尿频、遗尿可与桑螵蛸、金樱子、益智仁等同用；治疗崩漏、带下证，又常与海螵蛸、山茱萸、山药等配伍。

龙骨、牡蛎作为对药均归属于肝肾二经，均有收敛、固涩之功效，相须为用，临床可治疗惊悸、失眠、汗证、脱证、遗精、遗尿、崩漏等疾病。两药煅用后其收敛固涩作用加强。生牡蛎能上攻下敛，可治水不涵木，阴虚阳亢之眩晕，临床应用时视病情选择生、煅牡蛎。

第六节　黄芪的临床应用

编者跟随李老抄方时，发现李老善用黄芪，遣方用药时，扶助正气用黄芪，攻补兼施用黄芪，一味黄芪在李老的灵活化裁下，身兼数职，疗效出众。在此结合李老用药经验总结黄芪的临床应用。

（一）益气固表

患者近年来年高体衰，反复感冒，症见鼻塞流清涕，微恶风，咳嗽，头沉，舌淡，苔白，脉浮细。李老辨证为卫气虚弱，卫外失固。治法为益气固表。处方为生黄芪15g、党参10g、防风10g、白术10g、荆芥6g、淡豆豉6g、紫苏叶3g。服3剂，邪去正复而痊愈。

（二）益气摄血

患者平日月经过多，甚至1个月两行，现症见心慌心悸，面色苍白，睡不安寐，精神萎靡，迁延数月，就诊时正值月经来潮，舌淡，苔薄白，脉沉细。李老辨证为气虚血不归经，经血妄行。治法为益气摄血。方用归脾汤化裁。处方为炙黄芪30g、党参10g、白术10g、当归10g、炙甘草10g、茯神15g、远志10g、炒酸枣仁15g、木香6g、大枣5枚。服用3剂后经量明显减少，再服3剂，经期结束。

（三）益气通络

患者有糖尿病病史，因工作紧张劳累，次日晨起突然右侧肢体麻木不遂，神志尚清，言语不清晰，来急诊就诊时诊断为脑梗死，给予输液、抗凝、扩血管处理，对症治疗后就诊中医，现症见舌黯红，苔薄白，脉弦细。李老辨证为气虚血瘀。方用补阳还五汤加减。处方为生黄芪30g、当归10g、赤芍15g、川芎10g、桃仁10g、红花10g、地龙10g、怀牛膝15g、天麻10g、钩藤15g、杜仲15g。服药2周后，配合针灸治疗，肢体逐步恢复，1个月后活动正常。

（四）补益脾肺

患者每年反复咳嗽数月，冬季尤甚，活动后气喘。西医诊断为慢性支气管炎，症见痰多色白，不易咯出，气短乏力，口干，食欲不振，舌淡胖，苔白腻，脉沉细。李老辨证为脾肺两虚。治法为补益肺脾，泻肺止咳平喘。方以补肺汤化裁。处方为炙黄芪20g、党参15g、五味子10g、炙桑白皮15g、地骨皮10g、炙甘草6g、陈皮10g、法半夏10g、桔梗10g、茯苓15g、浙贝母15g、北沙参10g。连续服用2周，咳嗽减少。

（五）益气敛汗

患者2个月以来于夜间醒后全身出汗，衣被潮湿，汗后身凉，口干，白天轻微活动后亦出汗，舌胖大嫩红，苔薄白少津，脉沉细。李老辨证为肝肾气阴两伤，腠理失固。治宜益气养阴敛汗。方用牡蛎散、知柏地黄丸加减。处方为知母

15g、黄柏 10g、生地黄 15g、熟地黄 15g、山茱萸 10g、茯苓 10g、炒山药 15g、牡丹皮 10g、泽泻 10g、生黄芪 30g、煅牡蛎 30g、麻黄根 15g、浮小麦 30g。服药 3 剂后汗出减少，坚持服药 2 周后汗止而痊愈。

（六）益气止渴

患者有 3 年糖尿病病史，开始时出现口渴、尿频、饥饿症状，经口服西药降糖药治疗，血糖基本正常，但症状未见好转，拟配合中药治疗。患者现症见舌胖淡红，苔薄白见裂纹，脉沉细。李老辨证为脾气虚、肾阴虚、津液不足。治宜益气生津止渴。处方为生黄芪 30g、炒山药 15g、生地黄 15g、熟地黄 15g、山茱萸 10g、天花粉 30g、北沙参 10g、玉竹 10g、乌梅 10g。患者连续治疗 1 个月，症状明显好转。

（七）益气固脱

老年女性患者，妇科手术后遗留肛门松弛，自觉肛门处经常有下坠感，腹胀，大便不爽变细，检查便常规、肠镜未见异常，外科诊断为脱肛。患者现症见舌淡胖大有齿痕，苔薄白，脉沉细。辨证为气虚下陷。治宜益气升举固脱。方剂以补中益气汤加减。处方为炙黄芪 60g、升麻 10g、北柴胡 10g、党参 15g、当归 15g、生白术 30g、炙甘草 10g、陈皮 10g、木香 10g。服药 1 个月后松弛下坠感明显减轻。

在气虚引起的相关病证中多应用黄芪，黄芪有固表、摄血、通络、敛汗、止渴、固脱等作用，推而广之，凡气虚之证皆可用黄芪，如治疗水肿、瘀血、疮疡等。临床使用时应注意黄芪有生用、炙用之别，生黄芪多用于升提固表，炙黄芪多用于补气入里。

第七节　莪术的临床应用

李老临床治疗消化系统疾病时常用到中药莪术，每收良效。在此分析李老临床应用莪术之经验。

莪术具有破气、行血、化瘀之功效，多与三棱配伍应用，但即便治疗癥瘕积聚之病时，用量也很轻微，唯恐其伤正。李老临床治疗消化系统疾病时莪术用量一般在 10g 以内。尤其是治疗肝胃之病，每每应用，疗效确切。这一疑惑存在于编者脑中已久，复习《本草备要》时恍然觉悟，书中对莪术论述如下："莪术辛苦气温，入肝经血分。破气中之血，化瘀通经，开胃化食，解毒止痛，治心腹诸痛……虽为泄剂，亦能益气。"可见莪术特点是通肝经聚血，解毒止痛，治疗肝胃之病。经过准确辨证，因人、因病而异，方中适量加入莪术，无论是缓解症状，还是调节脏腑功能，均可收效。对于莪术"虽为泄剂，亦能益气"之论，应理解为莪术之泄并非为泄下，而是疏泄、运通的意思。所谓"益气"也不一定就是指补气。原因主要有以下三点。

（1）莪术虽为破气化瘀之品，但辛苦气温并不峻猛。脾胃为气血生化之源，莪术既然能开胃化食，就有助于脾胃功能的恢复，就可以为人体正气的恢复创造条件。所以，"益气"即有益于正气恢复之意。

（2）莪术能破"气中之血"。气为血之帅，气行则血行，气滞则血瘀。所谓"气中之血"即气滞血瘀，莪术攻逐的是滞气，消泺的是瘀血，促进气血按正常规律周而复始运行，也起到了"益气"的作用。

（3）莪术"治心腹诸痛"。"痛者不通，通者不痛"，肝胃之病，多癥瘕积聚，诸如此类，均可导致心腹疼痛。莪术能益气疏郁，其痛自缓。

综上所述，恐莪术药性猛烈，损伤正气，而不敢贸然用之的顾虑，是完全没有必要的。莪术用量需要根据病情的轻重缓急和患者的体质强弱来决定。另外李老在临床中常常将莪术与黄芪同用，黄芪能补五脏之虚，莪术善于行气、破瘀、消积。二者合用能益气化瘀。如胃气虚衰、瘀阻作痛者，用莪术 6~10g，黄芪15~30g，因症制宜，用于治疗萎缩性胃炎、消化性溃疡、肝炎、胰腺炎等，均可改善病灶血液循环和新陈代谢，促使溃疡和炎性病灶消失。

临证之难"首在于识证"，若证候不准，何以立法。而治疗之难则在于"辨药"，虽立法有据，但识药不清，又何以取效。故"辨药"是临床辨证论治的重要一环。莪术一药，多以破气活血化瘀论之，然对于其脾胃之功用，言"益气"编者仍难认同。但王好古在《汤液本草》中提出莪术"色黑，破气中之血，入气药发诸香，虽为泄剂，亦能益气，故治气短不能接续"。至于莪术"益气"之机制，非以补为主，而是通过疏泄达到益气的目的。

莪术、郁金、姜黄三药均为活血化瘀之品，三者之区别，可参考李时珍在《本草纲目》中的论述"郁金入心，专治血分之病，姜黄入脾，兼治血中之气，莪术入肝，治气中之血"。故临床应用莪术，一般不作为君药，用量宜在 10g 以内，治疗虚证时亦需配合补气之品。

医案篇

第四章　心系病

第一节　心悸

一、心脾两虚，气滞湿阻

葛某某，女，62 岁。

【初诊】2014 年 3 月 19 日。

【主诉】阵发心慌 1 个月，加重 1 周。

【病史】患者 1 个月以来间断出现心慌，乏力，伴失眠，手颤，劳累、紧张时加重，无胸痛，伴胸闷，咽有痰感，口渴恶心，胃胀食欲缺乏，入睡难，大便每日 1~2 次，小便正常。自服丹参片无减轻。既往有乳腺癌术后 9 年、高血压病史。舌淡胖，有齿痕，苔白厚，脉沉细数。

【中医诊断】心悸。证属心脾两虚，气滞湿阻。

【西医诊断】窦性心动过速。

【治法】补益心脾，理气化湿。

【处方】太子参 15g、麦冬 10g、五味子 10g、合欢皮 15g、煅龙齿（先煎）30g、煅龙骨（先煎）30g、合欢花 15g、酸枣仁 15g、柏子仁 20g、远志 10g、茯神 15g、知母 15g、生山药 15g、苍术 10g、炙黄芪 15g、芡实 10g、炙甘草 6g、竹茹 15g、陈皮 10g、法半夏 10g、焦槟榔 10g、厚朴 15g、莪术 10g、白芍 15g。14 剂，水煎服，每日 2 次。

【二诊】2014 年 4 月 2 日。患者自诉心悸消失，入睡好转，无手颤，无恶心，二便正常，口干口苦，尿热，手脚心热，舌红，舌苔薄，脉滑细。处方为前方减去焦槟榔、厚朴、莪术、白芍；加入地骨皮 15g、白薇 15g、黄柏 15g、龙胆草 10g、赤小豆 15g。14 剂，水煎服，每日 2 次。

【体会】患者为老年女性，有乳腺癌、高血压病史多年。紧张劳累时出现心动过速，无胸痛，查心电图正常，无器质性疾病。但伴有乏力，手颤，咽有痰感，口渴恶心，胃胀食欲缺乏，入睡难，大便每日 1~2 次。该病例的特点是既有气虚，又有气滞，病位在心、脾、肝。治疗此患者的心悸，以生脉散加黄芪补益心脾，益气养阴，龙齿、龙骨重镇收敛心气，加酸枣仁、柏子仁、远志养血安神定悸为臣药，同时加入疏肝理气药物如合欢皮、合欢花、白芍、厚朴、槟榔、健脾化湿药物如苍术、茯苓、陈皮、法半夏、芡实。第1次复诊时诉心悸好转，但患者阴虚内热炽盛，需进一步加强清上焦虚热之力，服药后心悸未再发作，睡眠改善，无恶心情况。本案的处方用药特点是补气与理气兼施，在滋补心脾气虚的同时加强疏肝健脾、养阴清热之力，防止过补导致气滞，"气有余便是火"，对于心悸采用补心、健脾、疏肝，起到安神定悸之意。

【李老点评】本案为心脾两虚引起的心悸一病。患者既往有乳腺癌手术及高血压病史，故气阴不足、肝气郁滞。以生脉散合重镇安神药物，兼用健脾化痰清热之品取效。其中应用的合欢花、合欢皮对失眠甚有效果。古人谓"合欢蠲忿，萱草忘忧"。合欢可入心、肝二经而解郁安神，对抑郁症及失眠等疾病均能起到较好的作用。

二、气阴两虚，心肾不交

陈某某，男，80岁。

【初诊】2014年5月21日。

【主诉】心悸1周。

【病史】患者持续发作心悸1周，自诉乏力气短，伴头晕，尿频，腰酸，多汗，心烦失眠，早醒，口干夜甚，无胸痛，纳可，大便偏干。既往有冠状动脉粥样硬化性心脏病、阵发性心房颤动病史。舌质红，苔薄白干，少津，脉沉细结代。心电图显示房性期前收缩。

【中医诊断】心悸。证属气阴两虚，心肾不交。

【西医诊断】房性期前收缩。

【治法】益气养阴，交通心肾。

【处方】太子参15g、麦冬10g、五味子10g、甘松10g、黄连10g、煅牡蛎20g、浮小麦30g、白芍20g、煅龙骨30g（先煎）、煅龙齿（先煎）30g、知母15g、黄柏10g、生地黄20g、山茱萸10g、牡丹皮10g、北沙参10g、泽泻15g、天花粉15g、女贞子10g、墨旱莲10g、炙甘草10g、玄参10g、阿胶珠20g。14剂，水煎服，每日2次。

【二诊】2014年6月4日。患者自诉心慌减轻，偶有期前收缩，睡眠明显好转，无头晕胸闷，二便通畅，夜梦多，舌淡红，舌苔薄干，脉沉细。处方为前方去北沙参、黄柏，加入百合15g。14剂，水煎服，每日2次。

【体会】患者持续发作心悸，伴头晕、乏力多汗、口干尿频、心烦失眠，辨证以肝肾阴虚为本，导致心肾水火既济失调，心肾不交。患者年老久病之体，心悸发作以虚证多见，并无外因，可经常心悸，胸闷不舒，甚至诱发心痛，辨证要分心阴虚、心阳虚，患者目前无心功能不全的心力衰竭表现，更无胸痛等气滞血瘀的表现，而是以心肝肾气阴亏虚为本，综合舌脉，无痰瘀、阳虚之证，故患者以益气滋阴扶正为主，全方以生脉散、知柏地黄汤、二至丸加减防止阴虚相火妄动，虚火扰心，配合重镇安神、滋阴安神、清心安神药物，观李老临证用药未用理气化痰、活血散结药物，但很快获得良效。通过此病例体会到临床治疗老年心悸应以扶正固本为首务，避免重用理气祛痰及活血散结药物加重气阴亏虚。

【李老点评】本案为心肾不交导致的心悸。患者年已八十，肾气已衰，观其脉症，心悸、头晕、乏力、多汗乃心气亏虚，腰酸、心烦、失眠、口干、夜尿频乃肾阴不足，虚火上扰心神。以生脉散补气阴，合地黄汤滋肾阴而获效。本案心悸有虚火内扰虚热之象，故在益气养阴的同时选用知母、黄柏清相火，用天花粉、沙参清热生津。二至丸是治疗眩晕、腰酸、失眠多梦之妙药，加减化裁，能标本兼治而显效。对老年患者针对肾气亏虚之本证治疗，是临床经验之一。

三、心脾不足，痰瘀阻滞

魏某某，男，62岁。

【初诊】2014年4月22日。

【主诉】心悸喘憋1年，加重2周。

【病史】患者1年来间断出现活动后心慌，气喘胸憋，头晕，腹胀满，无胸痛，伴四肢有畏寒感，口干，下肢浮肿，夜尿频，夜间能平卧，食欲缺乏，大便2天1次。既往心律不齐（期前收缩、心房颤动）。舌质紫黯，苔白厚，脉沉细数结代。外院曾做心电图示心律不齐。心脏彩超示心脏扩大，射血分数31.5%。腹部B超示肝脾肿大。

【中医诊断】心悸。证属心脾不足，痰瘀阻滞。

【西医诊断】心源性肝硬化，慢性心功能不全。

【治法】补益心脾，活血化湿。

【处方】党参15g、麦冬10g、五味子10g、丹参10g、煅龙齿（先煎）30g、煅龙骨（先煎）30g、合欢花15g、桃仁15g、红花20g、水红花子15g、鳖甲15g、三七（分冲）3g、桂枝10g、红景天20g、茯苓10g、猪苓6g、车前子30g、炒白术15g、炒山药20g、大腹皮15g、姜厚朴15g、焦槟榔15g、枳壳15g、炙甘草10g。14剂，水煎服，每日2次。

【二诊】2014年5月13日。患者自诉心悸明显缓解，下肢浮肿、腹胀减轻，仍气短胸闷，乏力头晕，大便正常，夜尿减少，仍食欲缺乏，畏寒，舌淡黯，舌苔白厚腻，脉沉细弱。处方为前方减去枳壳，加入砂仁（后下）10g、白豆蔻（后下）10g、炒鸡内金10g、薤白20g、草果10g、紫苏梗10g。14剂，水煎服，每日 2 次。

【体会】针对心功能不全引起的心悸、喘憋、腹胀等危重病的治法，李老的治疗思路是以改善机体循环功能，恢复心脾阳气为根本，临证具体灵活应用补气养阴、健脾理气、活血化瘀、化湿利水等方法。以生脉散、桂枝甘草龙骨牡蛎汤、苓桂术甘汤加味补益心脾，安神定悸平喘。同时加用活血化瘀散结药物如三七、红景天、丹参、薤白、桃仁、红花、水红花子、鳖甲等；理气健脾化湿药物如姜厚朴、紫苏梗、槟榔、枳壳、草果等。针对患者心脏扩大，慢性心源性浮肿，佐以利水化湿药物如车前子、大腹皮、猪苓、茯苓以利尿，减轻心脏负担。第 1 次复诊时诉心悸缓解，浮肿腹胀减轻，但舌苔仍白厚偏腻，进一步加用芳香理气化湿、健脾助运药物如紫苏梗、砂仁、白豆蔻、鸡内金、草果等。服药后心悸未再发作，腹胀改善，病情稳定。治疗心源性危急重症的遣方用药特点是保护后天之本，补心气、健脾运、保后天，兼以活血化瘀、化湿利尿方法治标。

【李老点评】本案为心悸喘憋之重症，"体会"中对本案病机及理法方药的分析都十分妥帖。治疗以补益心脾为主，兼加活血利水、健脾和胃、燥湿，调配适当，标本兼治。对慢性重症患者辨病时应分清标本，辨明虚实，坚持以治本为主，根据脉症适当治标，方能收效。

四、心气不足，气滞血瘀

岳某某，女，59 岁。

【初诊】2014 年 3 月 12 日。

【主诉】阵发胸闷心慌 1 年，加重 1 个月。

【病史】患者 1 年来间断出现心慌，胸闷气短，劳累、紧张时易发，无胸痛。春节期间因为阵发性心房颤动、心房扑动，经心脏电除颤治疗后病情缓解，但晨起心率为每分钟 50 次，伴心中不适，乏力，手心热，阵阵汗出，两胁胀满，呃逆则舒，双下肢轻度浮肿，眠差，入睡难，二便正常。既往有心功能不全、心律不齐（阵发性心房颤动）、胆结石病史。舌质黯红胖大，苔薄腻，脉沉细。曾在外院做心电图示心房颤动。

【中医诊断】心悸。证属心气不足，气滞血瘀。

【西医诊断】心律不齐。

【治法】补益心气，理气活血，安神定悸。

【处方】党参 15g、麦冬 10g、五味子 10g、黄连 10g、煅龙齿（先煎）30g、煅龙骨（先煎）30g、甘松 15g、酸枣仁 15g、柏子仁 20g、夜交藤 15g、远志 5g、磁石（先煎）30g、莪术 10g、厚朴 20g、枳壳 10g、焦槟榔 6g、炙黄芪 6g、红景天 15g、炙甘草 15g、炒鸡内金 10g、车前子 15g、猪苓 10g、浮小麦 15g、白芍

10g。14剂，水煎服，每日2次。

【二诊】2014年3月26日。患者自诉晨起心悸、呃逆消失，出汗减少，但睡眠不实，身热手心热，腿软乏力，后背小腿有发凉感，二便正常，舌质黯红胖大，苔薄白，脉沉细。处方为前方减去黄连、甘松，加入川楝子6g、延胡索10g、桂枝10g、桑寄生15g、杜仲15g、地骨皮15g。14剂，水煎服，每日2次。

【三诊】2014年4月9日。患者自诉心悸、睡眠好转，腿肿消失，出汗减少，手心热减轻，腿软乏力，耳鸣眼花，二便正常，舌质红，苔薄干，脉沉细。处方为前方减去莪术、槟榔、延胡索、川楝子、桂枝，加入枸杞子10g、苍耳子10g、黄精15g。14剂，水煎服，每日2次。

【体会】针对心悸，滋补心肾、益气养阴是李老的治疗大法，治疗此患者的特色是在处方中融入理气化湿的药物，通过疏肝健脾，理气化湿，加强了心肾的气化功能，更能消导利尿促进身体的新陈代谢，改善患者的心功能，使得心气传导正常。方中以生脉散、桂枝甘草龙骨牡蛎汤配伍补气活血、安神定悸药物为基础方，酌加入厚朴、槟榔、枳壳、鸡内金理气消导，延胡索、川楝子疏肝理气，白芍柔肝养阴，桂枝、车前子、猪苓利水化湿，用来改善机体气化功能，减轻心脏负荷。针对患者心肾不交出现的燥热汗出、手心热、腰酸乏力、耳鸣眼花的临床表现，李老进一步加强滋补肝肾、养阴清热安神之功，服药后，心悸未再发作，睡眠改善，无胁胀、浮肿情况，病情日趋稳定。思考患者的治疗过程，李老的遣方用药特点是在益气养阴治本的同时，兼以理气化湿、调肝健脾，促进机体气化功能恢复，祛除体内痰瘀、水湿。

【李老点评】本案为心肾气虚所致的心悸证，以生脉散合桂枝甘草龙骨牡蛎汤加减获效。理法方药分析皆针对基本病机，特别是对肾主气化的论述，在益气养阴的同时，加入益肾理气化湿之剂，这是本案分析的一大亮点。所谓"膀胱者，州都之官，津液藏焉，气化则能出矣"，将肾同膀胱对水液代谢影响及功能的主导作用进行了高度的概括，其主要作用为"肾主气化"，故肾气不足，肾之气化不利，会影响清浊相干出现水肿之症。本案加入黄芪、桂枝、车前子、猪苓等药，具有益气利水促其气化的作用。

五、心气不足，脾肾失养

王某某，女，41岁。

【初诊】2013年1月9日。

【主诉】阵发心慌2个月余，加重1周。

【病史】患者劳累、紧张后发作心悸，入睡困难，多梦盗汗，易惊醒，半夜醒后难以入睡，伴头晕，乏力，平素胃脘嘈杂，反酸恶心，大便偏干，月经后期。既往有十二指肠溃疡、煤气中毒病史。舌胖大质黯红，苔薄白，脉沉细数。

【中医诊断】心悸。证属心气不足，脾肾失养。

【西医诊断】心律不齐，神经衰弱。

【治法】益气养阴，健脾益肾。

【处方】太子参15g、麦冬12g、五味子10g、甘松10g、炒酸枣仁20g、合欢花15g、夜交藤15g、磁石（先煎）30g、苦参15g、煅龙齿（先煎）30g、煅龙骨（先煎）30g、茯神15g、柏子仁20g、黄连10g、合欢花10g、炙甘草6g、炙黄芪15g、红景天10g、莪术10g、煅瓦楞子10g、厚朴15g、焦槟榔10g、清半夏15g、延胡索30g、浮小麦30g。14剂，水煎服，每日2次。

【二诊】2013年1月23日。自诉心慌明显好转，多梦减少，无头晕恶心，大便通畅，仍盗汗，乏力，口干口苦，舌黯红，舌苔薄干，脉沉细。处方为前方减去柏子仁、炒酸枣仁，加入栀子10g、青黛（包煎）10g、紫草10g。14剂，水煎服，每日2次。

【三诊】2013年2月6日。自诉心慌未发作，睡眠好转，无胃酸恶心，大便通畅，出汗乏力减轻，舌黯红，舌苔薄白，脉沉细。处方为前方减去甘松、苦参，加入黄芪20g。7剂，水煎服，每日2次。

【体会】患者心悸的形成与心气不足相关。《济生方》中说"心者君主之官，神明出焉；胆者中正之官，决断出焉，心气安逸，胆气不怯"。患者平素心虚胆怯，曾受到过惊吓，惊则气乱，心神不自主，发为心悸。心不藏神，心中惕惕，易惊醒，少寐多梦，患者平素病情较轻时，时发时止，严重时怔忡不宁，心慌神乱，不能自主。李老治法为补气养阴健脾益肾。组方的巧妙之处在于益气养阴活血，药用太子参、麦冬、五味子、黄芪、甘松、炙甘草、红景天、莪术等。养心安神用柏子仁、炒酸枣仁，清心安神用黄连、苦参。同时配合镇潜宁神药，用合欢花、夜交藤、煅龙齿、煅龙骨。

【李老点评】本案治疗心悸失眠，以益气养阴、健脾益肾和胃而收效。"心为君主之官，神明出焉"，而且"胃不和则卧不安"，故治宜补益心阴、健脾和胃，神定寐安。"体会"中谈及心虚胆怯之人容易患此证，确为心血不足所致，需调补心脾、宁心安神为法。

六、心脾气虚，气滞血瘀

许某某，男，67岁。

【初诊】2014年2月26日。

【主诉】阵发心慌1年，加重1周。

【病史】患者1年来劳累、紧张后间断出现心慌，伴乏力，气短，胸咽堵闷不舒，有痰不易咯出，无胸痛，近 1 周来心悸频繁发作，伴失眠早醒，胃脘胀痛反酸，二便正常。自服心可舒片无减轻。既往有阵发性心房颤动病史。舌质淡黯有齿痕，苔黄腻，脉沉细结代。心电图显示快速型持续心房颤动，伴长的 R-R 间歇，偶发室性期前收缩。

【中医诊断】心悸。证属心脾气虚，气滞血瘀。

【西医诊断】心律不齐。

【治法】补益心脾，理气活血。

【处方】太子参 15g、麦冬 10g、五味子 10g、黄连 10g、甘松 10g、苦参 6g、丹参 10g、炙甘草 10g、桃仁 10g、煅龙骨（先煎）30g、煅牡蛎（先煎）30g、合欢花 15g、酸枣仁 30g、柏子仁 30g、合欢皮 15g、茯神 15g、三七粉（冲服）3g、薤白 20g、炙黄芪 15g、红景天 10g、紫苏梗 15g、煅瓦楞子 15g、川厚朴 15g、清半夏 10g、焦槟榔 15g。14 剂，水煎服，每日 2 次。

【二诊】2014 年 3 月 12 日。患者自诉心悸明显减少，睡眠好转，无反酸，无胸闷，大便稀不成形，食欲缺乏，胃胀，舌淡黯，舌苔薄白腻，脉沉细。处方为前方减去苦参、桃仁，加入炒白术 15g。14 剂，水煎服，每日 2 次。

【体会】本案治疗心悸以生脉散为基础方益气养阴，此外加强补气活血之力，用炙黄芪、甘松补心脾，用红景天、丹参、桃仁、三七改善心肌供血，促使血液循环恢复正常，减轻胸闷、气短、乏力症状。李老针对心脏传导功能紊乱导致的心律不齐，除了用益气活血法外，还用健脾理气、清心化浊攻邪法治疗。李老常用苦参、黄连、合欢花清心降火、燥湿祛邪，用桂枝甘草龙骨牡蛎汤收敛心气，沉降固摄心神。同时巧妙应用半夏厚朴汤理气散结、健脾化痰、定心悸、除胃胀，一举多得，同时以薤白温通宣畅上焦气机，焦槟榔理气助运，开畅中焦气滞。全方以降逆收敛心气为主，能改善心脏传导功能，避免传导通路上异常起搏点的干扰，使心律间歇逐渐减少。半个月后复诊时心悸明显减少，胃胀好转，大便稀，故进一步加强健脾化湿助运之功，用炒白术，减去苦寒之桃仁、苦参。服药后心悸未再发作，睡眠改善，无胃胀情况，病情稳定。李老遣方用药以补气活血为基础，理气通降兼以清心化浊为特色。

【李老点评】本案为心脾不足、痰浊内阻引起的心律不齐。方用生脉散加减补益心气，酌加健脾和胃、活血化痰之药。其脉沉细结代，舌质淡黯，心悸气短，故以心气虚衰为主，以生脉散加黄芪、红景天补益心气，但胸脘痞闷，有痰不易咯出，舌苔黄腻乃痰浊为患，苔黄、心率快为邪气化热之变，故加入川黄连、苦参等清热祛火安神之药，是寒温并用、补泻并举，从而取得较好效果。

七、气阴不足，痰瘀阻脉

刘某某，女，53岁。

【初诊】2014年4月30日。

【主诉】阵发心悸2周。

【病史】患者2周前劳累后间断发作心悸，伴喘憋胸闷，喉中痰鸣有声，后背痛，夜间发作明显，无胸痛，手麻胀痛，多汗，轻度头晕、耳鸣，自觉乏力，双腿沉重，平素有胃胀、胃灼热，失眠多梦，二便正常。既往有阵发室性期前收缩病史。舌胖大，质黯淡，苔白腻，脉细结代。心电图示室性期前收缩，R-R间期延长。

【中医诊断】心悸。证属气阴不足，痰瘀阻脉。

【西医诊断】心律失常，室性期前收缩，冠状动脉粥样硬化性心脏病。

【治法】益气养阴，化痰活血。

【处方】太子参15g、麦冬12g、五味子10g、煅龙骨（先煎）30g、炒酸枣仁30g、合欢花15g、夜交藤15g、枳壳30g、炙甘草10g、煅牡蛎（先煎）30g、生黄芪15g、红景天15g、柏子仁30g、枸杞子15g、苍耳子10g、陈皮10g、法半夏10g、浙贝母15g、射干10g、炒苍术10g、煅瓦楞子15g、白芍15g。14剂，水煎服，每日2次。

【二诊】2014年5月14日。患者自诉心悸喘憋减轻，痰鸣减少，但仍有活动后期前收缩，胸闷头晕，后背沉，耳鸣，腰酸腿软，胃灼热，大便欠畅，夜梦多，舌尖红，质黯，苔薄白，脉结代。处方为前方去夜交藤、白芍、枳壳、陈皮、半夏、浙贝母、射干，加阿胶珠（烊化）10g、茯神10g、黄连10g、甘松10g、薤白10g、紫苏梗10g、葛根15g、狗脊15g、桑寄生15g、炒杜仲15g。14剂，水煎服，每日2次。

【三诊】2014年5月28日。患者自诉服药后心悸缓解，室性期前收缩未发作，耳鸣减轻，无头晕胸闷，乏力多梦、腰酸腿软减轻，仍胃胀，大便不畅，舌淡黯，苔薄白，脉沉细。处方为前方去黄连、桑寄生、炒杜仲，加川厚朴10g、香附10g、焦槟榔10g、木香10g。14剂，水煎服，每日2次。

【体会】对于心悸的治疗，李老往往参照西医检查结果做出明确西医诊断。此案患者每于劳累、紧张后诱发心悸、背痛，心电图示室性期前收缩，伴R-R间期延长。结合临床症状及心电图表现，西医诊断为冠状动脉粥样硬化性心脏病、心律失常、室性期前收缩。李老认为心律失常常见的辨证为心虚胆怯、心气不足、心血亏虚、肝肾阴虚、脾肾阳虚、痰湿阻滞、肝郁气滞、血脉瘀阻、风热外袭这九种病证。本案根据患者胸闷、痰多、胃胀、眩晕等临床症状及舌脉表现，中医辨证为气阴不足，痰瘀阻脉。患者心悸夜间发作明显，伴乏力、多汗、失眠、腰酸腿软、头晕耳鸣，此为气阴不足，肝肾亏虚的特点。初诊辨证为气阴不足，痰瘀阻滞，治法以生脉散加黄芪、红景天益气养心为主，兼以理气、化痰、活血、安神诸法并治，因患者素有胃疾，故以煅瓦楞子、白芍平肝和胃。李老初诊并未使用心悸常用的黄连、甘松、薤白、紫苏梗之药组，当痰瘀之邪盛而心气虚不明显时，治疗当以化痰活血为先，调理脾胃、安神养心次之，体现了祛邪以扶正的治疗思路。二诊时痰浊已去，阴虚气滞明显，则以黄连阿胶汤清心活血，滋阴补肾，同时加强理气和胃之力。三诊时为防止补而不滞，气血壅滞，加厚朴、香附、木香、槟榔理气，助胃肠运化功能的恢复，使气血得以通畅、心脉得养，恢复正常节律。

【李老点评】本案患者以心悸为主诉，辨证为气阴两虚，痰瘀阻滞证，先以生脉饮加黄芪、红景天等益气养心，又以二陈汤加苍术化痰祛湿，继以黄连、阿胶、甘松、薤白等清心滋阴，用桑寄生、枸杞子等平补肾阴，故痰浊去而心神安，心悸之症得以缓解，"体会"中对该病的病因病机及治疗过程分析得十分到位，并能抓住病机重点提出施治原则，可供临床参考。

八、心肾两虚

赵某某，男，67 岁。

【初诊】2013 年 4 月 23 日。

【主诉】心悸间断发作 13 年，加重 1 个月。

【病史】患者近 13 年来间断发作心悸，伴活动后气短，近 1 个月以来心悸发作频繁，时口干，腹胀耳鸣，左侧头痛阵作，睡眠差，多梦，大便不成形，每日 1 次。冠状动脉粥样硬化性心脏病支架术后 2 年。舌质红，舌苔厚腻，脉略弱。动态心电图示阵发性心房颤动，室性期前收缩二联律。

【中医诊断】心悸。证属心肾两虚。

【西医诊断】心律失常，心房颤动，室性期前收缩，冠状动脉粥样硬化性心脏病。

【治法】补益心肾。

【处方】太子参 15g、麦冬 10g、五味子 10g、甘松 10g、黄连 6g、合欢花 15g、生地黄 15g、牡丹皮 15g、泽泻 10g、炒山药 15g、茯苓 20g、白蒺藜 15g、煅龙齿（先煎）20g、煅龙骨（先煎）20g、桑寄生 15g、炒杜仲 15g、女贞子 15g、墨旱莲 15g、知母 10g、炙甘草 10g。14 剂，水煎服，每日 2 次。

【二诊】2013 年 5 月 7 日。患者自诉心悸、乏力感缓解明显，左侧头痛基本消失，仍睡眠差，醒后不易再入睡，大便溏，每日 1~2 次，舌质淡红，舌苔白，脉沉。处方为太子参 15g、麦冬 10g、五味子 10g、甘松 10g、黄连 6g、合欢花 15g、生地黄 15g、牡丹皮 15g、泽泻 10g、炒山药 15g、茯苓 20g、白蒺藜 15g、煅龙齿（先煎）20g、煅龙骨（先煎）20g、桑寄生 15g、炒杜仲 15g、女贞子 15g、墨旱莲 15g、知母 10g、苦参 6g、补骨脂 10g、茯神 15g、炙甘草 10g。7 剂，水煎服，每日 2 次。

【三诊】2013 年 5 月 14 日。患者自诉极少发作心悸，乏力感缓解明显，偶有口干、耳鸣，睡眠好转，仍入睡难，阴部出汗，有湿痒感，矢气多，大便溏，每日 1~2 次，舌质淡胖，舌边有齿痕，舌苔白，脉沉。处方为前方去白蒺藜、知母，加炒白术 15g、黄柏 10g。14 剂，水煎服，每日 2 次。

【体会】本例患者心律失常病史较长，病位在心，但患者年龄较大，年老肾气不足，兼久病及肾，故表现为心肾不足证。李老在使用心律失常基本方的同时，根据患者在病证演变过程中出现的脾虚湿阻症状，及时调整治疗法则，兼顾健脾化湿改善中焦脾胃功能，为心气、心血提供生化之源。可见李老在临床辨证中重视后天之本，强调气血生化来源于脾，气血运行依赖于心，顾护心脾应贯穿于临床诊疗全过程。

【李老点评】本案之心悸从心肾两虚辨治，以生脉散合六味地黄汤及二至丸加减治之收效。对心悸之辨治，当辨析寒热虚实，但腑气之虚，却是其基本病因。如上文所言，重视顾护脾胃，培补后天之本，为心气、心血提供生化之源，这是在心病治疗中应该注意之处。

九、心气不足，兼有气郁

刘某某，女，62 岁。

【初诊】2018 年 12 月 18 日。

【主诉】心悸 1 个月。

【病史】患者 1 个月前突发心悸，活动后加重，餐后明显，胸闷，无心痛，纳可，偶反酸，呃逆，餐后脘胀，大便调，入睡难，心悸影响睡眠，白天精神差，口干，舌胖大质黯，苔薄白，脉沉细。有高血压病史，服药后血压控制平稳。心电图未见异常，心脏超声示二尖瓣反流，射血分数 60%。

【中医诊断】心悸。证属心气不足，兼有气郁。

【西医诊断】心律失常。

【治法】益气养心，安神止悸。

【处方】太子参 15g、麦冬 10g、五味子 10g、煅龙骨（先煎）20g、煅龙齿（先煎）20g、炒酸枣仁 15g、柏子仁 15g、远志 15g、茯神 15g、夜交藤 15g、磁石（先煎）30g、莪术 10g、煅瓦楞子 15g、姜厚朴 15g、炒枳壳 15g、干姜 10g、木香 10g、炒白芍 10g、炙甘草 10g。14 剂，水煎服，每日 2 次。

【二诊】2019 年 1 月 8 日。患者自诉服 14 剂药后病情减轻，又自行按前方服药 7 剂后来诊，诉心悸好转，但活动后易作，午后心悸伴胸骨后阵痛，休息后可缓解，失眠好转，纳可，偶反酸，胃灼热，恶寒凉，做钡餐造影（－），舌紫黯，舌下静脉瘀阻，苔薄白，脉沉细。处方为前方加延胡索 10g、葛根 15g、狗脊 15g、重用煅龙骨（先煎）30g、煅龙齿（先煎）30g。14 剂，水煎服，每日 2 次。

【体会】该患者病情涉及心胸脾胃多方面，不易着手。李老在诊治该患者时，辨证精准得当，治疗主次分明，终收良效。初诊，根据患者上述诸症并结合舌脉，辨证为心气不足，兼有气郁，治宜益气养心，安神止悸，李老用生脉散加味治之。用煅龙骨与煅龙齿稳心安神止心悸，此二味药为李老治疗心悸的常用药对；用炒酸枣仁、柏子仁、远志、茯神、何夜交藤、磁石诸多安神之品，既可安神志助睡眠，又能增强生脉散强心止悸之效；用莪术、煅瓦楞子、姜厚朴、炒枳壳、木香等理气和胃制酸，治疗胃脘不适。复诊时诉服药后病情减轻，心悸好转，午后心悸伴胸骨后阵痛，休息后可缓解，失眠好转，纳可，反酸好转。患者胸痛、心悸、卧不安乃因气机不畅，气结于胸所致，有气从胁下冲逆，上攻心胸导致胸骨后痛，即《金匮要略》中云"胸痹，心中痞，留气结在胸，胸满，胁下逆抢心"之理。治当理气通经止痛。故李老结合该患者病证在治疗上以生脉散为基础方兼加延胡索、葛根、狗脊，同时加重煅龙骨、煅龙齿用量，以稳心悸、止疼痛。纵观全方药理，可使气阴得补，胃气得和，夜卧即安，心胸气结得散，心悸自除，终获良效。

【李老点评】"心悸"之由来，有虚实之辨，虚者或因心气之虚，或因阴血衰少，致心神不能安居。实证多因痰浊壅滞，或因瘀血为患，致邪气扰心，导致心悸不安。心悸诊治的基本思路当从虚实两端辨治。本案辨证为心气不足之虚证心悸，故以益气养心，安神定悸治之收效。本案的"体会"对病机及方药分析得均很到位。说明心悸发生的病因病机及治法方药。此类患者在心悸的同时常伴有失眠，故在补益心气的同时加用安神之药。此外心气虚常致脾虚失运，故心悸常伴有胃脘不适，本案心脾同治可达悸定神安之效。

十、脾肾两虚，心神不宁

祝某某，男，44 岁。

【初诊】2018 年 12 月 26 日。

【主诉】心悸反复发作半年。

【病史】患者心悸反复发作，劳累后加重，入夜有紧张感，夜尿 3 次，睡眠不实，早醒，纳可，大便每日 3~4 次，大便溏，舌红，苔薄白，脉沉细。24 小时动态心电图示阵发性室性心动过速、室性期前收缩。

【中医诊断】心悸。证属脾肾两虚，心神不宁。

【西医诊断】心律失常。

【治法】益肾健脾，宁心安神。

【处方】太子参 15g、麦冬 15g、五味子 10g、甘松 10g、黄连 10g、合欢皮 15g、炒山药 20g、莪术 10g、煅龙骨（先煎）30g、炒酸枣仁 30g、磁石（先煎）30g、茯神 15g、煅龙齿（先煎）30g、柏子仁 30g、郁金 10g、炙甘草 10g、合欢花 15g、厚朴 15g、枳壳 15g、炒白术 15g、补骨脂 15g、芡实 15g、桑螵蛸 10g、益智仁 15g、沙苑子 15g、金樱子 15g。14 剂，水煎服，每日 2 次。

【二诊】2019 年 3 月 13 日。患者自诉心悸偶有发作，睡眠差，夜尿 2~3 次，口渴，纳食可，大便 1~2 次，成形便，近日易急躁，舌红，苔薄，脉细。处方为前方减枳壳、炒白术、补骨脂、芡实，加天花粉 15g、知母 15g、莲子心 6g。14 剂，水煎服，每日 2 次。

【体会】患者为中年男性，素体虚弱，平素工作劳累，脾肾不足，气血亏虚，心失所养，出现心悸；劳累后气血不足更甚，故症状明显；入夜后心气不足，心虚胆怯，故易紧张、睡眠不实；肾虚失于固摄故夜尿频；脾气虚，运化失司故大便溏，次数多。该患者之心悸辨证属脾肾两虚，心神不宁。故治疗以生脉饮合四君子汤加减。方中用生脉饮补心气以安神；用煅龙骨、磁石、茯神、煅龙齿镇惊安神定志；用甘松、黄连清心安神；用炒酸枣仁、柏子仁、合欢皮宁心安神；用炒山药、炒白术、补骨脂、芡实健脾益气以生血；用桑螵蛸、益智仁、沙苑子、金樱子补肾固阳缩尿；用枳壳、厚朴、郁金、合欢花、合欢皮理气解郁宁心安神；用炙甘草温补心阳。由于辨证准确，用药得当，服药后心悸明显好转。服药 14 剂后患者按原方取药，至 3 月份方来复诊。自述服药后心悸偶有发作，口渴、急躁。复诊时患者口渴明显，故加用天花粉 15g、知母 15g，急躁乃虚火内扰之证故加用莲子心 6g。心悸一证，其病位在心，与脾、肾、肝、肺均有关。《丹溪心法·惊悸怔忡》中提出心悸当"责之虚与痰"。该患者心悸属于脾肾两虚，心神不宁，由于脾不生血，心血不足，心神失养，肾阳亏虚，心阳失于温煦，发为心悸。故治法以健脾补肾、宁心安神为主，用药精准，取效甚速。

【李老点评】本案为脾肾两虚引起的心悸。该患者素体虚弱，加之劳累气血亏虚，肾阳、肾气不足心神失养导致心悸，伴失眠、夜尿频。以生脉饮合重镇安神之药，兼用益肾缩尿之药取效。本案分析甚为到位。方中合欢花与合欢皮同用对失眠症甚有效验。古人谓"合欢蠲怒，萱草忘忧"，合欢可入肝经解郁安神，对抑郁症及失眠均有很好的疗效。

十一、气虚血瘀，心神不宁

朱某某，女，57岁。

【初诊】2018年1月24日。

【主诉】阵发心慌2年余。

【病史】患者2年来间断发作心慌，入夜胸部有沉重感，平躺时咽部发堵，活动后气短，餐后腹胀，呃逆，腿酸软，纳食可，大便调，入睡困难，偶有头痛。既往有心动过缓、慢性胃炎病史。舌淡苔薄白，脉沉缓。

【中医诊断】心悸。证属气虚血瘀，心神不宁。

【西医诊断】心动过缓。

【治法】益气活血，宁心安神。

【处方】党参15g、白芍15g、丹参15g、甘松10g、黄精10g、黄连6g、薤白20g、郁金15g、炙甘草10g、炙黄芪30g、柏子仁15g、炒酸枣仁15g、红景天15g、合欢花15g、茯神15g、磁石（先煎）30g、旋覆花10g、煅代赭石15g、炒枳壳15g、木香5g、厚朴15g、代代花15g。14剂，水煎服，每日2次。

【二诊】2018年2月7日。患者自诉白天心慌发作减少，晚间仍较多，入夜胸部沉重感减轻，平躺时咽部发堵，餐后腹胀好转，呃逆减少，气短、腿酸软好转，纳食可，大便调，睡眠改善，偶伴头痛，舌淡红，舌薄，脉缓。处方为白芍15g、丹参15g、党参15g、甘松10g、黄精10g、黄连6g、薤白20g、郁金15g、炙甘草10g、炙黄芪30g、柏子仁15g、红景天15g、合欢花15g、茯神15g、磁石（先煎）30g、旋覆花（包煎）10g、煅代赭石（先煎）15g、炒枳壳15g、木香5g、厚朴15g、煅龙骨（先煎）20g、煅龙齿（先煎）20g。14剂，水煎服，每日2次。

【体会】心悸为临床多见症状，常因惊恐、劳累而发，时作时止，不发时如常人。病情较轻者为惊悸，若终日悸动，稍劳尤甚，全身情况差，病情较重者为怔忡。西医学心动过速、期前收缩等均可表现为心悸。此患者年过五十，平素体虚，心气不足，心失所养出现心慌；心气虚无以贯心脉而周行全身，故活动后气短；气虚不能鼓动血液运行，致心血瘀阻，入夜气虚血瘀更甚，故夜间自觉胸部有沉重感，平躺时咽部发堵；脾虚运化失常，故餐后腹胀，呃逆；心气不足，心神不宁，故入睡困难。既往动态心电图提示为心动过缓，诊断明确。本案根据患者夜间胸部有沉重感、活动后气短等临床症状及舌脉表现，辨证为气虚血瘀，心神不宁。治法以益气活血，宁心安神为主。方中以党参、黄芪、红景天益气养心；白芍、丹参养血活血；加甘松、黄连清心宁神；薤白、合欢花、郁金宽胸理气解郁。因患者素有胃疾，故以旋覆花、煅代赭石、炒枳壳、木香、厚朴、代代花平肝和胃理气。复诊时患者腹胀好转，减代代花，夜间心慌较多，加煅龙骨20g、煅龙齿20g以镇惊安神。由于辨证精准，用药得当，患者心律恢复正常，取效明显。

【李老点评】本案诊为"心悸"。心悸之由来，有虚实之辨。虚者或因心气不足，或因阴血衰少，致心神不能安居；实证多因痰浊壅滞，或因瘀血为患，致邪气扰心，均可引起心悸不安。本案病机辨为气虚血瘀，是虚实夹杂之候，故治以补气活血，宁心安神。对于心律失常的患者常用甘松治疗，因其味甘，性温，入心脾二经，有理气止痛、醒脾健胃之功效，甘松含有缬草酮，有抗心律不齐的作用。动物实验表明，甘松能减弱心脏收缩力，并有抗肾上腺和扩张末梢血管的作用。

十二、气阴不足，湿邪阻滞

何某，女，57岁。

【初诊】2018年9月5日。

【主诉】阵发心慌1周。

【病史】患者2018年8月30日突发心慌，查心电图无异常，服美托洛尔缓解。门诊查冠状动脉CT扫描示冠状动脉轻度硬化，未见明显狭窄。头颅CT无异常，心脏彩超无异常。来诊时诉阵发心慌，疲乏无力，纳食一般，大便每日3~4次、成形便，睡眠可，晨起口干喜饮。既往有干燥综合征病史。舌质黯，苔白略腻，脉细关弱。

【中医诊断】心悸。证属气阴不足，湿邪阻滞。

【西医诊断】心律不齐。

【治法】益气养阴，祛湿安神。

【处方】太子参15g、麦冬15g、五味子10g、煅龙齿（先煎）30g、煅龙骨（先煎）30g、合欢花15g、炒苍术10g、炙黄芪20g、红景天15g、炒山药20g、炒白术15g、莪术10g、白豆蔻（后下）10g、木香10g、玄参15g、枳壳15g、厚朴15g、天花粉15g、薏苡仁30g、知母15g、炙甘草10g。14剂，水煎服，每日2次。

【二诊】2018年9月19日。患者自诉心慌症状好转，疲乏改善，仍有口干渴喜饮，现眼干不明显，活动后气短，大便每日2次，纳可，舌红胖大，舌苔少。处方为太子参15g、麦冬15g、五味子10g、煅龙齿（先煎）30g、煅龙骨（先煎）30g、合欢花15g、玉竹15g、炙黄芪20g、红景天15g、炒山药20g、炒白术15g、莪术10g、石斛15g、木香10g、玄参15g、枳壳15g、厚朴15g、天花粉20g、黄精15g、知母15g、炙甘草10g。14剂，水煎服，每日2次。

【体会】患者为中老年女性，既往有干燥综合征病史，此病多见口眼等部位有干燥症状，多属阴虚范畴。此次发病伴有心慌，疲乏，口干喜饮，脉细关弱，为气阴不足之象，舌质黯，苔白略腻，为气虚湿邪阻滞之象。综观舌脉症，中医辨证为心悸，证属气阴不足，湿邪阻滞。因此李老针对气阴不足，以太子参、麦冬、五味子、炙黄芪，益气养阴。以煅龙齿、煅龙骨、合欢花宁心安神，以炒苍术、炒山药、炒白术、薏苡仁健脾祛湿，以白豆蔻、木香、枳壳、厚朴芳香理气化湿，患者舌质黯，考虑存在些许血瘀之象，以红景天益气活血，患者口干，此为燥邪伤阴，以玄参、天花粉、知母养阴清热润燥，最后以炙甘草调和诸药。复诊时患者湿邪阻滞之象好转，但阴虚明显，为气阴两虚证，自诉心慌症状缓解、疲劳改善，但仍有口干渴喜饮，现眼干不明显，活动后气短，因此李老在前方的基础上减去祛湿之薏苡仁、苍术、白豆蔻，增加天花粉至20g，加玉竹、石斛、黄精，以清热养阴生津。此心悸患者是因内伤，致气阴亏虚，湿邪阻滞，导致心失所养的病证，通过益气养阴祛湿治疗，取得了较好疗效。

【李老点评】本案患者以心悸、疲乏、口干渴就诊，观其舌脉，舌质黯，苔白略腻，脉细关弱。以心悸、疲乏辨证为心气虚，以口干、脉细辨证为阴虚，以苔白腻、关脉弱辨证为脾虚湿停，此案病因正如成无己所言，心悸之因，不越两种，一者气虚，二者饮停也，故宜用益气养阴，健脾化湿之法，服药后诸症渐愈。此案患者既往有干燥综合征，身体阴虚，辨证为气阴两虚，心失所养之心悸，脾气虚湿邪不化，湿阻气机，故初诊时在益气养阴的基础上加理气健脾化湿药，使邪去正安。心悸一证，多为虚证，但临床屡见虚实夹杂之证，在治疗时应把握好扶正与祛邪的关系，使心气得养，心神得安，心悸可除。

十三、气阴两虚，心神不宁

白某某，女，56岁。

【初诊】2019年3月5日。

【主诉】入夜心悸伴汗出1年。

【病史】患者入夜心悸，伴汗出多，上楼时气短，入睡难，早醒，白天精神差，潮热，纳可，大便调，口干渴，时有胃胀，恶寒凉。既往有慢性浅表性胃炎病史。舌质红，苔薄白少津，脉细。心脏彩超示左心室舒张，功能减退，左心室射血分数65%。动态心电图示偶发室性期前收缩。

【中医诊断】心悸。证属气阴两虚，心神不宁。

【西医诊断】心律失常。

【治法】益气养阴，宁心安神。

【处方】太子参10g、麦冬10g、五味子15g、煅龙骨（先煎）20g、生龙齿（先煎）20g、甘松10g、黄连6g、炒酸枣仁20g、柏子仁20g、合欢花15g、磁石（先煎）20g、生白术 20g、当归 15g、枳壳 15g、厚朴 15g、木香 10g、炙甘草 10g。14 剂，水煎服，每日 2 次。

【二诊】2019 年 4 月 2 日。患者自诉心悸汗出明显好转，气短改善，呃逆减少，睡眠增进，音哑，无咽痛，无咳嗽咯痰，时有左下肢麻木，晨起发凉，纳可，大便调，口干渴，舌淡红，无苔，脉沉细。处方为麦冬 10g、五味子 15g、煅龙骨（先煎）20g、生龙齿（先煎）20g、甘松 10g、黄连 10g、炒酸枣仁 20g、柏子仁 20g、合欢花 15g、磁石（先煎）20g、生白术 20g、当归 15g、枳壳 15g、厚朴 15g、木香 10g、炙甘草 10g、炙黄芪 15g、黄芩 15g、牛蒡子 10g、木蝴蝶 15g、天麻 15g、木瓜 10g。14 剂，水煎服，每日 2 次。

【体会】患者为中年女性，年过 50，肝肾阴虚，心失所养，阴虚内热，热扰心神，故心悸；阴虚热扰，津液外泄，故潮热盗汗、口干渴；"汗为心液"，汗出日久，耗伤心气，故上楼时气短；肾阴亏损，心肾不交故入睡难、早醒。舌质红，苔薄白少津，脉细乃阴虚内热之征。该患者之心悸辨证属气阴两虚，心神不宁。故治疗以生脉饮加减，益气养阴。黄连清心除烦安神；甘松养心安神定悸，同时能理气止痛、醒脾健胃治疗胃胀；煅龙骨、生龙齿、炒酸枣仁、柏子仁、合欢花、磁石安神定悸；因患者素有胃疾，故以生白术、当归、枳壳、木香、厚朴健脾和胃理气；炙甘草调和诸药。服药后患者心悸汗出、气短等症状缓解，但还有音哑和下肢麻木发凉，音哑乃阴虚津伤之象，下肢麻木发凉乃经络不通之征。二诊时因患者音哑故加黄芩、牛蒡子、木蝴蝶清热利咽开音，因下肢麻木发凉加天麻、木瓜以祛风活络止痛，另加炙黄芪以补气。心悸是因外感或内伤，致气血阴阳亏虚，心失所养，或痰饮瘀血阻滞，心脉不畅，引起心中急剧跳动，惊慌不安，甚至不能自主为主要临床表现的一种病证。心悸的病位主要在心，由于心神失养，心神动摇，悸动不安，但其发病与脾、肾、肺、肝四脏功能失调相关，本案例患者主要责之于心、肾两脏，从病性来说属于本虚标实证，以气阴两虚为本，虚火内扰为标，故治疗以益气养阴安神为主。心悸辨证要抓住主因，随证施治。

【李老点评】患者以心悸、汗出、气短就诊，辨证为心悸气阴两虚、心失所养证，以生脉饮化裁，益气养阴安神定悸获效。"体会"中对其病因病机分析得丝丝入扣，方解亦有理有据，心悸与他脏功能失调相关，同时在辨证时要注意辨证与辨病相结合的原则，辨病要分清心律失常的性质，其次要辨明有无器质性病变，如有器质性病变，需从病因上治疗，如冠状动脉粥样硬化性心脏病患者加活血化瘀药，风湿性心脏病患者用祛风化湿药，心肌病患者用清热解毒药等。再则心悸多从本虚标实入手，标本兼治，采用滋阴降火、培补心血、温通心阳、活血化瘀诸法，配以重镇安神药物可以显效。

十四、阳气亏虚，血瘀湿阻

李某某，男，75岁。

【初诊】2019年2月27日。

【主诉】心率慢2年。

【病史】患者近2年心率慢，最低31次/分，偶有头晕，纳食可，睡眠安，尿不尽，夜间尿频，大便调。既往有高脂血症。舌胖大，质黯，苔白腻，脉沉缓。

【中医诊断】心悸。证属阳气亏虚，血瘀湿阻。

【西医诊断】窦性心动过缓。

【治法】温阳活血祛湿。

【处方】党参20g、麦冬15g、五味子10g、炙黄芪30g、黑附片（先煎）6g、红景天15g、炒白术15g、薏苡仁30g、茯苓20g、丹参15g、桃仁10g、红花10g、炙甘草15g、白芍12g、炒苍术15g、白豆蔻（后下）10g、黄精15g、生山药20g。7剂，水煎服，每日2次。

【二诊】2019年3月6日。患者自诉服药后心动过缓略好转，但午后心率慢明显，近1周以来无一过性眼前发黑，血压正常，大便正常，尿频，夜尿4~5次，舌胖大，苔薄白，脉沉缓。处方为前方去苍术，白芍用量改为15g，加巴戟天15g、桑螵蛸10g、益智仁15g、沙苑子15g。7剂，水煎服，每日2次。

【体会】患者心率慢，此为心气亏虚，心阳不足，不能推动血行，故可见头晕；肾阳不足，故可见尿不尽、夜尿频；舌胖大为脾虚之象，脾不能运化水湿，故舌苔白腻；阳气亏虚，气虚导致血瘀，故见舌质黯；脉沉缓主里证、虚证。此患者因心动过缓来诊，心率最低时31次/分，其发作多在午后，阳气亏虚证候明显，由此导致血瘀、湿阻相互并见，故紧抓主要病机，以党参、麦冬、五味子、炙黄芪、黑附片、茯苓、炒白术、炙甘草、白芍、黄精为主方，取生脉饮加四君子之意，以温阳益气。阳气虚则血行推动无力，故加入红景天、丹参、桃仁、红花，以活血化瘀。患者兼见湿邪不化，加薏苡仁、炒苍术、生山药、白豆蔻健脾化湿。全方组方思路紧扣病机证候。患者服药后心动过缓略好，近1周以来无一过性眼前发黑，然其虚损不能短期解决，故仍有心率慢、尿频。夜尿每日4~5次，考虑为肾阳虚衰明显，舌胖大、脉沉缓主里虚证，苔薄白，为湿邪渐减，患者症状有所缓解，故仍守前方，考虑湿邪渐微，故去炒苍术，白芍用量改为15g，考虑阴阳互根互用，阴阳相长，温阳同时注意滋阴，患者夜尿频，考虑肾阳亏虚，故加入巴戟天、桑螵蛸、益智仁、沙苑子，以益肾收涩。

【李老点评】本案患者以心动过缓就诊，观其舌脉，舌体胖大质黯，苔白腻，脉沉缓，诊断为心悸，辨证为阳气亏虚，血瘀湿阻，以生脉饮合四君子汤益气、健脾养心、化瘀除湿而收效，对于心动过缓之心悸，是心阳不足、心气亏乏，无力推动血脉导致脉来迟缓无力，故治疗此病首选益气温阳法。温补心阳常用制附子，附子是温里药，辛甘大热，归心、肾、脾经，功效为回阳救逆，补火助阳，散寒止痛，对于亡阳证附子可上助心阳，中助脾阳，下助肾阳，为回阳救逆第一要药，在四逆汤、参附汤中均为君药，但因附子有大毒，临床上一般用经过炮制的附子，还需要先煎半个小时至一个小时，务必嘱咐患者注意煎服法。

第二节　胸痹

一、中阳不足，气虚血亏

汪某某，男，58岁。

【初诊】2014年1月8日。

【主诉】前胸后背发冷伴舌痛。

【病史】患者近6个月以来自觉前胸后背发冷伴舌痛。从2013年12月开始出现前胸后背发冷，舌痛每周发作3~4次，每次持续5~10分钟，休息或含服速效救心丸8粒后可缓解，吃重口味食物时疼痛加重，乏力，不耐冷热，恶心，纳少，呃逆，午后及夜间发作性寒战，心中悸动不安，大便干，2~3日1次。既往有高血压病史6年。舌质红绛，舌苔少，舌体裂纹，脉沉缓。心电图示：Ⅱ、Ⅲ、aVF导联ST段下移0.1mV。

【中医诊断】胸痹。证属中阳不足，气虚血亏。

【西医诊断】冠状动脉粥样硬化性心脏病。

【治法】益气养阴，化痰，振奋心阳。

【处方】陈皮15g、法半夏10g、浙贝母15g、茯苓20g、木香10g、砂仁（后下）10g、紫苏梗10g、丹参15g、党参15g、红花10g、桃仁10g、红景天15g、麦冬10g、五味子10g、炙甘草10g、生白术30g、当归10g、肉苁蓉15g、焦槟榔15g、三七粉（冲服）6g。14剂，水煎服，每日2次。

【二诊】2014年1月22日。患者自诉前胸后背发冷伴舌痛症状明显减轻，发作持续时间及发作次数均较前减少，乏力症状亦有缓解，仍有畏寒，心悸，胃脘不舒，尿频，大便干，2日一行，舌质淡，苔少，脉沉细。处方为前方去桃仁，加白芍12g。14剂，水煎服，每日2次。

【三诊】2014年2月12日。在服药2周后胸背发冷感曾持续缓解，因适逢春节期间，患者劳累增多并停药1周，自觉症状反复发作，近1周来胸痛发作3次，伴恶寒发作，全身酸楚，怕冷畏寒，恶心，夜间不能入睡，舌质嫩红少津，舌体裂纹，脉沉缓。处方用党参15g、麦冬10g、五味子10g、熟地黄12g、炒山药20g、山茱萸10g、炮附片（先煎）8g、肉桂3g、当归12g、生白术30g、木香10g、陈皮15g、生黄芪20g、枸杞子15g、浮小麦30g、百合15g、红花10g、桃仁10g、红景天15g、干姜10g、茯苓15g、三七（冲服）6g、炙甘草10g。14剂，水煎服，每日2次。

【四诊】2014年2月26日。患者服药后症状好转，畏寒基本消失，患者自述2周来没有出现明显的畏寒，但仍全身不适，舌质嫩红，少苔，脉沉。处方为前方去干姜、浮小麦，加黄精15g。14剂，水煎服，每日2次。继续以中药调理2个月后，患者胸痛背冷未再发作，畏寒、心悸、乏力症状改善明显，病情稳定。

【体会】胸痹在临床中十分常见，此病案根据临床症状及心电图表现可诊断为胸痹。初诊时患者舌质红绛，苔少有裂纹，为胃阴不足之征。患者午后及夜间自觉前胸后背冰冷，体内发凉，心中冷战，持续30分钟至数小时不等，因"阴虚生内热，阳虚生外寒"，此为阳气不足，温煦无力。病位在心脾，病性属虚证。患者证属气虚血亏、中阳不振，治当益气健脾，振奋心阳。以党参、茯苓、白术、炙甘草为主，健脾养心安神，加用熟地黄、当归，滋阴养血安神。气血同调，有助于心气的鼓动与运行，维持心脏的正常搏动，血液在脉管中的正常运动，使胸阳得振，气血运行恢复正常。李老在治疗中十分重视脾胃后天之本的作用，常在治疗心系疾病的方剂中加入陈皮、法半夏、砂仁、焦神曲等药以增强健脾之力。脾为后天之本，气血生化之源，脾主运化，主统血，心与脾之间的生理联系，主要表现在血液的生成与运化，脾气足则气血有化源，心所主之血能充盈濡养全身。加用麦冬、肉苁蓉，滋阴润燥，既养阴，又补津，一举两得，阴阳双补。人体的气血、阴阳相互依存，相互转化，在病理上又相互影响。三诊时患者出现畏寒怕冷症状，是典型的阳虚表现，仅健脾补气力量不够，因此选用生脉饮加金匮肾气丸补益心肾，加用干姜、黄芪，助阳补气，温经散寒，加浮小麦养心益气除热止汗，加百合养阴清肺，益胃生津，清心安神。患者属于气血两亏，阴阳俱虚，所以采取气血双补，阴阳并补的方法，麦冬、百合又可以制约干姜、肉桂的辛燥之性，保护阴液。四诊时处方为前方去干姜、浮小麦，加黄精。黄精，味甘、性平，归脾、肺、肾经，功能健脾益气，滋阴润肺，主治脾胃虚弱，体倦乏力。服药后患者畏寒冷战症状消失，说明阳虚已得到缓解，故去掉辛燥之品，加大滋阴补液之力，以濡养各脏腑，增强脏腑功能，恢复机体阴阳之间的动态平衡。

【李老点评】本案为冠状动脉粥样硬化性心脏病，中医诊断为"胸痹"，其辨证为中阳不足，气虚血亏。患者自觉胸痛发冷，夜间寒战，又见舌质红绛，有裂纹，病情似有矛盾之象，但仔细分析病机所在，则是痰瘀为患。盖胸痹之成因乃"阳微阴弦"，或阳气已虚，或阴弦为甚，遏阻阳气，故阳气不能升发出现胸痛发冷或寒战之象。本案之治疗，在于扶正祛邪，以香砂六君子汤健脾化痰，同生脉散、丹参饮相合予以扶正，故服药后背寒减，舌转淡，这是病情好转的征象。

二、心肾气虚

董某某，男，67岁。

【初诊】2015年3月3日。

【主诉】胸闷间断发2年。

【病史】患者近2年来自觉胸部憋闷，无胸痛，每次发作无明显诱因，持续约15分钟后可自行缓解，伴劳累后心悸气短，双下肢有沉重感，偶有头晕头痛，易紧张，胆小，惊悸时易发作，耳鸣，尿频，眠差易醒，饮食调，大便时干。既往有高血压病史8年。舌质淡，苔薄白，脉细。心电图示：V_4~V_6导联ST段下移0.1mV。

【中医诊断】胸痹。证属心肾气虚。

【西医诊断】冠状动脉粥样硬化性心脏病、高血压。

【治法】补益心肾。

【处方】太子参15g、麦冬10g、五味子10g、檀香6g、薤白15g、紫苏梗10g、红花10g、合欢花6g、山茱萸10g、炒山药20g、牡丹皮10g、泽泻10g、茯苓15g、熟地黄15g、山楂10g、生白术20g、丹参10g、三七粉（冲服）3g、虎杖10g、炙甘草10g。14剂，水煎服，每日2次。

【二诊】2015年3月17日。患者自诉症状明显减轻，胸闷发作持续时间及发作次数均较前减少，乏力症状亦有所缓解，口干口苦，活动后偶有气短，头晕未再发作，舌质红，苔薄白，脉沉细。处方为前方减山楂，加桑寄生20g、盐杜仲20g、知母10g、黄柏15g。14剂，水煎服，每日2次。

【三诊】2015年3月31日。服药后患者胸闷缓解，乏力感不明显，仍尿频。处方为前方加金樱子10g、菟丝子10g、桑螵蛸10g、益智仁10g。14剂，水煎服，每日2次。1个月后患者告知胸痛症状消失，乏力症状改善明显，病情稳定。

【体会】胸痹在临床十分常见，此病案根据发作性胸痛及心电图表现西医诊断为冠状动脉粥样硬化性心脏病和心肌供血不足。乏力、脉沉细为心气不足兼有肾精亏虚之证。肾与心的生理联系为心肾相交、水火既济。当发生肾精亏虚的病理变化时，肾阴不足则心火盛，或心火盛于上，不能交下，表现为心肾不交，发为胸痹心痛。李老认为由于老年人多肾精不足，所以胸痹心痛因肾虚发病者以老年人群为多，治宜补益心肾，养阴清热，用栝楼薤白汤宽胸理气，兼以生脉饮合六味地黄丸养心益肾，对心肾同病的胸痹病临床收效明显。在复诊时针对患者邪实渐轻而以正虚为主的病机特点，加强益气养心药的用量，酌减理气辛燥之品，防止耗伤精气，体现了中病即止，顾护正气的治疗思路。

【李老点评】本案为胸痹，辨为心肾气虚证，采用补益心肾法治之。胸痹，《金匮要略》谓"阳微阴弦"，言其心阳不足，痰浊中阻，但除心气虚外，脾肾两虚亦可导致气虚痰盛或痰瘀阻滞之证。本案为心肾气虚导致的气虚痰阻之证，故以生脉散合六味地黄汤加减治之，但因其肾虚较甚，症见下肢沉重，胆小易惊，尿频耳鸣，故复诊时加用杜仲、桑寄生、菟丝子、桑螵蛸、益智仁等补肾之品而取效。

三、胸阳不振，心气不足

殷某某，女，60岁。

【初诊】2012年8月14日。

【主诉】胸前区疼痛3个月。

【病史】患者近3个月以来自觉胸前区疼痛，伴咽部有噎堵感，每次发作时无明显诱因，持续约30分钟后可自行缓解，伴困倦乏力，饮食二便调。患者2010年行右肾切除术，2012年行左肾上腺瘤切除术。既往有高血压病史10年。舌质淡，苔薄白，脉沉细。心电图示：V_5、V_6导联ST段下移0.05mV。

【中医诊断】胸痹。证属胸阳不振，心气不足。

【西医诊断】心肌供血不足。

【治法】宽胸理气，益气养心。

【处方】全瓜蒌20g、薤白15g、紫苏梗10g、丹参15g、檀香6g、合欢花15g、桃仁10g、太子参10g、麦冬10g、五味子10g、炙甘草10g。7剂，水煎服，每日2次。

【二诊】2012年8月21日。患者自诉症状减轻明显，胸痛发作持续时间及发作次数均较前减少。咽部噎堵感消失，乏力症状亦有缓解，舌质淡，苔薄白，脉沉细。处方为太子参15g、麦冬10g、五味子10g、全瓜蒌10g、薤白6g、紫苏梗10g、檀香3g、合欢花6g、丹参10g、炙甘草10g。14剂，水煎服，每日2次。

【体会】患者咽部有噎堵感，此为胸阳不振导致气郁咽喉，乏力、脉沉细为心气不足之证。李老用栝楼薤白汤宽胸理气，同时兼用生脉饮益气养心，对虚实互见的胸痹病临床收效明显。在复诊时针对患者邪实渐轻的病机特点，加强益气养心药的用量，体现了中病即止，顾护正气的治疗思路。

【李老点评】该患者胸痹乃心气不足，胸阳不振而致，故以栝楼薤白汤合生脉饮益气养心、宽胸利气。本案为虚实夹杂之证，即《金匮要略》所谓的"阳微阴弦"，故治宜通补兼施、理气活瘀、益气养心并用，收效确切。

四、气阴不足，气滞血瘀

刘某某，女，84岁。

【初诊】2014年6月3日。

【主诉】阵发胸痛1周。

【病史】患者1周来间断出现左下胸痛，伴胸闷，气短，生气后诱发，无头晕头痛，伴手发凉有麻木感，眠差入睡难，左膝关节痛，大便偏干，2~3天1次。自服参芍片但症状无减轻。既往有冠状动脉粥样硬化性心脏病30年。舌质紫黯，苔薄白，脉弦细。心电图示ST段、T波改变，偶发室性期前收缩。

【中医诊断】胸痹。证属气阴不足，气滞血瘀。

【西医诊断】冠状动脉粥样硬化性心脏病。

【治法】益气养阴，通络止痛。

【处方】太子参15g、麦冬10g、五味子10g、丹参15g、檀香10g、三七粉（冲服）3g、桃仁10g、红花10g、紫苏梗10g、薤白15g、红景天15g、乳香6g、没药6g、炙甘草20g。7剂，水煎服，每日2次。

【二诊】2014年6月10日。自诉胸痛逐渐消失，胸闷好转，无手脚麻木疼痛，大便通畅，仍有乏力气短，舌淡黯红，舌苔薄，脉沉细。效不更方，予上方14剂，水煎服，每日2次。

【体会】李老治疗此患者见效快，药到病除。针对胸痹的治法，以生脉散为基础方益气养阴，酌加红景天、三七改善血液循环，活血化瘀，丹参、桃仁、红花、乳香、没药同用，加强通络止痛效果，佐以檀香、薤白、紫苏梗理气行滞，开胸顺气。复诊时自诉胸痛消失，病情日趋稳定。在治疗此患者时，李老的遣方用药特点是补气活血与理气活血并用，治疗胸痹时采用补气养阴药，重用活血化瘀止痛药，起到了改善动脉供血不足，调和周身气血运行的作用。

【李老点评】本案患者年过八旬，既往有冠状动脉粥样硬化性心脏病30年病史。本次出现胸痛、气短之症，诊断为胸痹，辨证为气阴不足，气滞血瘀证。应用生脉散合丹参饮加紫苏梗、薤白、桃仁、红花、乳香、没药等益气养阴、理气活血之品，药证相符，故胸痛很快得到控制。方剂中丹参、檀香两味为丹参饮，专治胸胁疼痛，具有理气活血之功，本案用之甚效。

五、心肾阴虚，痰瘀阻络

李某某，男，68岁。

【初诊】2014年2月26日。

【主诉】胸闷气短1周。

【病史】患者劳累后发作胸闷气短，后背沉，腰腿酸沉，乏力，午后及夜间明显，能平卧，无胸痛心悸，伴多汗，偶有头晕，咯白痰，痰多、腹胀，小便正常，大便干结。既往有高血压、糖尿病、冠状动脉粥样硬化性心脏病病史。舌淡黯，苔白腻，脉沉细弦。

【中医诊断】胸痹。证属心肾阴虚，痰瘀阻络。

【西医诊断】冠状动脉粥样硬化性心脏病。

【治法】益心养阴，化痰活血。

【处方】太子参15g、麦冬10g、五味子10g、煅龙齿（先煎）20g、丹参15g、薤白15g、紫苏梗10g、红景天15g、当归15g、肉苁蓉15g、生白术60g、火麻仁15g、郁李仁15g、炙甘草10g、法半夏10g、浙贝母15g、炒苍术10g、川厚朴15g、焦槟榔10g、白蒺藜10g、桑寄生20g、炒杜仲20g、怀牛膝15g。14剂，水煎服，每日2次。

【二诊】2014年3月12日。患者自诉胸闷好转，但有胸背窜痛，出汗减少，无咳嗽咯痰，无头晕腹胀，仍偶有胃胀，大便不畅，舌黯红，舌苔薄白干，脉沉细。处方为前方去半夏、浙贝母、苍术。14剂，水煎服，每日2次。

【三诊】2014年3月26日。患者前日夜间胸痛发作，含硝酸甘油后缓解，自诉胸背闷痛，头胀，口干，大便不畅，舌黯红，舌苔薄白干，脉沉细弦。处方为前方去桑寄生、杜仲、怀牛膝，加入檀香6g、桃仁10g、红花10g、狗脊15g、葛根15g、三七粉（冲服）6g、天花粉20g、酒大黄10g。14剂，水煎服，每日2次。

【四诊】2014年4月9日。胸痛未发作，气短缓解，无头胀，无口干，大便通畅，每日1次，舌淡红，舌苔薄白干，脉沉细弦。处方为前方去红花。14剂，水煎服，每日2次。

【体会】针对年老患者，若既往有心血管疾病病史，每于夜间胸痛发作，平时胸闷、头晕、气短、腰酸乏力明显，伴痰多胃胀，李老认为这是心肾气阴不足为本，痰瘀内结为标，纵观本案诊治过程，李老在胸痹不同时期治疗侧重不一样。患者初诊时无明显胸痛，处方以生脉散、薤白、红景天补心气，桑寄生、杜仲、牛膝补肝肾，紫苏梗、厚朴、槟榔调理气机，消除痰浊，促进血液循环。三诊时患者自诉夜间胸痛发作，考虑为短暂心绞痛发作，加入檀香、桃仁、红花、葛根、三七，加强芳香开窍、行气活血、通络止痛的作用，疗效显著。患者大便干而不畅，此属老年性便秘，治以养血滋阴，润肠通便。腑气不通，大便困难，会影响到心脏功能，诱发心脑血管急危重症，当患者发作心绞痛后，应用酒大黄发挥攻逐宿便、急下存阴、祛瘀生新的作用，改善心肾功能，恢复全身血液循环，对治疗心绞痛大有裨益。通过此病例的诊治过程，体会到临床治疗胸痹时要区别标本缓急，分清主次病证。

【李老点评】本案老年胸痹，是以肾气阴不足为本，痰瘀内结为标，为本虚标实之证。选用生脉散合理气、化痰、行瘀药治疗而获效。诚如"体会"中所说"当区别标本缓急，分清主次病证"，这是临床治疗胸痹的一大原则。又提到了用酒大黄急下存阴，祛瘀生新，应该知晓本案所用酒大黄虽为攻下之剂，但非生大黄之峻下，酒大黄祛瘀生新之力虽强，急下存阴之功则差矣，不似三承气汤之生大黄，确有斩将夺关之功。

六、心脾两虚，心脉瘀阻

石某，男，66岁。

【初诊】2014年1月14日。

【主诉】阵发胸痛、胸闷3周。

【病史】患者3周以来活动后出现胸闷，有发热感，甚至阵发心前区闷痛放射至双侧手臂，口服速效救心丸后缓解，伴心悸气短，乏力失眠，头晕头痛，甚至脑鸣，手麻，出汗多，无口干口渴，食生冷食物后腹泻，纳可。既往有颈动脉斑块形成、肝囊肿、肾囊肿病史。唇色黯红，舌紫黯淡胖，苔白，脉沉紧。心电图示ST-T段轻度改变。

【中医诊断】胸痹。证属心脾两虚，心脉瘀阻。

【西医诊断】冠状动脉供血不足。

【治法】滋补心脾，活血化瘀。

【处方】太子参15g、麦冬10g、五味子10g、煅龙骨（先煎）20g、煅龙齿（先煎）20g、合欢花15g、炒酸枣仁20g、柏子仁20g、夜交藤15g、茯神15g、薤白15g、紫苏梗10g、丹参15g、郁金15g、天麻15g、钩藤20g、白蒺藜15g、川芎10g、补骨脂15g、芡实10g、浮小麦30g、麻黄根15g、白芍15g、炙甘草10g。14剂，水煎服，每日2次。

【二诊】2014年2月18日。患者自诉服药1个月后胸闷好转，胸痛未再发作，出汗减轻，睡眠好转，偶有烘热，胃脘胀痛，大便成形，舌淡黯红，苔白薄腻，脉沉细。处方为前方减去薤白、补骨脂、芡实、麻黄根，加入枸杞子15g、菊花15g、茺蔚子10g、炒鸡内金15g、槟榔10g、姜厚朴15g、延胡索10g。14剂，水煎服，每日2次。

【体会】患者为中老年男性，既往无冠状动脉粥样硬化性心脏病病史，经过心电图检查提示轻度供血不足，每当活动后出现胸闷痛、胸前有发热感，伴心悸汗出，气短乏力，头晕头痛。初诊时查体见患者口唇黯红，舌淡胖紫黯，苔白，脉沉紧。李老临证分析患者一方面存在心气不足，导致心脉瘀滞不通，不通则痛，也就是胸痹表现，另一方面存在心肝火旺，脾虚肝郁，症见胸前区发热，闷热出汗，心悸失眠，气短乏力，头晕头痛，易腹泻等。故辨证为心脾两虚，瘀热互结于胸中，考虑患者存在精神焦虑状态，以生脉散益气养阴补心气，配丹参、郁金、川芎、薤白、紫苏梗活血化瘀，理气止痛，服药后胸闷、胸痛得以缓解。李老针对患者自诉焦虑后诸多不适症状，以补益心脾为主，配合宁心安神药物改善睡眠，如合欢花、炒酸枣仁、柏子仁、夜交藤、茯神。全方重用收敛固涩之品，达到止心悸、止汗出、止泄泻、止痛的效果，如煅龙骨配煅龙齿、补骨脂配芡实、浮小麦配麻黄根、白芍配炙甘草。全方在补心脾的同时兼顾清肝、平肝，通过发挥肝的疏泄调达作用，疏通经络瘀滞，使患者胸前瘀热感觉缓解，烘热头晕减轻。问诊时询问有无口干口渴，用以鉴别瘀热伤阴的程度。二诊时诸症好转，但患者诉胃脘胀痛，燥热，考虑肝脾气滞，处方时删去温补之品，加入清肝养阴、通络理气中药。通过分析本案的诊治过程，体会到临床治疗胸痹要以心、脾、肝三脏为主，运用养心、健脾、疏肝治法，配合活血化瘀药加强临床疗效。全方以滋补心脾、活血化瘀为主，辅以安神定志，疏肝理气，治疗效果显著。

【李老点评】本案为心脾不足引起的胸闷、胸痛，经过治疗好转。本案患者在心气不足的同时出现烦热、头晕、脑鸣、手麻等症状，由于心属火，而肝属木，二者有母子相生的关系。肝之阴血不足会出现肝风上扰的症状，且肝喜条达恶抑郁，所以肝血不足肝气被郁还会出现心神焦虑不安的表现。故在益气养阴的同时加入调肝息风、开郁安神之剂，根据其病机变化随症加减。

七、气虚血瘀，湿阻气机

王某某，女，35岁。

【初诊】2018年1月9日。

【主诉】胸闷憋气4年。

【病史】患者4年前无明显诱因出现胸闷憋气，伴乏力，头晕，头目不清，记忆力减退，手足肿胀，大便2~3日1次，小便频，舌质黯，苔薄白，脉细。

【中医诊断】胸痹。证属气虚血瘀，湿阻气机。

【西医诊断】冠状动脉粥样硬化性心脏病。

【治法】益气活血，理气化湿。

【处方】党参 15g、麦冬 10g、五味子 10g、红景天 15g、炙黄芪 15g、薤白 15g、紫苏梗 10g、丹参 15g、桂枝 10g、白茅根 20g、炒车前子（包煎）20g、泽泻 10g、猪苓 10g、茯苓 20g、炒川楝子 10g、延胡索 15g。7 剂，水煎服，每日 2 次。

【二诊】2018 年 1 月 16 日。患者自诉仍有胸闷，当气温较高时胸闷明显，自觉活动后或生气后心慌，面部、眼睑浮肿，晨起时仍有手胀，但较前好转，气短，头晕，进食后自觉头胀不清爽，头目不清，记忆力减退，大便通畅，小便频较前好转，舌质淡胖，苔薄白，脉沉。实验室检查提示甘油三酯升高。处方为前方去桂枝、猪苓，改丹参为 10g，加合欢花 15g、石菖蒲 15g、远志 15g、当归 15g、白芍 12g、炙甘草 10g。14 剂，水煎服，每日 2 次。

【三诊】2018 年 1 月 30 日。患者病情好转，现症见胸闷气短缓解，手、眼睑肿胀改善，但仍有头目不清，记忆力减退，大便调，小便略频，舌淡胖，苔薄白，脉沉缓。处方为前方改炙黄芪为 20g，改泽泻为 15g，加煅龙骨（先煎）20g、生龙齿（先煎）20g。14 剂，水煎服，每日 2 次。

【体会】胸痹是指以胸部闷痛甚至胸痛彻背，喘息不得卧为主要表现的一种疾病，轻者感觉胸闷，呼吸欠畅，重者则有胸痛，严重者心痛彻背，背痛彻心。本病证发生多与寒邪内侵、饮食失调、情志失节、劳倦内伤、年迈体虚等因素有关，病机有虚实两个方面。临床有如下分型。①心血瘀阻证：血府逐瘀汤加减。②气滞心胸证：柴胡疏肝散加减。③痰浊闭阻证：栝楼薤白半夏汤合涤痰汤加减。④寒凝心脉证：枳实薤白桂枝汤合当归四逆汤加减。⑤气阴两虚证：生脉散合人参养荣汤加减。⑥心肾阴虚证：天王补心丹合炙甘草汤加减。⑦心肾阳虚证：参附汤合右归饮加减。观此患者，总体辨证为气虚血瘀，湿阻气机。患者因胸闷憋气来诊，伴乏力，头晕，此为胸中气阴不足，心脉失养，气不足则清阳不升，故头目不清，记忆力减退，予以生脉饮益气养阴。患者气虚，水湿不化，手足肿胀，故予以五苓散加减。患者大便 2~3 日 1 次，故处方中去白术，以桂枝、泽泻、猪苓、茯苓利水渗湿，温阳化气，加白茅根、炒车前子加强利水祛湿的功效，方中还加黄芪补益宗气，治疗气虚水肿。久病入络，常见瘀滞之象，故予以理气之薤白、紫苏梗，散阴寒之凝滞，通胸阳之闭结。加理气活血的金铃子散，并予以红景天、丹参益气活血，现代研究表明红景天具有抗疲劳、强心等作用，使气血补而不滞。全方攻补兼施，益气活血，理气化湿。二诊时，患者水肿缓解，故处方时前方去桂枝、猪苓，考虑患者仍以虚为主，故减丹参为 10g，另加当归、白芍养血，患者头目不清、记忆力减退故加石菖蒲、远志、合欢花，以养心安神定志。三诊时，患者仍有头目不清、记忆力减退，故加强补气安神之力，将炙黄芪改为 20g，泽泻改为 15g，加煅龙骨、生龙齿。

【李老点评】本案患者因多年胸闷憋气伴乏力头晕、手足肿胀、舌黯、脉细就诊，诊断为胸痹，辨证为气虚血瘀、湿阻气机证，经益气活血、理气化湿治疗后获效，编者对其证候论述清晰，对其治法及方解说明透彻，总结得十分到位。胸痹之证，总的病机是本虚标实，病机特点为多虚、多郁、多瘀、多痰，治疗原则多遵循补虚、开郁、活血、化痰的八字方针。该患者之胸痹以憋气乏力为主要症状，辨证以气虚证为主，宗"气为血帅"之旨，投保元汤以培元助气，合五苓散温阳化气利湿取效。胸痹之证多系心脉痹阻不通所致，但在治疗时不应囿于见痛化瘀之说，临床也常见心气虚缓不能运血而致不荣则痛。故此类证候以补虚为主，佐以理气、开郁、化痰治疗。

八、气阴不足，气虚血瘀

孟某某，男，54岁。

【初诊】2018年1月10日。

【主诉】活动后胸闷3个月。

【病史】患者2016年行心脏搭桥术，近3个月以来开始出现活动后心慌出汗，咽部发紧，约5分钟后自行缓解，头晕昏沉，眼花模糊，盗汗，既往有高血压病史，舌淡，胖大，苔薄白，脉沉。

【中医诊断】胸痹。证属气阴不足，气虚血瘀。

【西医诊断】冠状动脉粥样硬化性心脏病。

【治法】益气养阴，活血化瘀。

【处方】太子参15g、麦冬10g、五味子10g、炙黄芪20g、红景天15g、丹参15g、薤白20g、紫苏梗10g、降香10g、桃仁10g、红花10g、天麻15g、钩藤20g、葛根15g、狗脊10g、川芎10g、僵蚕10g、地龙15g、炒栀子10g、淡豆豉10g、郁金15g、炙甘草10g。7剂，水煎服，每日2次。

【二诊】2018年3月21日。患者自诉病情好转。现症见胸闷及心前区疼痛缓解，活动后无发作，睡眠可，咽部发紧，仍头晕昏沉，眼花模糊，腹胀，进食后加重，肠鸣排气多，仍盗汗，大便通畅，舌胖大，薄白苔，脉沉。处方为前方去栀子、淡豆豉，加枸杞子15g、密蒙花15g、厚朴15g、枳壳15g、莱菔子10g、浮小麦30g。14剂，水煎服，每日2次。

【体会】患者有冠状动脉粥样硬化性心脏病搭桥术后病史，活动后气虚加重，心气不能推动心血运行，导致瘀滞，故见活动后胸闷心慌出汗，咽部发紧，休息后缓解，气血不能上承清窍，故见头晕昏沉、眼花模糊，阴虚则出现盗汗，舌胖大、脉沉为气阴不足之象。本案患者病性为本虚标实，病位在心。所以李老治以益气养阴，活血化瘀为主。方中生脉散加炙黄芪益气养阴，其中太子参代人参或党参避免过于温燥伤阴。《中药大辞典》中记载红景天"性寒，味甘涩。活血止血，清肺止咳"，李老在此处取其活血作用，《现代实用本草》中指出红景天还具有抗疲劳、强心、抑制血糖升高等作用。方中另加丹参、桃仁、红花、川芎活血化瘀，薤白、紫苏梗、降香、郁金理气解郁，予栀子豉汤清心除烦，患者头晕予以天麻、钩藤、地龙息风止晕，予葛根改善心脑缺血。二诊时患者胸闷等症状缓解，但仍有眼花模糊、腹胀盗汗，故加用枸杞子、密蒙花、厚朴、枳壳、莱菔子、浮小麦等。此案体现了李老治疗复杂病证兼顾传统中医理论与现代药理研究的思想。

【李老点评】本案诊断为胸痹，属气阴不足、气虚血瘀证，胸痹之病机为"阳微阴弦"，本案患者胸阳不足症状明显，并伴有头晕、眼花、盗汗等阴虚症状，以生脉散补气养阴，加活血化瘀之品获效，老年胸痹患者病情较复杂，兼夹症状较多，治疗时针对主症治之，兼夹症状对症用药，亦可药到病除。

九、痰瘀互阻

张某某，男，66岁。

【初诊】2019年9月25日。

【主诉】活动后胸闷伴后背疼痛2个月余。

【病史】患者2019年7月出现活动后胸闷伴后背疼痛，冠状动脉造影示左前降支狭窄50%，未服药治疗，易心烦，记忆力减退，腿沉，纳可，大便干结，舌质淡黯，苔白腻，脉沉细。

【中医诊断】胸痹。证属痰瘀互阻。

【西医诊断】冠状动脉粥样硬化性心脏病。

【治法】化痰祛瘀。

【处方】全瓜蒌30g、薤白15g、紫苏梗10g、陈皮15g、法半夏10g、浙贝母20g、茯苓15g、胆南星6g、丹参15g、桃仁10g、红花10g、降香10g、郁金15g、桑寄生20g、炒杜仲20g、当归15g、肉苁蓉15g、生白术60g、火麻仁15g、郁李仁15g、酒大黄15g、三七粉（后下）3g、炙甘草10g。14剂，水煎服，每日2次。

【二诊】2019年10月9日。活动后胸闷伴后背疼痛，发作次数较前减少，午后疲乏，记忆力减退，腿沉，纳可，大便调，每日1次，舌淡黯，苔白腻，脉沉。处方为全瓜蒌30g、薤白15g、紫苏梗10g、陈皮15g、法半夏10g、浙贝母20g、茯苓15g、胆南星6g、丹参15g、桃仁10g、红花10g、降香10g、郁金15g、桑寄生20g、炒杜仲20g、当归15g、肉苁蓉15g、生白术60g、火麻仁15g、郁李仁15g、酒大黄15g、三七粉（后下）3g、炙甘草10g、红景天15g、炙黄芪

20g。14 剂，水煎服，每日 2 次。

【体会】老年男性患者，平素嗜食油腻，导致痰湿内生，阻滞气机，气滞则血瘀，痰瘀互阻，故胸闷伴后背疼痛；痰湿内扰心神，故心烦；年老体衰，肾气不足，故记忆力减退、腿沉；气机郁滞，腑气不通，津液不足，故大便干结。舌质淡黯，苔白腻，脉沉细乃内有痰瘀之征。该患者之胸痹辨证属痰瘀互阻，故治疗以栝楼薤白汤合二陈汤加减。方中全瓜蒌、薤白、紫苏梗通阳化痰，理气止痛；陈皮、法半夏、茯苓、胆南星、浙贝母化痰通络；丹参、桃仁、红花、降香、郁金、三七活血通络；当归、肉苁蓉、生白术、火麻仁、郁李仁、酒大黄活血润肠通便；桑寄生、炒杜仲补益肾气。服药后患者胸闷伴后背疼痛发作次数较前减少，但还有午后疲乏，此乃气虚之象，故加炙黄芪、红景天以补气。胸痹是由于正气亏虚，饮食、情志、寒邪等所引起的痰浊、瘀血、气滞、寒凝痹阻心脉所致，病性为本虚标实，虚实夹杂。虚者多见气虚、阳虚、阴虚、血虚，实者多为气滞、寒凝、痰浊、血瘀，并可交互为患。其病机关键为心脉痹阻不畅，不通则痛。该患者初诊时以标实为主要表现，此为痰浊瘀血互阻，故治疗以通阳化痰、活血止痛为法。复诊时又有气虚之象，故在前方基础上加用补气药。补虚与祛邪的目的都在于使心脉气血流通，通则不痛，由于本病多为虚实夹杂，故治疗时当虚实兼顾，临证中权衡标本虚实之多少，确定补泻法度之轻重。

【李老点评】本案患者既往有冠状动脉粥样硬化性心脏病病史，本次以胸闷痛就诊，辨证为胸痹痰瘀互阻证，以栝楼薤白汤合二陈汤活血化瘀、祛痰通络获效。胸痹的病机为"阳微阴弦"，即上焦阳虚，阴乘阳位，阴寒痹阻胸阳而致胸痛。仲景以"栝楼薤白三方"治之。栝楼薤白白酒汤以宣痹通阳、豁痰利气为主；栝楼薤白半夏汤则为宣痹通阳、降逆逐饮；枳实薤白桂枝汤可宣痹通阳、泄满降逆。一方主攻胸阳不振，一方针对痰浊壅盛，一方针对气滞不通，临床应用"栝楼薤白三方"各有不同侧重。本案症见苔白腻、大便干结，并见痰阻气滞，与瘀血交互为患，故治标时用化痰理气活瘀之药，又因久病气虚，故用黄芪、红景天补虚固本，达标本兼治之目的。

十、心肾不足，气阴两虚，瘀血阻络

王某某，女，65 岁。

【初诊】2018 年 1 月 31 日。

【主诉】胸闷憋气半年。

【病史】患者胸闷憋气，伴心慌，无心前区疼痛，后背不适，纳食差，胃脘胀满，腰膝酸软，入睡难，大便不畅。既往有高血压病史 10 余年、慢性胃炎病史 5 年，舌质红，苔薄白少津，脉沉。冠状动脉造影：冠状动脉两支狭窄

50%~60%。

【中医诊断】胸痹。证属心肾不足，气阴两虚，瘀血阻络。

【西医诊断】冠状动脉粥样硬化性心脏病。

【治法】益气养阴，活血化瘀。

【处方】太子参15g、麦冬10g、五味子10g、薤白15g、紫苏梗10g、全瓜蒌20g、丝瓜络10g、丹参15g、桃仁10g、降香10g、红景天15g、炙黄芪20g、煅龙骨（先煎）20g、煅龙齿20g、葛根15g、金毛狗脊15g、莪术10g、厚朴15g、枳壳15g、炙甘草10g、桑寄生20g、炒杜仲20g。7剂，水煎服，每日2次。

【二诊】2018年3月7日。胸闷憋气好转，自觉心慌，心率不快，无心前区疼痛，后背不适，血压平稳，气短，纳食差，进食后胃脘胀满，呃逆，入睡难，大便不畅，舌淡胖大，舌苔薄，脉沉缓。处方为太子参20g、麦冬15g、五味子10g、薤白20g、紫苏梗15g、全瓜蒌20g、丝瓜络10g、丹参15g、桃仁10g、降香10g、红景天15g、炙黄芪20g、煅龙骨（先煎）30g、煅龙齿（先煎）30g、焦槟榔15g、金毛狗脊15g、莪术10g、厚朴15g、枳壳15g、代代花15g、煅瓦楞子15g、炙甘草10g、夜交藤15g、郁金15g。14剂，水煎服，每日2次。

【体会】患者年过六十，心肾不足，心气虚，血行不畅而瘀阻，故见胸闷憋气、后背不适；心失所养，故心慌；中焦脾气不足，运化失常，故纳食差、胃脘胀满；肾气不足，故腰膝酸软；心气不足，心神不宁，故入睡难；气虚推动无力，故大便不畅。胸痹是以胸部憋闷、疼痛，甚至胸痛彻背，短气，喘息不得卧等为主要表现的病证，在临床中十分常见。胸痹之名称，首见于《黄帝内经》。《灵枢·本脏》中说："肺大则多饮。"将饮邪痹阻胸中作为胸痹的主要病机。根据该患者胸闷憋气的症状及既往检查结果，西医诊断为冠状动脉粥样硬化性心脏病。患者胸闷憋气的症状乃胸阳不振所致，腰膝酸软、脉沉为心肾不足之征。李老治以栝楼薤白汤，在通阳散结、宽胸理气的同时兼用生脉饮益气养心，对虚实并见的胸痹病临床收效明显。药后症减，证治同前。二诊时处方为前方太子参加量至20g，麦冬加量至15g，薤白加量至20g，紫苏梗加量至15g，煅龙骨加量至30g，煅龙齿加量至30g。患者腰膝酸软症状改善，故去桑寄生、炒杜仲；患者纳食差，进食后胃脘胀满、呃逆，加焦槟榔15g、代代花15g、煅瓦楞子15g；入睡难，加夜交藤15g。

【李老点评】胸痹之辨治以《金匮要略》中"胸痹心痛短气篇"论述得最详细，以"阳微阴弦"概括了其基本病机，以栝楼薤白汤等方剂提出了诊治胸痹的基本方药。本案从脉症分析辨为胸痹，以气阴两虚、瘀血阻络为主要病机证候，用生脉散合栝楼薤白汤加减，脉证相符，故治疗有效。结合其食欲缺乏、腰膝酸痛等症状判断其兼有肾虚、胃气不和，故适当加入益胃和胃之剂，标本兼顾，诸症皆减。

第三节　心力衰竭

一、心阳不足，瘀阻饮停

李某某，男，74 岁。

【初诊】2019 年 12 月 17 日。

【主诉】胸闷气短半年。

【病史】患者 6 个月前出现胸闷、气短，动则气喘，疲乏无力，双下肢无浮肿，纳食一般，大便每日 1~2 次，大便不畅，睡眠可。既往有冠状动脉搭桥术后、胆囊切除术后、小肠梗阻术后、肾功能不全病史。舌体胖大，质淡红，苔薄白，脉弦细。肺部 CT 检查示：胸腔积液。心脏彩超检查示：射血分数 40%。

【中医诊断】喘证。证属心阳不足，瘀阻饮停。

【西医诊断】慢性心功能不全。

【治法】补气温阳，活血利水。

【处方】人参叶 6g、麦冬 15g、炙黄芪 30g、红景天 10g、白芍 10g、丹参 15g、全瓜蒌 15g、薤白 15g、紫苏梗 10g、芦根 20g、茯苓 30g、白茅根 30g、合欢花 15g、煅龙骨（先煎）30g、黑附片（先煎）6g、肉苁蓉 15g、当归 15g、生白术 40g、火麻仁 15g、郁李仁 15g、炙甘草 15g、炒鸡内金 15g、车前子 30g、车前草 15g。21 剂水煎服，每日 2 次。

【二诊】2020 年 1 月 7 日。患者服药后喘憋、心慌好转，疲乏，口干渴，白天尿少，胃部不适，纳食少，夜尿频，双下肢不肿，大便每日 1~2 次，排便不畅，头昏沉，舌黯淡，苔薄白，脉弱沉。处方为太子参 15g、麦冬 20g、炙黄芪 30g、红景天 10g、白芍 10g、全瓜蒌 20g、薤白 15g、紫苏梗 10g、芦根 30g、茯苓 30g、煅龙骨（先煎）30g、黑附片（先煎）6g、肉苁蓉 15g、当归 15g、生白术 60g、火麻仁 15g、炙甘草 15g、炒鸡内金 15g、车前子 30g、车前草 15g、川厚朴 15g、炒莱菔子 15g、焦麦芽 15g、知母 15g、葶苈子 10g、大枣 10g。14 剂，水煎服，每日 2 次。

【体会】患者为老年男性，既往体弱多病，心阳不足，阳虚无以化气，不能帅血循行及蒸化水液，血不利则为水，水饮停聚会阻滞经络气血运行，故血瘀与水饮互相影响，影响气机，症见胸闷、气短、心慌、动则气喘。阳气不足，故疲乏无力。气虚推动无力，故大便不畅。舌体胖大，质淡红，苔薄白，脉弦细乃心阳不足、瘀血水饮内停之征。该患者之喘证辨证属心阳不足，瘀血水饮内停，故治疗以补气温阳、活血利水为治疗大法。方中人参叶、红景天补气；黄芪补气升阳、通调水道、行水消肿；黑附片回阳救逆，峻补下焦之元阳，又能助阳行水；全瓜蒌、薤白、紫苏梗振奋心阳，行气化饮散结；茯苓淡渗利湿，使水有所制；车前子、车前草、白茅根、芦根利水消肿；丹参、白芍、当归活血化瘀；合欢花、煅龙骨宁心安神；生白术、火麻仁、郁李仁、肉苁蓉润肠通便；炒鸡内金健胃消食；炙甘草益气复脉，兼调和诸药。诸药合用，共奏补气温阳，活血利水之功效。由于辨证准确，用药得当，服药后患者喘憋好转。二诊时患者口干渴明显，此乃阴虚之象，故处方去人参叶加太子参 15g、知母 15g，并增加麦冬和芦根的用量。患者大便不畅，加大生白术、全瓜蒌的用量，加用川厚朴理气通便。用炒莱菔子、焦麦芽理气消食，用葶苈子、大枣利水平喘。慢性心功能不全根据其临床表现的不同，分别属于中医学"水肿""胸痹""喘证""心悸"等范畴，该患者的临床表现属于中医"喘证"，"本虚标实、虚实夹杂、标本俱病"为本病的病机特点。本虚为阳气不足，标实为血瘀、水饮内停，治疗上应标本兼顾，补气温阳兼以活血利水，方能取效。

【李老点评】本案患者以气短、气喘就诊，根据症状诊断为喘证，辨证为心阳不足、瘀血水饮内停，以生脉散合真武汤加减治疗获效。心力衰竭患者心阳虚衰不能鼓动血脉，血停成瘀；心火不能温煦脾土，脾失健运则水饮内停；水凌心肺则见气喘。后天之本失固，先天之本失养则肾虚，故心力衰竭，容易导致脾、肺、肾俱虚，以补气温阳为根本治法，以活血利水化痰、标本兼治取效。

二、心气虚损，阳虚水泛

孙某某，女，82 岁。

【初诊】2013 年 2 月 5 日。

【主诉】双下肢及面部水肿 2 个月，加重 1 周。

【病史】患者近 2 个月以来双下肢及面部水肿，近 1 周加重，伴乏力，活动后气短，口干口渴，食欲可，尿少，夜间喉中痰鸣，大便不畅，时不成形，2 日一次，既往有慢性结肠炎病史 30 年，舌质淡黯，苔白，脉细结代。

【中医诊断】水肿。证属心气虚损，阳虚水泛。

【西医诊断】心功能不全。

【治法】补益心气，化瘀利水。

【处方】党参 15g、麦冬 10g、五味子 10g、炮附片 10g（先煎）、猪苓 15g、茯苓 20g、车前子 30g、车前草 15g、泽泻 15g、生白术 30g、桂枝 10g、水红花子 10g、炙黄芪 30g、炙甘草 10g、丹参 15g、炒鸡内金 10g、冬瓜皮 20g、三七 6g（冲服）。7 剂，水煎服，每日 2 次。

【二诊】2013 年 3 月 13 日。服药后患者水肿减轻，继续服用上药 2 周后停药，近 2 日水肿复发，失眠，偶有心悸，晨起口干，大便不畅，舌质淡黯，苔薄白，脉细结代。处方为前方改生白术为 40g，加炒酸枣仁 20g、柏子仁 20g。28 剂，水煎服，每日 2 次。

【三诊】2013 年 4 月 18 日。患者坚持服用上方 4 周后水肿基本消失，乏力亦明显好转，唯有活动后气短，大便略不畅。处方为前方 7 剂，水煎服，每日 2 次。

【体会】水肿一病在《黄帝内经》中称为"水"，并根据不同症状分为风水、石水、涌水。《灵枢·水胀》篇对其症状做了详细的描述，如"水始起也，目窠上微肿，如新卧起之状，其颈脉动，时咳，阴股间寒，足胫肿，腹乃大，其水已成矣。以手按其腹，随手而起，如裹水之状，此其候也"。其发病原因，《素问·水热穴论》指出："故其本在肾，其末在肺。"《素问·至真要大论》中又指出："诸湿肿满，皆属于脾。"可见在《黄帝内经》成书时期，对水肿病已经有了较明确的认识。《金匮要略》称本病为"水气"，按病因、病证分为风水、皮水、正水、石水、黄汗五类，又根据五脏证候分为心水、肺水、肝水、脾水、肾水。至元代，在《丹溪心法·水肿》中才将水肿分为阴水和阳水两大类，指出"若遍身肿，烦渴，小便赤涩，大便闭，此属阳水""若遍身肿，不烦渴，大便溏，小便少，不涩赤，此属阴水"。至今，这一分类方法对指导临床辨证仍有重要意义。清代《证治汇补·水肿》中归纳总结了水肿的治法，列举了治疗水肿六法，如治分阴阳、治分汗渗、湿热宜清、寒湿宜温、阴虚宜补、邪实当攻。该患者双下肢及面部水肿伴乏力，活动后气短，此水肿系心功能不全所致，中医辨证为心气虚损，阳虚水泛。李老用生脉散合苓桂术甘汤为主方补益心气、活瘀祛水，加黄芪、丹参、三七益气活血，加冬瓜皮、水红花子利水消肿，同时也酌情加入炒鸡内金，顾护脾胃功能。方药配伍精确，切合病机，故收效明显。

【李老点评】本案乃心肾阳虚之水肿，文中对水肿病的源流进行分析，包括《黄帝内经》《金匮要略》以及明清各家对水肿病因病机及证治原则的论述，解析了水肿同肺、脾、肾三脏的关系，五水的分类及水肿阴阳辨证纲要，上文论述要而不繁，很有见地。

三、气虚血瘀，肾虚湿阻

李某某，男，55 岁。

【初诊】2019 年 3 月 6 日。

【主诉】双下肢肿胀 1 年。

【病史】患者有心力衰竭病史 2 年，近 1 年来双下肢肿胀，口服地高辛、呋塞米，肿胀未见明显好转，气短乏力，心慌，活动后明显，夜尿2次，早醒，眠差，口干渴，大便每日2次，舌质黯淡，舌体胖大边有齿痕，苔白厚腻，脉沉。既往有冠状动脉粥样硬化性心脏病、高血压、糖尿病病史。

【中医诊断】水肿。证属气虚血瘀，肾虚湿阻。

【西医诊断】心功能不全。

【治法】补益肾气，化瘀利湿。

【处方】党参15g、炙黄芪20g、茯苓20g、猪苓20g、泽泻15g、车前子30g、车前草15g、红景天15g、丹参15g、薤白15g、紫苏梗10g、红花10g、生地黄20g、牡丹皮15g、生山药20g、山茱萸15g、炒苍术15g、黄柏15g、知母15g、薏苡仁30g、生白术30g、当归15g、肉苁蓉15g、炙甘草10g。7剂，水煎服。注意劳逸结合，避免过度劳累，限盐限水。

【二诊】2019年3月13日。患者自诉服药后双下肢水肿略好转，晨起水肿轻，晚上水肿重，气短乏力改善，无心慌，偶有憋气，饮食控制，睡眠不实，大便每日1~2次，舌淡黯，苔薄白，脉沉。处方为党参20g、炙黄芪30g、茯苓20g、猪苓20g、泽泻15g、车前子30g、车前草15g、红景天15g、丹参15g、薤白15g、紫苏梗10g、红花10g、生地黄20g、牡丹皮15g、生山药20g、山茱萸15g、炒苍术10g、黄柏15g、知母15g、生白术40g、当归15g、肉苁蓉15g、炙甘草10g、炒酸枣仁30g、柏子仁30g。14剂，水煎服。注意劳逸结合，避免过度劳累，限盐限水。

【体会】患者为中年男性，既往体弱多病，心气不足，气不行血，心脉瘀阻，故心慌、气短乏力；动则耗气，故活动后症状加剧；肾气虚衰，不能化气行水，膀胱气化失常，开合不利，引起水液潴留体内，故双下肢水肿；心肾不足，血瘀湿阻，故舌质黯淡、舌体胖大边有齿痕、苔白厚腻、脉沉。该患者之水肿与心功能不全有关，其辨证属气虚血瘀，肾虚湿阻。故治疗以保元汤合知柏地黄汤加减。方中用党参、炙黄芪补益心气；用知柏地黄汤补肾利湿；用猪苓、车前子、车前草、生白术、炒苍术、薏苡仁健脾化湿利水；用红景天、丹参、红花、当归活血通络；用薤白、紫苏梗通阳理气；用肉苁蓉补肾益精；用炙甘草调和诸药。二诊，患者诉服药后水肿缓解，晨起轻，晚上重，此乃气虚之象，睡眠不实乃心神失养所致。处方时加大党参、炙黄芪用量，患者湿邪已减，故去薏苡仁，炒苍术用量减为10g，另加炒酸枣仁、柏子仁以养心安神。心力衰竭归属于中医学"心悸""怔忡""水肿""痰饮"等病的范畴，其病机特点为心气、心阳衰微，推动无力，血脉瘀滞，水饮内停，病位在心，涉及肺、肾脏。心力衰竭病程往往较长，症状、证候演变多，李老在临证中以简驭繁，抓住虚实两个方面，指导临床诊疗，虚有气虚、阴虚、阳虚之分，实有瘀血、水饮、痰浊之分。该患者水肿属于心气不足，瘀血阻络，肾气亏虚，水湿内停，故治宜益气活血、补肾化湿。

【李老点评】本案为心功能不全所致水肿证，辨证为心肾气虚，瘀血湿阻证。以四君子汤、五苓散合知柏地黄加减取效。心力衰竭之水肿，病程长，有心肾气虚、气化失司之虚象，又有瘀血、湿邪阻络实邪之扰，故虚实夹杂伴随始终，治疗需辨明虚实，兼顾益气与祛邪。"体会"中对本案病因、病机、治则、方药的分析符合临床。方中"肉苁蓉"一味，具有益气养阴生精之功，既能温补肾阳，又可补益精气，阴阳并补，现代研究表明其具有抗衰老、提高免疫力、增强心血管功能等多种用途，值得在临床上应用。水肿必责之于肺、脾、肾三脏，《黄帝内经》中对水肿的认识为后世奠定了基础，如《素问·水热穴论》中指出"固其本在肾，其末在肺"。《素问·至真要大论》曰："诸湿肿满，皆属于脾。"对其治疗，在《素问·汤液醪醴论》中提出"开鬼门，洁净府"的治法，体现了平治于权衡，去菀陈莝的原则，以上经典内容可结合临床实践学习应用。

四、心肾阳虚，水湿内停

赵某某，女，75岁。

【初诊】2014年12月9日。

【主诉】心悸胸闷乏力2年，加重3日。

【病史】患者近2年来自觉心悸胸闷，乏力气短，身畏寒，口不渴，纳少，夜间不能平卧，近3日来活动后气短加重，伴咳嗽，咯白色黏痰，无发热，双下肢水肿，眠差，大便略干，尿少。既往有高血压病史20年、冠状动脉粥样硬化性心脏病病史15年、慢性肾功能不全病史4年。舌质淡黯，苔白，脉沉细。

【中医诊断】心悸。证属心肾阳虚，水湿内停。

【西医诊断】心功能不全，冠状动脉粥样硬化性心脏病，高血压。

【治法】益气养阴，化痰利水。

【处方】党参15g、麦冬10g、五味子10g、炮附片（先煎）10g、猪苓10g、茯苓20g、车前子30g、车前草15g、泽泻15g、炒白术30g、桂枝10g、淫羊藿10g、炙黄芪20g、炙甘草10g、丹参15g、桑寄生20g、冬瓜皮20g、陈皮15g、浙贝母15g、紫苏子10g。7剂，水煎服，每日2次。

【二诊】2014年12月16日。患者自诉服药后心悸气短减轻，仍有活动后胸闷，平卧困难，尿量较前增多，畏寒缓解，咳嗽咯痰减轻，双下肢水肿略减轻，大便调，睡眠差，舌质淡黯，苔白，脉细。处方为前方加炙黄芪为30g，加炒酸枣仁20g，柏子仁20g以健脾安神。14剂，水煎服，每日2次。

【三诊】2014年12月30日。患者坚持服用上方2周后心悸胸闷症状缓解明显，双下肢水肿消失，乏力亦好转明显，唯有活动后气短，大便可，尿量增多，睡眠调。继用前方14剂，水煎服，每日2次。

【体会】心功能不全为临床常见心系病证，尤其多发于冠状动脉粥样硬化性心脏病患者，本案患者为老年女性，既往有高血压、慢性肾功能不全、冠状动脉粥样硬化性心脏病病史。平素就有慢性心功能不全的表现，当外感邪气，肺失宣降咳嗽时易诱发急性心功能不全。根据患者具体病情考虑虚实夹杂，虚证以心肾阳虚为主，兼有心气阴不足证，实证为水湿内停，痰浊阻滞气机。故治以苓桂术甘汤合生脉饮温阳益气，化痰利水。二诊时因患者睡眠不佳，处方时加强益气安神之力。三诊巩固治疗，收效明显。总结李老治疗心功能不全的经验，心功能不全的临床症状表现不一。如以心悸气短、口干乏力为主则辨证为气阴两虚，治以生脉饮加减益气养阴；若以呼吸困难、气短乏力为主则辨证为肺肾两虚，治以右归饮加减，温补肺肾；若水肿明显则辨证为阳虚气化不利，治以苓桂术甘汤，温化水饮。在心功能不全的诊治过程中，利尿始终是治疗的关键。李老常以茯苓、猪苓、车前子、冬瓜子、泽泻利尿治疗本病。心力衰竭伴快速心律失常或心房颤动者可加珍珠母、琥珀镇静安神，对于心力衰竭伴心率缓慢的患者，李老往往以淫羊藿、补骨脂温补肾阳。

【李老点评】本案为久病心肾气虚又感外邪，肺失宣降，故治疗有标本先后之别。久病为本，新病为标，当辨其标本缓急来施治，一般情况急则治标，缓则治本，但本案标本之间有病机联系，且标病亦不太急，故标本可同时施治。在益气养阴、补肾利水之间加入化痰降肺之品，待标病缓解后，再专事治本。

五、心脾不足，痰瘀阻滞

魏某某，男，63岁。

【初诊】2014年4月22日。

【主诉】心悸喘憋1年，加重2周。

【病史】患者1年来间断出现活动后心慌，气喘胸憋，头晕，腹胀满，无胸痛，伴气短、喘息不得卧，四肢有畏寒感，口干，下肢浮肿，夜尿频，食欲缺乏，大便不畅，2日1次。既往有心律不齐、心房颤动、房性期前收缩病史。舌质紫黯，苔白厚，脉结代。心电图示：心律不齐。心脏彩超示：全心扩大、射血分数31.5%。腹部B超示：肝脾肿大。

【中医诊断】心悸。证属心脾不足，痰瘀阻滞。

【西医诊断】慢性心功能不全，心源性肝硬化。

【治法】补益心脾，活血化湿。

【处方】党参15g、麦冬10g、五味子10g、丹参10g、煅龙齿（先煎）30g、煅龙骨（先煎）30g、合欢花15g、桃仁15g、红花20g、水红花子15g、鳖甲

15g、三七粉（冲服）3g、桂枝10g、红景天20g、茯苓10g、猪苓6g、车前子30g、炒白术15g、炒山药20g、大腹皮15g、姜厚朴15g、焦槟榔15g、枳壳15g、炙甘草10g。14剂，水煎服，每日2次。

【二诊】2014年5月13日。患者服药后心悸明显缓解，腹胀、下肢浮肿均减轻，但仍有气短胸闷，乏力头晕，饮食增加，大便正常，夜尿减少，仍畏寒，舌淡黯，苔白厚腻，脉沉细弱。处方为前方减枳壳，加砂仁（后下）10g、白豆蔻（后下）10g、炒鸡内金10g、薤白20g、草果10g、紫苏梗10g。14剂，水煎服，每日2次。

【体会】此案为心力衰竭重症，患者既有脏腑衰弱之内虚证，又有痰瘀互结之邪实证，从脏腑辨证来看，主要病位在心，且与肝、脾、肾数脏同病，交相为患。心气不足，心血失养，水湿属阴，阻遏胸阳，气机壅滞，故心慌、胸闷、气短、乏力、不得平卧；脾阳虚弱，不达四末，水湿不化，故畏寒肢冷、双下肢水肿。经李老补益心脾、活血化湿治疗后患者心脾气虚得补，故心悸、气短明显缓解；脾阳渐复，水湿运化正常，故水肿均得以缓解；水湿痰饮未能上逆，肺气得以宣降正常，则胸憋满、喘不得平卧症状好转；脾阳渐复，中运正常，故胃腹胀满缓解、食纳增加、小便利、大便软而通畅。李老在心力衰竭治疗中强调辨证论治，本案患者在病情初步稳定后，标实之邪十去其八，其本虚证尤显突出，在治疗时应以补虚为主，恢复其脏腑功能，防止复发，其次温药不可久用，补阳亦需顾阴，兼调脾胃气机，方能取得良好效果。心力衰竭病往往病程较长，病机复杂，李老在治疗中多配合西药治疗，中西医治疗侧重点各有不同，可互相弥补不足之处。如中药的利水药可明显增加利尿作用，因此对于重症患者中西药并用时可以减少西药利尿剂的用量，防止发生电解质紊乱等不良反应。中西医结合治疗心力衰竭在改善患者临床症状，提高患者生活质量，减少心力衰竭反复发作，减少西药不良反应方面有着很好的疗效。

【李老点评】本案为心力衰竭重症，在辨治之时，重在补益心脾以辅助正气。同时处理好温阳利水与活血化瘀的关系。因心、脾、肾三脏阳虚，必有水湿内停，且心气不足，瘀血停滞，故本案以五苓散温阳利水，以丹参、桃红等活血祛瘀，这是治疗心力衰竭水肿的常用药物。"体会"中对本案病因病机的分析符合临床实际，临证值得参考应用。

第四节 不寐

一、心火亢盛

胡某某，男，41岁。

【初诊】2017年10月17日。

【主诉】睡眠差10余年，加重2个月。

【病史】患者10年来长期失眠，近2个月以来失眠加重，每晚口服地西泮2片方可入睡，自觉心律快，心悸时作，白天精神尚可，时有头痛，眼睑睑腺炎反复发作，口干喜饮，纳食可，大便调，易急躁，血压135/95mmHg，舌淡胖大，苔白略腻，脉细数。

【中医诊断】不寐。证属心火亢盛。

【西医诊断】失眠。

【治法】清心凉血安神。

【处方】酸枣仁汤合凉血散加减。炒酸枣仁20g、茯神15g、知母15g、川芎10g、黄芩15g、赤芍15g、牡丹皮10g、莲子心10g、淡竹叶15g、炒栀子10g、淡豆豉10g、煅龙骨（先煎）20g、煅龙齿（先煎）20g、合欢花15g、柏子仁20g、夜交藤15g、密蒙花15g、白蒺藜10g、夏枯草15g、地龙15g。7剂，水煎服，每日2次。

【二诊】2017年10月24日。患者自诉服药后睡眠时间增加，已可睡5~6小时，入睡不难，精神良好，入夜口渴，出汗多，恶寒以下半身明显，偶有心前区隐痛，纳食可，大便每日行2~3次，成形便，血压120/90mmHg，舌淡胖大，苔薄白，脉细略数。处方为炒酸枣仁20g、茯神15g、川芎10g、黄芩15g、赤芍15g、牡丹皮10g、莲子心10g、淡竹叶15g、煅龙骨（先煎）20g、煅龙齿（先煎）20g、合欢花15g、柏子仁20g、夜交藤15g、密蒙花15g、白蒺藜10g、夏枯草15g、灵芝10g、浮小麦30g、桂枝10g、丹参15g。14剂，水煎服，每日2次。

【三诊】2017年11月7日。患者自诉服药后血压平稳，心率快，90~95次/分，伴心悸，易早醒，醒后不能再睡，纳食可，大便2~3次/日，不成形，睑腺炎反复发作，心前区偶痛，口不渴，舌淡胖，苔薄白，脉弦。处方为炒酸枣仁20g、茯神15g、川芎10g、黄芩15g、赤芍15g、牡丹皮10g、煅龙骨（先煎）20g、煅龙齿（先煎）20g、合欢花15g、柏子仁20g、密蒙花15g、夏枯草15g、灵芝15g、丹参15g、女贞子15g、墨旱莲15g、煅牡蛎20g、檀香6g、磁石（先煎）30g，7剂，水煎服，每日2次。

【体会】失眠有严重的危害，短暂失眠可导致头昏、头痛、食欲下降、精神不振和记忆力减退，而持续性失眠则极易引起血压、血糖、血脂升高，导致心脑血管病的发生，还可能造成内分泌失调，导致精神障碍。本案例之不寐，患者病情较重，需服西药安眠药方可入睡，常伴头痛、心悸、睑腺炎、情绪易急躁，李老认为该病例为心火亢盛，火热上攻，扰乱神明，导致失眠不寐。心主血脉，心火亢盛，导致血热，故李老以酸枣仁汤合凉血散为主方加减。方中黄芩、牡丹皮、赤芍、栀子、淡竹叶、知母等清热凉血以除烦安神志；酸枣仁、柏子仁、茯神、夏枯草、夜交藤、合欢花、龙骨、龙齿镇静安神止心悸；密蒙花、白蒺藜、川芎清热明目。二诊时患者诉睡眠增加，但有出汗多，恶寒，下半身明显，偶有心前区隐痛，故加浮小麦敛汗，桂枝解身恶寒，丹参活血治心痛。三诊时患者诉心悸、心痛、早醒复作，故加二至丸补肾阴，加煅牡蛎、檀香、磁石镇心阳，使水火既济，心肾相交而达安神助眠止悸之功。

【李老点评】本案为心肝火旺所致的失眠，患者心悸，头痛，口渴易急躁，睑腺炎反复发作不愈，均为心肝火盛之象，辨证为实证之失眠，以清泄心肝火热，宁心安神而收效。心火亢盛，心神扰动而不寐，肝气郁结，肝郁化火，邪火扰动心神而不寐。对心火亢盛者常用朱砂安神丸，肝火内扰者用龙胆泻肝汤，本案取两方化裁以清泄心肝之火，辅以安神定志之药物治之。临床中对于重症久病之失眠，常加磁石30g，磁石辛寒入肾，益阴潜阳，重镇安神，配以朱砂甘寒入心，清心降火，两药相伍，水火相济，使精气得以上荣，心火不至上扰，心肾交泰，心悸失眠自除。然因朱砂含汞，今方用之较少。

二、肝肾阴虚，心神失养

李某某，男，70岁。

【初诊】2014年4月30日。

【主诉】失眠2个月。

【病史】患者2个月来失眠，难以入睡，容易早醒，间断口服安眠药，伴头目不清，心悸，腰痛，记忆力减退，无头痛，无胸痛胸闷，纳可，夜尿4~5次，大便正常。既往有脑梗死、高血压、十二指肠溃疡病史。长期服药后血压155/95mmHg，心率85次/分，舌红，苔薄干，脉弦细。

【中医诊断】不寐。证属肝肾阴虚，心神失养。

【西医诊断】失眠。

【治法】滋补肝肾，养心安神。

【处方】生地黄15g、炒山药15g、山茱萸10g、牡丹皮10g、茯苓15g、泽泻

10g、石菖蒲 15g、远志 15g、茯神 15g、炒酸枣仁 30g、柏子仁 30g、合欢花 15g、夜交藤 15g、沙苑子 15g、益智仁 10g、桑螵蛸 10g、葛根 15g、狗脊 10g、夏枯草 20g、煅牡蛎（先煎）15g。14 剂，水煎服，每日 2 次。

【二诊】2014 年 5 月 14 日。患者自诉腰痛减轻，无心悸。查血压 140/90mmHg，心率 80 次/分，仍有头沉目干涩，眠差易醒，盗汗，咳嗽时有白黏痰，纳可，夜尿 3 次，舌红，舌苔少，脉弦细。处方为前方去夏枯草、煅牡蛎，加入陈皮 15g、法半夏 10g、浙贝母 15g、枸杞子 15g、菊花 20g、地龙 15g、金樱子 15g。14 剂，水煎服，每日 2 次。

【三诊】2014 年 5 月 28 日。患者自诉失眠减轻，无头晕、头沉、心悸，查血压 135/80mmHg，心率 82 次/分，仍多梦，夜汗多，白黏痰减少，食欲缺乏，夜尿 2~3 次，舌红，舌苔薄白，脉沉细。处方为前方减去陈皮、法半夏、地龙，加入浮小麦 30g、炒鸡内金 10g、煅牡蛎（先煎）20g、磁石（先煎）30g。14 剂，水煎服，每日 2 次。

【体会】患者为老年男性，既往有脑梗死、高血压病史多年，素体肝肾不足，肝阳上亢。主诉失眠就诊，伴心悸，腰痛，头目不清，记忆力差，盗汗，夜尿频，证属心肾不交，综合舌脉症，由于肝肾阴虚，导致脑髓失养则记忆力减退，阴虚火旺，甚至心肾不交，出现心悸、盗汗、尿频、失眠加重。中医认为不寐总属阴阳失交。本方以六味地黄汤为基础方化裁，加强交通心肾、健脾清肝、养心安神的作用，复诊时李老又进一步加用活血散结、重镇安神药物。李老针对久病失眠，在滋补肝肾、滋肾阴的同时注重益肾气，辅以交通心肾之远志、石菖蒲，配合清肝之夏枯草、菊花、合欢花，健脾之山药、茯苓、茯神、陈皮、法半夏，养心之炒酸枣仁、柏子仁，酌加重镇安神、通经散结之磁石、煅牡蛎、地龙。

【李老点评】本案为肝肾阴虚、心肾不交、脑髓不足引起的失眠。患者既往有脑梗死、高血压、十二指肠溃疡等多种慢性疾患，因阴阳失调、气血失宜导致肝肾阴虚，心肾失交，脑髓空虚的病机变化。治疗用六味地黄丸为基础方滋补肝肾并辅以交通心肾、养心安神之药，常用石菖蒲、远志、茯苓、茯神等。或加人参、酸枣仁、柏子仁强心益智，可用于治疗心血不足、心神不安之失眠、健忘等症。

三、肝肾阴虚，心肾不交

李某某，男，43 岁。

【初诊】2014 年 4 月 15 日。

【主诉】失眠半年。

【病史】患者半年前因过度饮酒诱发失眠，严重时每日口服地西泮，自诉入睡难，早醒多梦，伴乏力、心悸、腰痛，心烦急，头沉目胀，无胸痛头痛，纳可，二便正常。既往有高血压病史3年，长期服用降压药，舌淡红，苔薄白干，脉沉细。

【中医诊断】不寐。证属肝肾阴虚，心肾不交。

【西医诊断】失眠，高血压。

【治法】滋补肝肾，交通心肾。

【处方】生地黄15g、牡丹皮10g、泽泻10g、茯苓15g、炒山药15g、山茱萸10g、枸杞子15g、菊花20g、炒酸枣仁30g、柏子仁30g、远志15g、夜交藤15g、合欢花15g、磁石（先煎）30g、茯神15g、灵芝10g。7剂，水煎服，每日2次。

【二诊】2014年4月22日。患者自诉未服地西泮，入睡好转，梦减少，但睡眠不实，早醒，头胀，血压正常，舌淡红，苔薄白，脉沉细。处方为前方加入百合15g、白蒺藜15g。14剂，水煎服，每日2次。

【三诊】2014年5月6日。患者诉失眠明显好转，梦减少，夜间入睡5~6小时，偶早醒，诉头胀，头沉，二便通畅，纳可，舌淡，苔薄白，脉沉细。处方为前方加入茺蔚子10g。14剂，水煎服，每日2次。

【体会】患者中年男性，因操劳多思，饮酒失节制诱发失眠，入睡困难，既往有高血压病史多年。目前血压平稳，但症见乏力、心悸、腰痛、早醒多梦、心烦急，由于患者神经功能紊乱，导致机体阴阳失调，出现肝肾阴虚，心肾不交，故出现失眠伴心悸、腰痛。李老指出该患者失眠为心肝气血两虚，导致气阴不足，阴阳失交。治疗以杞菊地黄汤为基础方滋补肝肾，滋阴降火，同时配合益气养血宁心、镇潜降心神药物。组方精准简洁，该方有两个特色，一是重用灵芝大补心肾气虚，二是重用磁石敛降心肾，帮助心肾阴阳气机运行恢复正常。临证注意到李老治疗失眠常同用和重用茯苓、茯神，可达健脾宁心之效，对多思多梦者效果显著。二诊时李老又进一步加强调和肝脾，平肝疏络之力，使人体阴平阳秘、气血运行恢复正常。总之李老治疗失眠，其特色可归纳为交通心肾气阴、调和肝脾气血。

【李老点评】本病例为心肾不交引起的失眠，伴心悸、心烦、腰痛、头沉、脉细。因心肾不交，肝肾阴虚，心阳亢盛，阴阳失调导致发生本病。本案分析得甚为到位。灵芝一药，在古书中有延年益寿、长生不老之说，验证于临床，可以提高免疫功能，对睡眠有益，本案用之确有效验。磁石具有镇心安神之功，古代有磁朱丸一方，专治心肾阴虚、心阳偏亢导致的失眠，但现今已较少应用，本案例中应用磁石一味，实为滋补肝肾，潜降心阳治疗失眠之良药。

四、痰热内扰，肝脾失和

于某某，女，37 岁。

【初诊】2013 年 4 月 16 日。

【主诉】失眠 1 周。

【病史】患者半个月以来出现胃胀泛酸、胃灼热，近 1 周以来出现失眠，入睡难，多梦，曾服用地西泮，伴头胀痛，心烦急躁，胸闷，心悸，口不干渴，大便每天 1~2 次。既往有月经闭经、慢性胃炎病史，舌边红，苔白薄干，脉细。

【中医诊断】不寐。证属痰热内扰，肝脾失和。

【西医诊断】失眠胃炎。

【治法】化痰清热，调和肝脾。

【处方】莪术 10g、黄连 10g、焦槟榔 15g、木香 10g、厚朴 10g、枳壳 10g、竹茹 15g、煅瓦楞子 20g、玄参 10g、炒酸枣仁 30g、柏子仁 30g、女贞子 10g、墨旱莲 15g、茯神 15g、夜交藤 10g、磁石（先煎）30g、干姜 6g。14 剂，水煎服，每日 2 次。

【二诊】2013 年 4 月 30 日。患者自诉失眠明显好转，停服地西泮，无胃胀，无头痛，仍有心烦急躁，无口干，纳可，二便调，舌淡，舌边红，舌苔薄白，脉弦细。处方为前方减去木香、竹茹、干姜，加入百合、郁金、栀子、淡豆豉、莲子心。14 剂，水煎服，每日 2 次。

【体会】患者此次发作失眠、头痛，属于实证失眠，综合舌脉症，辨证为肝脾失和，痰热内扰。中医认为不寐总属阳盛阴衰，阴阳失交，该患者属于肝脾失调，胃失和降，痰热壅滞，气机不畅所致，处方以温胆汤合二至丸加减，用以理气健脾和胃，清心降火安神。其中莪术配伍黄连，既可清湿热，又可化痰瘀。二至丸可滋补肝肾之阴，清热安神。二诊时李老又进一步加用清心除烦、解郁安神药物。李老针对实证失眠，注重消导和中、疏肝清热为法。

【李老点评】本案患者脾胃失和且失眠，脉症合参，辨证为肝脾失和，兼有痰热阴虚为患。故治疗以二至丸合温胆汤加减，能滋阴清肝、化痰安神。上文病机证治的分析较为深入，且抓住了关键所在，即阴虚痰热，所以服药后胃中转和，夜寐亦安。

五、肝郁脾虚，心神失宁

黄某，女，34 岁。

【初诊】2017 年 10 月 14 日。

【主诉】失眠 1 个月余。

【病史】患者失眠，夜间易醒，能再入睡，纳食可，无明显腹胀，大便通畅，口渴不著，月经量少，既往有脂肪肝、乳腺结节病史，舌淡红，苔薄白，脉沉弱。

【中医诊断】不寐。证属肝郁脾虚，心神失宁。

【西医诊断】失眠。

【治法】疏肝健脾，宁心安神。

【处方】北柴胡10g、当归12g、白芍15g、炒白术15g、薄荷10g、郁金15g、栀子10g、牡丹皮10g、炒酸枣仁20g、柏子仁20g、合欢花15g、夜交藤15g、远志15g、虎杖15g、荷叶15g、灵芝15g、炙甘草10g。7剂，水煎服，每日2次。

【二诊】2017年10月24日。症见舌淡胖大，苔薄白，脉细略数。继服前方14剂，水煎服，每日2次。

【体会】患者年轻女性，因失眠来诊，患者既往存在饮食不节，有脂肪肝病史，又因情志不遂，肝气郁结导致乳腺结节，辨证为肝郁脾虚之证。肝气郁滞，郁而化火，火扰心神，心神不安而不寐。思虑太过，心血暗耗，可见月经量少。舌淡红，苔薄白，脉沉弱，主血虚。本案患者因失眠来诊，除失眠外其他可供辨证之资料较少，结合患者既往其他病史和舌脉症，以及患者性别、年龄等，辨证为肝郁脾虚，心神失宁证，治以丹栀逍遥散加减，能疏肝解郁，健脾和营，兼清郁热，加入郁金加强行气解郁之功效，且有利于脂质代谢，加入炒酸枣仁、柏子仁、合欢花、夜交藤、远志以宁心安神，考虑患者过食肥甘厚味，酿生痰热，扰动心神而不眠，故加入虎杖、荷叶清化痰热，因病程较久，加入灵芝补益安神。

【李老点评】本案患者以失眠为主诉就诊，观其舌脉症结合既往病史，辨为肝郁脾虚，心神不宁证，用丹栀逍遥散化裁治之。失眠的主要病机是"阳不入阴，阴阳失调"，因阴虚、阳亢、气血痰浊瘀滞均可影响阴阳失调引起失眠，临证需根据脏腑虚实及邪气属性分别施治。此案为肝气不舒，痰热内蕴，扰动心神不宁而致失眠，文中对所用药物的分析准确到位，方中灵芝有提高机体免疫力及安神的作用，故常用于治疗失眠。

六、肝郁肾虚

张某，女，36岁。

【初诊】2017年12月20日。

【主诉】失眠半年。

【病史】患者半年前出差住宾馆时，自觉房中有人，受惊吓后失眠，怕黑，夜间需开灯睡觉，患者现失眠，记忆力下降，惊恐，晚餐后胃脘胀，不呃逆，腰痛，恶寒，疲乏，精神差，易紧张，胸闷，口不渴，无尿频，大便欠畅，右手无名指疼痛，舌淡胖大，舌苔薄，脉沉细。

【中医诊断】不寐。证属肝郁肾虚。

【西医诊断】失眠。

【治法】疏肝益肾。

【处方】北柴胡10g、茯苓15g、白芍12g、郁金15g、玫瑰花15g、合欢花15g、煅龙骨（先煎）30g、煅龙齿（先煎）30g、夜交藤15g、茯神15g、煅磁石（先煎）30g、薤白15g、紫苏梗10g、丝瓜络10g、桑寄生20g、炒杜仲20g、续断15g、肉苁蓉15g、当归15g、生白术40g、火麻仁15g、郁李仁15g、虎杖15g、泽泻15g、荷叶15g。7剂，水煎服，每日2次。

【二诊】2017年12月27日。患者病情好转，失眠惊恐改善，记忆力下降，晚餐后胃脘胀，不呃逆，腰痛恶寒，疲乏，精神差、易紧张，胸闷，口不渴，无尿频，大便欠畅，舌淡胖边有齿痕，苔白厚腻，脉沉。处方为北柴胡10g、茯苓15g、郁金15g、玫瑰花15g、合欢花15g、煅龙骨（先煎）20g、煅龙齿（先煎）20g、茯神15g、煅磁石（先煎）30g、薤白15g、紫苏梗10g、桑寄生20g、炒杜仲20g、续断15g、肉苁蓉15g、当归15g、生白术60g、火麻仁15g、郁李仁15g、虎杖15g、荷叶15g、远志15g、炒苍术15g、苦参10g、白豆蔻（后下）10g。7剂，水煎服，每日2次。

【三诊】2018年1月3日。患者失眠、惊恐好转，舌淡胖边有齿痕，苔白厚腻，脉细。处方为北柴胡10g、茯苓15g、郁金15g、玫瑰花15g、合欢花15g、煅龙骨（先煎）20g、煅龙齿（先煎）20g、茯神15g、煅磁石（先煎）30g、薤白15g、紫苏梗10g、肉苁蓉15g、当归15g、生白术60g、火麻仁15g、郁李仁15g、虎杖15g、荷叶15g、远志15g、炒苍术15g、白豆蔻（后下）10g、炒枳壳15g、厚朴15g、焦槟榔15g、木香10g。14剂，水煎服，每日2次。

【四诊】2018年1月17日。患者现失眠、惊恐已经完全好转，仍自觉记忆力下降，晚餐后胃脘胀，不呃逆，腰痛，疲乏，精神差、易紧张，胸闷，口不渴，无尿频，仍觉大便欠畅，舌淡胖边有齿痕，苔白厚腻，脉沉细。处方为北柴胡10g、茯苓15g、郁金15g、玫瑰花15g、合欢花15g、茯神15g、煅磁石（先煎）30g、薤白15g、紫苏梗10g、肉苁蓉15g、当归15g、生白术60g、火麻仁15g、郁李仁15g、虎杖15g、荷叶15g、远志15g、白豆蔻（后下）10g、厚朴15g、焦槟榔15g、木香10g、枳实15g、石菖蒲15g、桑寄生20g、炒杜仲20g。7剂，水煎服，每日2次。

【五诊】2018年1月24日。患者病情好转。现记忆力下降，头发白，餐后胃脘胀缓解，不呃逆，惊恐感好转，开灯睡觉，睡眠增进，腰痛，疲乏，胸闷，口不渴，无尿频，大便调，舌淡胖，苔薄白，脉沉细。餐后2小时血糖7.13mmol/L，空腹血糖7.08mmol/L。处方为北柴胡10g、茯苓15g、郁金15g、玫瑰花15g、合欢花15g、茯神15g、煅磁石（先煎）30g、薤白15g、紫苏梗10g、肉苁蓉15g、当归15g、生白术60g、火麻仁15g、郁李仁15g、虎杖15g、荷叶15g、远志15g、厚朴15g、焦槟榔15g、木香10g、枳实15g、石菖蒲15g、决明子15g。7剂，水煎服，每日2次。

【体会】心主神明，不寐的病位在心，与肝、脾、肾有关。其病机多为阳盛阴衰，阴阳失交。一为阴虚不能纳阳，二为阳盛不得入于阴。此患者因出差在外住宾馆时自觉房中有人，受惊吓后出现失眠等症状，此为气机逆乱导致阴阳相交途径受阻，阳不入于阴，出现失眠。故李老以逍遥散为基础方，疏理气机，加郁金、玫瑰花理气活血，加煅龙骨、煅龙齿、夜交藤、茯神、煅磁石安神，加薤白、紫苏梗、丝瓜络理气宽胸，加桑寄生、炒杜仲、续断治疗腰痛。晚餐后胃脘胀，大便不畅，为腑气不通，故加肉苁蓉、生白术、火麻仁、郁李仁，患者既往有高脂血症病史，加用虎杖、泽泻。服药后患者失眠、惊恐症状逐渐改善，二诊、三诊时仍有大便不畅，考虑为腑气不通伴有湿阻中焦，胃气不降，加用炒苍术、白豆蔻、炒枳壳、厚朴、焦槟榔、木香等药化湿健胃和中。四诊时患者大便已通畅，仍记忆力差，加用石菖蒲化湿开胃，开窍益智，加决明子通便、降脂。不寐临床常见肝郁化火、痰热内扰、心脾两虚、心胆气虚、心肾不交等证，此患者为受惊吓后出现气机逆乱导致阴阳相交途径受阻，与以上常见证型有所不同，故治以疏理气机为主，辅以重镇安神，并考虑到胃不和则卧不安，调理脾胃可使中焦气机运转，气机舒畅，阴阳相交，改善失眠。

【李老点评】本案患者因受惊吓后导致失眠、多梦、心悸、胆怯，诊断为肝郁肾虚之失眠证，以逍遥散加减而获效。对此证的分析，紧扣失眠"阳不入阴，阴不纳阳"之病机，从气机逆乱造成阴阳失交入手，分析得十分恰当，对药性及配伍阐述得清晰入理，总结到位。临床常见失眠，多因情志不畅、精神过劳、惊恐不安而诱发。临床表现为入睡难，早醒伴多梦，甚至通宵难寐，多与肝气郁滞，肝木偏旺有关，肝木旺上扰脑络则头痛、头胀，肝火扰心则心悸、心烦、口苦口干，肝气犯胃则脘胀、纳少便干，肝亢肾虚则头晕耳鸣、腰酸乏力。由此可见，此类失眠无不从肝而起，波及他脏引起紊乱。故"从肝论治"为法治疗失眠证的思路，可以借鉴。

第五节 多寐

脾虚湿困,兼有血瘀

周某某,男,57岁。

【初诊】2018年7月25日。

【主诉】困倦思睡20余日。

【病史】患者困倦思睡,睡不醒,头不晕,纳食可,食后腹胀,晚饭后明显,无明显口干渴,既往有高脂血症病史,2013年曾因腹主动脉重度狭窄、腹主动脉瘤行搭桥术,血压不高,舌淡黯,苔薄白,脉弦。

【中医诊断】多寐。证属脾虚湿困,兼有血瘀。

【西医诊断】嗜睡症。

【治法】健脾祛湿,活血化瘀。

【处方】陈皮15g、法半夏10g、浙贝母15g、茯苓20g、薏苡仁30g、炒苍术15g、川芎10g、僵蚕10g、地龙15g、葛根15g、全蝎5g、石菖蒲15g、丹参15g、焦槟榔15g、炒枳壳15g、生白术30g、厚朴15g、代代花15g、木香10g、当归15g、虎杖15g、荷叶15g、决明子15g、泽泻15g、生山楂15g。7剂,水煎服,每日2次。

【二诊】2018年8月1日。患者服药后困倦思睡好转,头部CT示脑动脉硬化,彩超示右侧颈动脉斑块,大便欠畅,腹胀好转,舌淡黯,舌苔薄白,脉弦。处方用陈皮15g、法半夏10g、浙贝母15g、茯苓20g、薏苡仁20g、炒苍术15g、川芎10g、僵蚕10g、地龙15g、葛根15g、全蝎5g、石菖蒲15g、丹参15g、三七粉(冲服)3g、炒枳壳15g、生白术30g、厚朴15g、代代花15g、木香10g、当归15g、虎杖15g、荷叶15g、决明子15g、泽泻15g、生山楂15g。14剂,水煎服,每日2次。

【体会】患者素体偏胖,属脾虚湿盛体质。脾虚,故见食后腹胀,湿气盛上阻清窍,故见困倦思睡、睡不醒。既往有腹主动脉狭窄,且症见舌黯,考虑兼有血瘀之象。多寐多因阳虚阴盛、气血虚损、湿邪困脾等所致。本案患者消化道症状比较明显,既往有腹主动脉狭窄、高脂血症病史,中医辨证为脾虚湿困,兼有血瘀,李老治以陈皮、法半夏、茯苓、炒苍术、厚朴,取平胃散合二陈汤之意,健脾理气祛湿,加焦槟榔、木香、炒枳壳、生白术、浙贝母、薏苡仁加强健脾祛湿化痰浊的功效,加当归、川芎、丹参、僵蚕、地龙、全蝎、石菖蒲,活血化瘀,搜风通络开窍,患者有高脂血症病史,给予葛根、虎杖、荷叶、决明子、泽泻、生山楂降脂。

经健脾祛湿活血治疗后，二诊时患者诉困倦思睡症状明显缓解，因初诊辨证准确，继续给予健脾祛湿活血治疗，考虑患者既往有腹主动脉重度狭窄病史，加用三七以活血化瘀治疗。

【李老点评】本案患者以困倦思睡为主诉，对这一病证，中医书籍中有不同称谓，如"多寐""但欲寐""嗜睡"等，但西医学将嗜睡看成是独立的病证，而本案之多寐则是一个全身疾病的表现。本案以痰瘀阻滞，清阳不升为主要病机，故用平胃散合二陈汤为主方，同时考虑瘀血阻滞，适当加入活血通络开窍之品，苍术、荷叶是这类病证的常用药物，且加葛根、石菖蒲促进胃中阳气化生，以升清窍，从本案的分析来看，其理法方药符合临床实际及辨证思路。

第五章　脑系病

第一节　头痛

一、气滞血瘀，痰瘀互阻

王某某，女，39 岁。

【初诊】2018 年 1 月 23 日。

【主诉】头痛 3 年加重半年。

【病史】患者头痛，以头两侧为主，呈刺痛，伴有灼热、麻木感，紧张劳累后加重，头痛时伴心悸、心烦，睡眠不实，口干不欲饮，时有头晕，纳食好，大便调，月经量少，舌胖大质紫黯，苔白少津，脉沉。

【中医诊断】头痛。证属气滞血瘀，痰瘀互阻。

【西医诊断】神经性头痛。

【治法】活血化瘀，祛痰止痛

【处方】桃仁 10g、红花 10g、川芎 10g、丹参 15g、郁金 15g、僵蚕 10g、地龙 15g、全蝎 6g、葛根 15g、陈皮 15g、茯苓 20g、胆南星 6g、浙贝母 15g、天麻 15g、钩藤 20g、合欢花 20g、栀子 10g、淡豆豉 10g、夜交藤 15g、茯神 15g、知母 15g、川牛膝 15g、三七粉（冲服）3g。7 剂，水煎服，每日 2 次。

【二诊】2018 年 1 月 30 日。患者服药后头痛略缓解，仍有刺痛，午后明显，仍感胆怯，午后精神差，活动后头晕，口中发黏，睡眠差，入睡困难，眠不实，易醒，心烦，纳食可，大便调，舌体胖大，舌质紫黯，苔白腻，脉沉细。处方为桃仁 10g、红花 10g、川芎 10g、丹参 15g、郁金 15g、僵蚕 10g、地龙 15g、全蝎 10g、葛根 15g、茯苓 20g、胆南星 6g、天麻 15g、钩藤 20g、合欢花 15g、栀子 10g、淡豆豉 10g、夜交藤 15g、茯神 20g、知母 15g、三七粉（冲服）3g、炙黄芪 15g、延胡索 10g。7 剂，水煎服，每日 2 次。

【三诊】2018 年 5 月 15 日。患者服药后头痛略缓解，两侧头胀，头欠清，睡眠改善，入睡可，醒后能再入睡，心烦，纳食可，大便调，舌胖大紫黯，苔薄白，脉沉缓。处方为红花 10g、川芎 10g、丹参 15g、郁金 15g、僵蚕 10g、地龙 15g、全蝎 6g、葛根 15g、茯苓 20g、天麻 15g、钩藤 20g、合欢花 15g、栀子

10g、淡豆豉 10g、桃仁 10g、夜交藤 15g、茯神 20g、知母 15g、三七粉（冲服）3g、炙黄芪 15g、茺蔚子 10g、玫瑰花 15g、太子参 10g。7 剂水煎，每日 2 次。

【体会】患者头痛日久，多于紧张劳累后发作，头痛呈刺痛，伴有灼热、麻木感，舌质紫黯，考虑以气滞血瘀为主，心悸、心烦、睡眠不实、舌胖大为痰浊扰心之证。观舌脉症，中医病属头痛，证属气滞血瘀，痰瘀互阻。故李老予以桃仁、红花、川芎、丹参、郁金、三七以活血化瘀，久病入络，予虫类药物僵蚕、地龙、全蝎以祛风通络止痛，患者头痛伴有灼热感，此为有热之象，故予以葛根清热，患者痰湿明显，予以陈皮、茯苓、胆南星、浙贝母，化痰祛湿。另外予以天麻、钩藤平肝息风祛头痛，患者失眠，予以栀子豉汤加合欢花、夜交藤、茯神、知母清热安神，予以川牛膝活血引热下行。二诊时患者仍有头痛但痰湿之象缓解，故去陈皮、贝母，因患者仍有头痛，全蝎改为 10g，又因患者午后头痛，精神差，考虑为气虚血瘀，故去牛膝，加黄芪、延胡索，以益气活血止痛。三诊时患者痰湿之象缓解，故去胆南星，因两侧头胀，故给予茺蔚子、玫瑰花疏肝清肝治疗头胀。另加用太子参益气养阴扶正。

【李老点评】本案以头痛为主症，从舌脉及症状特点，辨证属气滞血瘀、痰瘀互阻，方用桃红四物汤合天麻钩藤饮加减。在治疗时需要注意处理好痰、瘀、风、虚四个方面，本证因痰浊为患，由痰致瘀，痰瘀互阻，上蒙清窍，容易生风，继而有口黏、心烦、头晕、眠差之心脾两虚象，故为虚实夹杂之证，根据病机表现，头痛甚者先以化痰活血祛风为主，待头痛缓解时可适当加入健脾益气和血之剂以善其后。

二、风热外袭

高某，女，48 岁。

【初诊】2015 年 3 月 10 日。

【主诉】右侧头痛 1 周。

【病史】患者诉 1 周前受风后右侧头痛，以右侧额部及后头部为主，有胀痛感，伴目眩、恶风、鼻塞、流浊涕、咽痛发热，饮食可，睡眠调，大便干，1~3 日一行，舌质红，苔薄黄，脉浮，既往有慢性鼻炎病史 5 年。

【中医诊断】头痛。证属风热外袭。

【西医诊断】偏头痛。

【治法】疏风清热。

【处方】川芎茶调散加减。川芎 15g、荆芥 10g、防风 10g、细辛 3g、白芷 10g、薄荷（后下）10g、生甘草 10g、羌活 15g、桑叶 10g、菊花 15g、钩藤 15g、辛夷 10g、苍耳子 10g、桔梗 10g、生白术 20g、牛蒡子 10g。7 剂，水煎服，每日 2 次，早晚服用。

【二诊】2015 年 3 月 17 日。患者服上方 7 剂后自觉咽痛、鼻塞消失，头痛较前缓解，头晕消失。处方为前方去牛蒡子、苍耳子、辛夷，继服 7 剂。

【体会】本案之头痛，为外感风邪所致。风为阳邪，头为诸阳之会，清空之府。风邪外袭，循经上犯头目，阻遏清阳之气，故头痛、目眩；鼻为肺窍，风邪侵袭，肺气不利，故鼻塞；风邪犯表，则见恶风；舌苔薄白、脉浮等属表证。李老常用川芎茶调散治疗风邪所致头痛，方中川芎辛温，为血中气药，上行头目，为治诸经头痛之要药，善于祛风活血而止头痛，长于治少阳、厥阴经头痛，故为方中君药。薄荷辛散上行，助川芎疏风止痛，并能清利头目兼以清热制诸风药之温燥。头痛不同部位归属经脉不同，本案后脑部头痛，归属太阳经，前额头痛归属阳明经，故加太阳经引经药羌活及阳明经引经药白芷使药达病所。因本案患者兼有风热表现，川芎茶调散原方中疏风之力有余，但清热之力略显不够，故配伍桑叶、菊花、薄荷、钩藤等疏风清热药物，加强清热之力。此外，患者既往有慢性鼻炎病史，此次发作还伴有流涕、鼻塞症状，应用苍耳子、辛夷清热通窍治疗，收效明显。

【李老点评】本案为外感头痛，结合脉症，辨为风热头痛。"体会"中对风热头痛的病因病机分析得十分到位，以川芎茶调散合桑菊饮之类，确为治疗风热头痛之剂。治疗头痛川芎为首选之药，故常用川芎茶调散加减治之。不同部位的头痛归属不同经络，以不同引经药治疗头痛确为临床经验之谈，有很好的指导意义。

三、肝肾阴虚，痰瘀阻滞

郝某某，女，51 岁。

【初诊】2014 年 5 月 1 日。

【主诉】头痛伴耳鸣 3 个月。

【病史】患者 3 个月以来常晨起出现头痛，头沉目胀，伴耳鸣如蝉，夜间明显，潮热汗出，心烦燥热，咽喉有异物感，无胸痛、心悸、头晕，大便干 2 日一行，纳可，小便正常，舌边黯红，苔薄白干，脉沉弦细。既往有高血压，长期服降压药，2 年前行子宫摘除术。

【中医诊断】头痛。证属肝肾阴虚，痰瘀阻滞。

【西医诊断】高血压。

【治法】滋阴降火，通络止痛。

【处方】生地黄 20g、牡丹皮 10g、泽泻 10g、茯苓 15g、炒山药 10g、山茱萸 10g、枸杞子 15g、菊花 20g、白芷 10g、白蒺藜 10g、川芎 10g、茺蔚子 10g、地龙 10g、僵蚕 10g、红景天 15g、女贞子 10g、墨旱莲 15g、当归 15g、肉苁蓉 15g、生白术 20g、火麻仁 15g、淡豆豉 10g、栀子 10g。14 剂，水煎服。

【二诊】2014 年 5 月 21 日。患者诉头痛消失，耳鸣声减轻，大便通畅，鼻尖红肿不痛，目胀干涩，纳可，二便调，血压 130/80mmHg，舌黯红，舌苔薄黄腻，脉弦细。处方为前方减去红景天、茺蔚子、女贞子、墨旱莲，加黄芩 15g、败酱草 15g、密蒙花 15g、青葙子 15g。

【三诊】2014 年 6 月 4 日。患者诉无头痛，偶有耳鸣，二便通畅，鼻尖红肿消失，目干涩减轻，潮热汗出较多，口干口苦，纳可，舌黯红，舌苔薄黄，脉弦细。处方为前方去白芷、败酱草，加浮小麦 30g、女贞子 15g、墨旱莲 15g、龙胆草 10g。

【体会】患者既往有高血压病史多年，子宫摘除 2 年。由于绝经后机体阴阳失调，导致肝肾阴虚，肝阳上亢。自诉头痛头沉，伴耳鸣，属于虚实夹杂证。综合舌脉症，诊断患者病本为肝肾阴虚，因机体功能失调后导致痰瘀阻滞，清窍失去滋养，阻于脉中则血流不通则痛，阻于肝肾经络则经气不利，故出现头痛，耳鸣，咽喉有异物感。目胀、心烦燥热属心肝阴虚火旺，潮热汗出为心肾不交。李老指出患者头痛为阴虚阳盛，阴阳失交。处方以杞菊地黄汤、二至丸、栀子豉汤为基础方滋补肝肾，滋阴降火，同时配合地龙、僵蚕等疏风化痰，用川芎、茺蔚子、红景天活血化瘀。李老临证多同用白芷、白蒺藜药对，达祛风疏肝、温经化痰、止头痛头晕的效果。二诊后又进一步加强清肝热、化痰湿之力。总之李老治疗头痛、耳鸣患者时多以滋补肝肾和理痰化瘀并举。处方时还体现了肝病传脾的诊疗思路，患者便秘好转就是通过调和肝肾脾，使脾胃运化正常的结果。

【李老点评】本案患者为高血压，以头痛耳鸣为主诉，兼有潮热汗出等症。本案辨证需要掌握的特点如下：一是年过五十，正值七七绝经之后，肝肾阴虚，肝阳上亢则潮热汗出；二是主症为头痛、头沉，伴耳鸣，此属肝火肝风之证。在治疗时以杞菊地黄丸、二至丸、栀子汤为治本之方，用川芎、僵蚕、茺蔚子、白蒺藜等祛风活血通络之药治标，标本兼顾，收效较好。

四、肺肾气虚

陈某某，男，62 岁。

【初诊】2019 年 7 月 2 日。

【主诉】头痛 3 个月。

【病史】患者头痛阵作，胀痛，颈部转动疼痛，血压不高，做头颅 CT 未见明显异常，颈椎 X 线片未见明显异常，出汗多，紧张后明显，易感冒，腿沉重，既往有前列腺增生病史，夜尿 2 次，上午尿频，腹胀，纳食可，大便欠畅，每日

2 次，舌质红，苔薄白，脉弦。

【中医诊断】头痛。证属肺肾气虚。

【西医诊断】头痛。

【治法】补肾益肺。

【处方】玉屏风散加味。生黄芪 20g、白芍 12g、防风 10g、浮小麦 30g、麻黄根 10g、煅牡蛎（先煎）20g、茯苓 15g、白芷 10g、薄荷 10g、川芎 10g、葛根 15g、狗脊 15g、桑螵蛸 10g、益智仁 15g、沙苑子 15g、生白术 30g、当归 15g、姜厚朴 15g、炒枳壳 15g、木香 10g、炙甘草 10g。14 剂，每日 1 剂，分 2 次服。

【二诊】2019 年 8 月 27 日。患者自诉服药后好转，期间未感冒，头痛好转，颈部痛已愈，腿沉重好转，尿频不著，少腹仍有坠胀感，纳可，大便每日 3 次，舌淡红，苔薄白，脉沉弦。处方为上方减防风、浮小麦、麻黄根、煅牡蛎、葛根、狗脊、益智仁、生白术、当归、姜厚朴、枳壳、木香，加地黄 15g、泽泻 10g、山茱萸 10g、炒山药 15g、乌药 10g、小茴香 10g、升麻 6g、白茅根 20g、萹蓄 15g。14 剂，每日 1 剂，分 2 次服。

【体会】本证头痛多由卫虚腠理不密，感受风邪所致。表虚失固，营阴不能内守，津液外泄，则常自汗出、易感冒。依据其诸多症状表现再结合舌脉，辨证属肺卫气虚不固，肾气不足，脾胃失和，三焦气机失调。初诊时，李老根据其病情，在治疗上以玉屏风散为主方，方中黄芪甘温，能内补脾肺之气，外可固表止汗，白术健脾益气，可助黄芪加强益气固表之功，防风走表而散风邪，合黄芪、白术益气祛邪。黄芪得防风，固表而不致留邪，防风得黄芪，祛邪而不伤正，有补中寓疏，散中寓补之意。加白芍敛阴止汗，浮小麦、麻黄根、煅牡蛎皆有止汗之功，合白芷、川芎、薄荷以清利头目，止头痛头昏，再配合桑螵蛸、益智仁、厚朴、枳壳、木香等固肾纳气，健脾理气之品，诸药相合，使肺表得固，汗出得止，肾气得纳，尿频得缓，脾胃之气和畅，故腹部胀坠减轻。全方上、中、下三焦并治，收效立竿见影。二诊时诉服药后头痛好转，期间感冒未作，颈部痛已愈，腿沉重好转，尿频，少腹仍自觉有坠胀感，诸症取效皆佳。二诊遣方用前方合六味地黄汤加味，以补肾为主，加乌药、小茴香等温暖下焦，调畅气机，以缓少腹坠胀。诸药相合，巩固疗效以善其后。

【李老点评】本案以头痛、汗出、尿频、腹胀就诊，辨证为头痛肺肾气虚，营卫不和证。先以玉屏风散加减益气固卫表，继合六味地黄汤加减补肾扶正，肺肾俱调，腠理固密，故头痛缓解。本案标本先后，上、中、下三焦并治，对病机分析切合病情，有一定深度。玉屏风散可用于治疗时有汗出、感冒易作等症，已故中医大家蒲辅周老先生治疗气虚易感冒的患者很有经验，以玉屏风散小量煎服常有良效，值得我们学习。

五、肝阳上亢

宋某某，男，35岁。

【初诊】2017年6月27日。

【主诉】头晕头痛近2个月。

【病史】患者近2个月以来经常出现头晕头痛，伴有心悸，胸闷气短，检查示窦性心动过速，冠状动脉 CTCA 阴性，甲状腺功能阴性，D_2 聚体阴性，心脏彩超未见明显异常，血压高未服药，现测血压 136/84mmHg，头晕，入夜头痛，舌淡胖，苔白，脉沉，既往有强直性脊柱炎病史20年，双侧股骨头置换术后6年。

【中医诊断】头痛。证属肝阳上亢。

【西医诊断】头痛。

【治法】清热平肝，息风止痛。

【处方】天麻钩藤饮加减。天麻15g、钩藤20g、盐蒺藜10g、川芎10g、僵蚕10g、地龙15g、菊花15g、枸杞子15g、瓜蒌10g、薤白10g、紫苏梗10g、炙黄芪15g、炒酸枣仁15g、煅龙骨（先煎）30g、煅龙齿（先煎）30g、合欢花15g、红景天15g、炙甘草10g、葛根15g、狗脊15g。14剂。

【二诊】2017年7月11日。患者自诉服药后心悸胸闷好转，头痛头晕减轻，午后头晕时作，行走时头晕明显，颈部疼痛，舌淡，苔白厚腻，脉沉。处方为上方去瓜蒌、薤白、煅龙骨、煅龙齿，加炙黄芪至20g，加炒苍术15g、草果15g、广藿香15g、佩兰15g。继服14剂。

【三诊】2017年7月25日。患者诉服药后头痛头晕基本消失，昨天下午活动后头晕复作，持续半日，休息后缓解。处方为上方减紫苏梗、炒酸枣仁，加炙黄芪至30g，加太子参15g、山茱萸10g。继服14剂。

【体会】头痛病是由于外感或内伤，导致脉络拘急或失养，清窍不利所引起的以头部疼痛为主要临床特征的疾病。头痛既是一种常见病证，也是一个常见症状，可以发生于多种急慢性疾病过程中。《黄帝内经》中称本病为"脑风""首风"。头痛的治疗须分内外虚实。本案患者为中青年男性，既往有强直性脊柱炎病史，腰背困乏，有头痛头晕，素体肾阴不足，肝阳偏亢。李老初诊用天麻钩藤饮为主方，以天麻、钩藤、盐蒺藜、川芎行气平肝止头痛，僵蚕、地龙化痰息风，菊花、枸杞子清热平肝，诸药并用清热平肝，息风止痛，头痛可止。针对兼症加瓜蒌、薤白、紫苏梗宽胸理气，治心胸满闷；煅龙骨、煅龙齿等治心慌心悸；葛根、狗脊缓解腰背不舒。全方共奏平肝息风、化痰宽胸的作用。二诊时患者诉服药半个月后头痛减轻，但活动后易发作，心悸、胸闷皆已渐愈，故去瓜蒌、薤白、煅龙骨、煅龙齿，加重黄芪用量，增强补气之力，再加炒苍术、草果、广藿香、佩兰等祛湿解暑之品，化痰祛湿止头痛。三诊时头痛基本痊愈，唯就诊前一天活动后又出现，休息后症状缓解，仍有气不足之症状，再次加重黄芪用量，另加太子参、酒山茱萸，使补气之力大增。本案患者三诊而获痊愈，与李老临床辨证用药精当，随症加减，思路清晰，随症施治的宝贵经验密不可分，值得认真总结、实践、学习和传承。

【李老点评】头痛之证，有外感内伤之分、虚实证候之别。此案患者久病在身，肾气阴不足为病本，头痛伴头晕为标。"体会"中将三诊病机变化及用药的经过总结得十分到位，对随症加减用药体会深刻。此患者应为虚实兼夹的证候，在头痛头晕的同时伴有心悸、腰痛。肾为先天之本，肾精与脑髓互化，肾精亏虚脑髓不充失养则痛。此头痛以空痛为主，伴有耳鸣头晕，治疗此证时应"滋阴潜阳，息风止痛"。

六、肝阳上亢，瘀血阻络

于某某，女，59岁。

【初诊】2018年5月23日。

【主诉】头痛1年。

【病史】患者头痛，以左侧后头痛为主，与情绪波动有关，紧张和失眠时易发作，伴头晕，头脑欠清，偶有手麻，口不渴，纳可，大便调，睡眠不实，舌体胖大、质淡，苔薄白，脉沉。

【中医诊断】头痛。证属肝阳上亢，瘀血阻络。

【西医诊断】偏头痛。

【治法】平肝潜阳，治血止痛。

【处方】川芎10g、桑叶15g、僵蚕10g、地龙15g、菊花15g、白芷10g、蝉蜕10g、全蝎5g、郁金15g、玫瑰花15g、桑枝20g、茺蔚子10g、藁本10g、远志15g、石菖蒲15g、天麻15g、炒酸枣仁20g、柏子仁20g、炙甘草10g、茯神15g。7剂，水煎服，每日2次。

【二诊】2018年6月27日。患者服药后头痛缓解，偶有发作，多于着急紧张后发作，近两日眠欠安，易醒，入睡困难，纳少，大便每日2~3次，以不成形便为主，舌淡，苔薄白，脉沉。处方为川芎10g、桑叶15g、僵蚕10g、地龙15g、菊花15g、白芷10g、蝉蜕10g、全蝎5g、郁金15g、玫瑰花15g、桑枝20g、茺蔚子10g、藁本10g、远志15g、石菖蒲15g、天麻15g、炒酸枣仁20g、柏子仁20g、炙甘草10g、茯神15g、夜交藤15g、生白术30g。7剂，水煎服，每日2次。

【体会】患者头痛，多以左侧后部为主，与情绪波动有关，紧张失眠时易诱发，此为情志不畅，精神紧张导致肝气郁结，肝失疏泄，络脉失于条达拘急而头痛，气郁化火，日久肝阴被耗，肝阳失敛而上亢，故伴头晕，头脑欠清，偶有手麻，为络脉失于条达，睡眠不实，心火不能下济肾水，心肾不交。李老诊治的头痛患者多为内伤头痛，此位患者头痛，中医辨证为肝阳上亢、瘀血阻络。治疗方面，以川芎为主药行气开郁，祛风燥湿，活血止痛，加白芷、藁本等头痛要药加强止痛之功效，为防辛散太过，佐以菊花、桑叶散风清热平肝，另予以郁金、玫瑰花理气通络止痛，加僵蚕、地龙、蝉蜕、全蝎息风止痉，活血通络，祛风止痛。患者手麻故加入桑枝疏通经络，患者睡眠不佳，故加入炒酸枣仁、柏子仁、炙甘草、茯神、远志、石菖蒲，安神定志。二诊时，患者诉头痛缓解，睡眠仍较差，大便每日2~3次，考虑存在脾虚心神不宁，予前方加入夜交藤，既能养心安神，又祛风通络，再加生白术健脾通便。

【李老点评】本案患者以头痛为主诉就诊，辨证为肝阳上亢，瘀血阻络之头痛，以平肝潜阳治疗而获效。内伤头痛，以肝郁不舒，脉络失和者多见，加之本案患者年老，肝肾不足，阴虚阳亢，心肾失交，本病虚实夹杂需标本兼治，方可奏效，治疗头痛，遵循不通则痛，痛则不通的原则，可选择通络药，如用葱白、生姜温通脑窍，郁金、石菖蒲、细辛、白芷、白蒺藜理气宣窍，丹参、桃仁、红花、川芎、赤芍活血通脉，全蝎、蜈蚣、土鳖虫等搜风活络，上述药物配合益气补血，滋肾祛湿降火等治法，止痛效果明显。

第二节　眩晕

一、肝风内动，痰瘀阻滞

赵某某，女，67岁。

【初诊】2014年4月9日。

【主诉】阵发头晕3个月。

【病史】患者3个月以来阵发头晕，体位改变时明显，伴面赤口苦，咳嗽咯痰，口干不欲饮，无头痛恶心，纳可，大便干，小便正常，体格检查见神清，面赤，血压160/85mmHg，心率85次/分，双肺呼吸音清，未闻及干湿啰音，心律齐，未闻及杂音，腹软无压痛，肝脾未触及，双下肢无浮肿，舌淡黯红，苔白厚腻，脉沉细。既往有高血压、哮喘、糖尿病病史。头颅CT检查示腔隙性脑梗死。

【中医诊断】眩晕。证属肝风内动，痰瘀阻滞。

【西医诊断】高血压病，脑梗死。

【治法】镇肝息风，化痰通络。

【处方】天麻钩藤饮加味。川芎15g、葛根15g、茺蔚子10g、当归10g、肉苁蓉15g、炒苍术15g、法半夏10g、生白术30g、白豆蔻（后下）10g、佩兰10g、白蒺藜10g、茵陈15g、夏枯草15g、天麻15g、钩藤20g、石决明（先煎）30g、紫贝齿（先煎）20g、茯苓15g、何首乌10g、浙贝母15g、火麻仁15g。

【二诊】2014年4月23日。患者自诉服药后头晕面赤减轻，无咳嗽，痰少，头沉，胃胀，汗多，口干渴，纳可，二便调，血压135/85mmHg，舌淡胖，苔薄白厚，脉沉细。处方为前方去法半夏、浙贝母、石决明、紫贝齿，加浮小麦15g、煅牡蛎15g、厚朴15g、知母15g。

【体会】患者既往有哮喘病史多年，素体肺脾不足，此次阵发头晕，伴血压升高，当属肝风内动，痰瘀阻滞之证。诸风掉眩皆属于肝，患者表现有头晕，此为肝风内动之候，面赤口苦为肝阳上亢之证。患者哮喘多年，肺脾气虚，痰热内生，故见咳嗽咯痰；脾虚不运，津液不能上乘，故见口干不欲饮水；脾虚不运，肺气不降，故大便干。处方以天麻钩藤汤为基础方，加紫贝齿加强平肝潜阳息风效果。此外，还加用祛湿化痰药如苍术、半夏、浙贝母、佩兰、白豆蔻，配合清肝降逆的白蒺藜、茵陈、夏枯草，活血通络的川芎、茺蔚子、葛根、当归，健脾润肠的生白术、火麻仁、肉苁蓉、何首乌等药物。全方紧扣病机，清肝降压、祛痰通络。服药半个月后头晕面赤减轻，但仍感头沉，胃脘胀满，汗多，口干渴。处方时增加浮小麦益气止汗、煅牡蛎潜阳补阴、知母滋阴清热、厚朴健脾理气。李老应用对药白豆蔻与白蒺藜，达祛风平肝、健脾化痰的作用，止头晕头沉；应用茵陈与夏枯草清肝利胆、清热化湿，治面赤口苦；应用石决明与紫贝齿平肝息风，降逆降压；应用川芎与葛根疏经活血不伤阴。纵观李老治疗思路，初诊紧抓肝风内动、痰瘀阻滞之病机，以平肝息风，化痰祛瘀，也反映了李老急则治标、缓则治本的治疗原则。中医认为是有形的痰瘀阻络，要重用活血化瘀，化痰通络之品。

【李老点评】此患者年过六旬，脏腑气衰，阴气不足。肝血不足则肝阳上升，郁而化火，易生内风，脏腑气衰，气血运化失调，痰湿内生，风火痰浊内扰发为眩晕。病位在头，病性乃肝风内动，痰热上扰，故治疗以平肝潜阳，清热化痰为法。以天麻钩藤饮化裁潜阳降逆，以苍术、半夏、茵陈、白豆蔻化湿祛痰。若痰湿内阻，腑气不通，需加用通腑利便之药引邪下行。"体会"中对药对的分析十分到位，对临床应用有所帮助。

二、肝肾阴虚，肝阳上亢

孙某某，女，55岁。

【初诊】2014年4月22日。

【主诉】头晕伴耳鸣2个月。

【病史】患者2个月以来阵发头晕，伴耳鸣心悸，夜间入睡难，早醒，无头痛恶心，纳可，大小便正常，查体见神清，面赤，血压165/85mmHg，心率90次/分，双肺呼吸音清，未闻及干湿啰音，心律齐，未闻及杂音，腹软无压痛，肝脾未触及，双下肢无浮肿，舌嫩红，苔薄白有裂纹，脉沉细。既往有颈椎病病史。

【中医诊断】眩晕。证属肝肾阴虚，肝阳上亢。

【西医诊断】颈椎病。

【治法】滋补肝肾，平肝潜阳。

【处方】生地黄15g、牡丹皮10g、泽泻10g、茯苓15g、炒山药15g、山茱萸10g、枸杞子15g、菊花20g、葛根15g、白蒺藜10g、川芎10g、茺蔚子10g、天麻10g、钩藤10g、石决明（先煎）15g、紫贝齿（先煎）10g、苍耳子15g、何首乌15g、合欢花15g、夜交藤20g、酸枣仁15g、柏子仁10g、炙甘草10g。14剂，水煎服。

【二诊】2014年5月6日。患者自诉头晕、耳鸣减轻，睡眠好转，无早醒，但有头沉，手指麻木，口干，膝关节痛，纳可，二便调，血压135/80mmHg，舌红舌苔薄白，脉沉细。处方为前方去何首乌，加白芷15g、僵蚕15g、地龙15g、木瓜15g、桑枝15g、松节15g。

【体会】患者既往有颈椎病病史多年。此次发作头晕，伴血压波动升高。患者表现有头晕，头沉，伴心悸耳鸣，失眠早醒，后期服药后头晕、耳鸣、失眠好转，但仍感头沉，手指麻木，关节痛。纵观李老治疗思路，初诊以杞菊地黄汤、天麻钩藤饮为基础方滋补肝肾，平肝潜阳，配合平肝降逆的白蒺藜、紫贝齿，活血通窍的川芎、茺蔚子、葛根，养心安神的合欢花、夜交藤、炒酸枣仁、柏子仁等药物，全方共奏养心血、平肝阳、滋肾阴的作用。二诊时加白芷、僵蚕、木瓜疏风化湿，地龙、桑枝、松节通络舒筋，以达通则不痛、疏通经络的作用。李老指出本案患者头晕为阴虚阳亢、经络瘀滞。临床上发生脑供血不足时，要注意区别血脉瘀阻，此类患者容易形成血栓、栓塞，中医认为是有形的痰瘀。前者病在经络以养血疏经为主，后者病久入血脉，形成有形的痰瘀闭阻，应重用活血化瘀化痰药。

【李老点评】本案为肝肾阴虚、肝阳上亢引起的眩晕。《黄帝内经》中"诸风掉眩皆属于肝"对眩晕的病因病机做出了高度概括。患者肝阴不足，阳亢于上，上扰清窍则头晕、头痛、耳鸣；热扰心神则心悸、失眠、早醒；肝风内动则手麻；肾阴不足则舌质红、脉沉细。根据舌脉症用杞菊地黄汤滋补肾阴，用天麻钩藤饮镇肝息风，滋阴清热。患者平日血压不高，但本次就诊时收缩压已至165mmHg，故方中加生石决明、紫贝齿平复血压。

三、肝阳上亢

乔某，女，77岁。

【初诊】2018年1月3日。

【主诉】头晕1个月。

【病史】患者1个月前无明显诱因出现头晕，伴血压波动，无恶心、呕吐，无视物旋转，无肢体活动不利，无言语不利，双足发凉，夜寐欠安，入睡困难，大便干，小便调，舌质红，苔薄白，脉沉。

【中医诊断】眩晕。证属肝阳上亢。

【西医诊断】高血压。

【治法】平肝潜阳，息风通络。

【处方】天麻15g、钩藤20g、川芎10g、僵蚕10g、地龙15g、白蒺藜10g、炒酸枣仁20g、柏子仁20g、夜交藤15g、茯神15g、当归15g、肉苁蓉15g、合欢花15g、磁石（先煎）30g、生白术40g、火麻仁15g、郁李仁15g、木瓜10g、伸筋草20g、桂枝10g。

【二诊】2018年1月17日。服药后患者头晕缓解，发作次数减少，血压平稳，下肢沉重感减轻，仍有入睡难，早醒，大便欠畅，纳食好，口干，下肢怕冷，耳鸣，舌红，苔少，脉细。处方用天麻15g、钩藤20g、川芎10g、僵蚕10g、地龙15g、炒酸枣仁30g、柏子仁30g、夜交藤15g、茯神15g、当归15g、肉苁蓉15g、合欢花15g、磁石（先煎）30g、生白术60g、火麻仁15g、郁李仁15g、木瓜15g、伸筋草20g、桂枝10g、枸杞子15g、苍耳子10g、天花粉15g、白蒺藜10g。

【体会】患者年过七十，肝肾不足，肝阳上亢，故头晕，伴血压波动；肾气不足，故双足发凉；虚火内扰，心神不宁，故夜寐欠安，入睡困难；阴虚，故大便干；舌质红，苔薄白，脉沉为肝肾阴虚之象。高血压多属于中医"眩晕"范畴，其常见的病因病机是肝阳上亢、肝风内动，结合舌脉表现，该患者符合肝阳上亢病机，故治疗以天麻钩藤饮加减平肝潜阳，改善症状。此案例患者血压波动与睡眠不佳有密切关系，故于方中加用安神药炒酸枣仁20g、柏子仁20g、合欢花15g。该病病位在肝，加用僵蚕10g、地龙15g、磁石30g、白蒺藜10g，以平肝息风通络。患者大便干燥，排便不畅，易引起血压升高，从而导致头晕，故于方中加用当归 15g、肉苁蓉 15g、生白术 40g、火麻仁 15g、郁李仁 15g，以健脾润肠通便。患者下肢怕冷，乏力伴有沉重感，故加用木瓜 10g、伸筋草 20g、桂枝 10g，以温通阳气，舒筋活血通络。

二诊服药 2 周后患者头晕改善。二诊时患者自诉入睡困难，故处方为前方炒酸枣仁加量为 30g，柏子仁加量为 30g，大便欠通畅，故生白术加量为 60g，患者仍有下肢沉重感，木瓜调量为 15g，耳鸣加枸杞子 15g、苍耳子 10g，口干加天花粉 15g。由于辨证精当，用药准确，病情基本痊愈。

【李老点评】本案患者以眩晕、血压波动为主症，辨证为肝阳上亢，治疗以天麻钩藤饮加减收功。高血压患者，临床常见以眩晕为首发症状，病因病机多归纳为肝阳上亢、阴虚阳亢、肝风痰浊及阴阳两虚证候，此类患者多伴有失眠之症，因病位在肝在心，劳神过度，心阴暗耗，心神失养所致。此案既有肝阳上亢所致的晕眩，又有心神失养所致的失眠，为虚实夹杂之证。治疗时在平肝潜阳的基础上，加用养心安神之品，可使虚阳下降，神安心安，则波动之血压可渐渐平复。

四、肝郁脾虚，气阴不足

刘某，女，60 岁。

【初诊】2018 年 11 月 20 日。

【主诉】头晕心慌近 2 个月。

【病史】患者近 2 个月以来头晕、心悸，血压波动，服药不规律，做头颅 CT 未见明显异常，纳食不香，大便调，活动后心悸、气短，口渴喜饮，舌淡黯，苔薄白，脉细数，测血压 140/80mmHg。既往有甲状腺功能亢进病史，未规律治疗。

【中医诊断】眩晕。证属肝郁脾虚，气阴不足。

【西医诊断】高血压。

【治法】疏肝健脾，益气养阴。

【处方】生脉饮合天麻钩藤饮化裁。太子参 15g、麦冬 10g、五味子 10g、天麻 15g、钩藤 20g、川芎 10g、白蒺藜 10g、僵蚕 10g、地龙 15g、枸杞子 15g、菊花 15g、炒白术 15g、炒山药 15g、炒鸡内金 10g、焦麦芽 15g、焦山楂 15g、焦神曲 15g、煅龙骨（先煎）20g、煅龙齿（先煎）20g、合欢花 15g、炙黄芪 15g、红景天 15g、炙甘草 10g。7 剂，口服，每日 1 剂，分 2 次服。

【二诊】2018 年 11 月 27 日。患者诉服药后病情略有减轻，仍时有头晕，心悸，血压不稳，纳食一般，口不渴，舌质黯，苔白干少津，脉沉细，时有左下腹胀痛，既往有慢性输卵管炎病史。处方为上方减太子参、五味子、枸杞子、煅龙骨、煅龙齿，加石决明 20g、珍珠母 30g、罗布麻叶 15g、大腹皮 15g、延胡索 15g。7 剂，口服，每日 1 剂，分 2 次服。

【三诊】2018 年 12 月 4 日。患者诉服药后左下腹痛减轻，头晕心悸减轻，血压不稳，头晕心悸明显，腿软，行走无力，腰酸痛，心烦躁，纳食一般，口干渴，舌胖大质黯，苔白少津，脉沉。处方为天麻 15g、钩藤 20g、夏枯草 15g、石决明（先煎）20g、珍珠母（先煎）20g、紫贝齿（先煎）20g、罗布麻叶 15g、川芎 10g、僵蚕 10g、地龙 15g、蝉蜕 10g、栀子 10g、淡豆豉 10g、炒鸡内金 10g、焦神曲 15g、煅龙骨（先煎）30g、煅龙齿（先煎）30g、合欢花 15g、桑寄生 20g、盐杜仲 20g、知母 15g、天花粉 15g、莲子心 10g、炙甘草 10g。7 剂，口服，每日 1 剂，分 2 次服。

【体会】该患者既往有甲状腺功能亢进病史，未做规律治疗。近期头晕、血压波动为肝阳上扰之象，纳食不香为脾虚失运之证，活动后心悸、气短，口渴喜饮为心气阴不足之候。结合舌脉辨证为肝郁脾虚、气阴不足之眩晕证。初诊时李老以生脉散合天麻钩藤饮为基础方调治。以生脉散配川芎、白蒺藜、僵蚕、地龙、枸杞子、菊花等，益气养阴、疏肝解郁，加炙黄芪、白术、山药、鸡内金、焦三仙等补气健脾养胃，加龙骨、龙齿、合欢花镇惊安神定悸。二诊时患者诉服药后病情减轻，仍时有头晕，心悸，血压不稳，时有左下腹胀痛，此为阳亢之象未解，兼有气机阻滞不畅。处方以前方减太子参、五味子、枸杞子等补益收敛之品，防止血压升高，煅龙骨、煅龙齿加至 30g，增加镇心定悸之功，此为李老治疗心慌、惊悸之常用对药，加石决明 20g、珍珠母 30g、罗布麻叶 15g 以清肝潜阳，调节血压，加大腹皮、延胡索理气止痛。三诊时患者诉服药后左下腹痛减轻，头晕心悸亦减，血压升高，腿软，行走无力，腰酸痛，心烦躁，此为郁热扰动心神之候。李老在二诊处方的基础上减白术、山药、焦三仙、大腹皮、延胡索等，加夏枯草、紫贝齿助清泄肝火，栀子、淡豆豉清热除烦，加桑寄生、盐杜仲补肾健腰止痛，加知母、天花粉滋阴降火，生津止渴，加莲子心清心除烦。诸药合用，共助清热祛火，清心除烦，安神定志之功，使清心肝泄火之力加强，并兼顾滋阴生津，同时加鸡内金、焦神曲健胃消食，避免苦寒之剂损伤脾胃之气。

【李老点评】本案以头晕、心悸就诊，诊断为眩晕证，辨证为肝郁脾虚，气阴不足证。"体会"中对病情及方药的加减应用分析得甚为到位，抓住了虚实夹杂的病机表现。一方面，患者气阴不足，症见心悸、眩晕、气短，另一方面肝阳上扰，症见血压波动、眩晕、口渴喜饮，升降失常，清浊相干。因此治疗上从虚实两个方面入手，以生脉散加减，针对气阴两虚之心悸气短，配以健脾消食之四君子汤合焦三仙，以天麻钩藤饮化裁平肝降逆降血压，合煅龙骨、煅龙齿、合欢花以镇静安神，治疗心悸。临床上常用的降压中药有夏枯草、生石决明、葛根、罗布麻叶、野菊花、钩藤、珍珠母、地龙、生山楂等，可根据不同的证候配合选用。

五、痰热内盛，肝阳上亢

潘某，男，34岁。

【初诊】2014年3月26日。

【主诉】眩晕，伴视物昏花2年余，加重1个月。

【病史】患者5年前发现血压升高，确诊为高血压，一直服用降压西药控制血压，基本能控制在正常范围。近2年来眩晕间断发作，伴视物昏花，近1个月以来患者头晕目眩加重，视物昏花，偶有流鼻血，血压波动，睡眠差，入睡难，白天精神差，困倦欲寐，大便每日一行，时便溏，查体见形体肥胖，舌质红略黯，苔薄白根部黄腻，脉沉弦，血压150/90mmHg。实验室检查：低密度脂蛋白4.79mmol/L。既往有高脂血症病史10年。

【中医诊断】眩晕。证属痰热内盛，肝阳上亢。

【西医诊断】高血压，高脂血症。

【治法】清热平肝化浊。

【处方】天麻15g、钩藤20g、生石决明（先煎）30g、生牡蛎（先煎）20g、夏枯草15g、白蒺藜10g、黄芩15g、白茅根20g、茯神15g、夜交藤15g、炒杜仲20g、桑寄生20g、何首乌10g、地龙10g、生山楂15g、荷叶15g、生山药20g、炒苍术15g，14剂，水煎服。每日2次，早晚服用。

【二诊】2014年4月9日。患者服药后眩晕及视物昏花症状明显减轻，未再流鼻血，睡眠较前好转，时有口干，血压140/85mmHg，舌质黯，苔白略腻，脉沉弦。处方为前方去黄芩、白茅根，加知母10g、天花粉15g。14剂，水煎服，每日2次，早晚服用。1个月后患者家属来门诊就诊，告知患者眩晕及视物昏花消失，血压平稳，结合饮食控制及餐后运动体重下降5斤，偶有便溏，睡眠可，精神状态良好。

【体会】高血压多属于中医"眩晕"范畴，眩晕病位在清窍，由脑髓空虚、清窍失养及痰火、瘀血上犯清窍所致，与肝、脾、肾三脏功能失调有关，其发病以虚证居多。本案眩晕以肝阳上亢、痰浊内盛之实证为主，兼见视物昏花、乏力、脉沉、便溏等脾肾不足本虚之象，治疗以天麻钩藤饮为基础方加减平肝息风，清热活血，补益肝肾，同时加强祛除痰湿，疏通痰瘀之力，改善体内新陈代谢。天麻钩藤饮有平肝息风，清热活血之功，常用于治疗肝阳偏亢、肝风上扰证。方中天麻、钩藤平肝息风，为君药。石决明咸寒质重，功能平肝潜阳，并能清热明目，与君药合用，加强平肝息风之力，川牛膝引血下行，并能活血利水，共为臣药。杜仲、桑寄生补益肝肾以治本，栀子、黄芩清肝降火，以折其亢阳，益母草合川牛膝活血利水，有利于平降肝阳，夜交藤、茯神宁心安神，均为佐药。李老配伍生山楂、荷叶、何首乌、地龙降脂祛浊，加山药、苍术健脾燥湿以治痰湿之本。二诊时症见口干，为久病伤阴之象，故去苦寒清热之品，加知母、天花粉养阴清热。中医认为眩晕总属本虚标实。本案治疗经验值得体会学习，在用药方面，平肝潜阳多用天麻、钩藤配合重镇平肝之生石决明、龙骨、牡蛎，以茯神、夜交藤养血安神定志，以盐杜仲、桑寄生补益肝肾，以生山楂、荷叶、何首乌、地龙降脂祛浊。治疗思路体现了虚实兼顾，标本同治之法，在平肝息风，化痰通络祛邪的同时，也补脾益肾以固先天、后天之本，补益药虽少但精，亦为李老注重扶正治疗思路的体现。

【李老点评】本案对眩晕证属痰热内盛、肝阳上扰的高血压和高脂血症患者的病因病机、症状特点及方药解析总结分析得十分到位，对指导临床很有意义。眩晕一证，老年患者多为虚实夹杂之证，虚为肝肾阴液不足，实为痰浊瘀血上扰。正如《黄帝内经》中所云"诸风掉眩皆属于肝"，因此平肝潜阳、滋补肝肾之阴为其治疗大法，方以息风定眩、清脑化痰之天麻钩藤饮化裁，临床屡获良效，对于同时伴有高脂血症的患者，在潜阳滋阴的基础上，加用健脾化痰之品，如虎杖、荷叶、生山楂、决明子等升清降浊，可稳定血压，缓解症状。

六、痰浊内盛，肝阳上亢

祝某某，男，54 岁。

【初诊】2013 年 3 月 12 日。

【主诉】眩晕，伴心悸两年余，加重 1 个月余。

【病史】患者五年前确诊为高血压。一直服用降压西药控制血压，基本能控制在正常范围。近两年来有眩晕，伴心慌，近期加重，睡眠尚可，大便每日一行，时便溏，患者形体肥胖，舌质红略黯，苔薄白根部黄腻，脉沉弦。2012 年 8 月 27 日查谷氨酰转肽酶 55U/L，甘油三酯 5.08mmol/L。2012 年 12 月 14 日查谷氨酰转肽酶 67.7U/L，血尿酸 504.5μmol/L，甘油三酯 4.77mmol/L。既往有高血压、高脂血症、冠状动脉粥样硬化性心脏病病史。

【中医诊断】眩晕。证属痰浊内盛，肝阳上亢。

【西医诊断】高血压，高脂血症。

【治法】解郁平肝化浊。

【处方】栝楼薤白半夏汤合小柴胡汤化裁。栝楼 15g、薤白 10g、法半夏 10g、天麻 10g、炒白芍 15g、黄芩 10g、生黄芪 25g、虎杖 15g、党参 20g、生龙骨（先煎）30g、生牡蛎（先煎）30g、牡丹皮 15g、柴胡 10g、茯苓 20g、决明子 6g、炒白术15g、葛根15g。14剂，水煎服。每日2次，早晚服用。忌油腻饮食，适当进行体育活动。

【二诊】2013年3月26日。患者服药后眩晕、心悸明显减轻，处方为上方去决明子，加丹参12g，14剂，水煎服，每日2次，早晚服用。3个月后患者家属来李老处就诊，告知其眩晕消失，偶有心悸，整体状态良好。

【体会】患者素体肥胖、痰浊内盛、肝阳上亢，有家族性高血压病史，经西药治疗，血压基本能控制在正常范围，但患者眩晕、心悸等症状仍然存在，并且影响了工作生活。高血压多属于中医"眩晕"范畴，其常见的病机是肝阳上亢、肝风内动，常用的治疗方法是平肝潜阳、镇肝息风。因此，治疗该患者时应谨守病机，采用解郁平肝、祛痰化浊法，用栝楼薤白半夏汤合小柴胡汤加减。栝楼薤白半夏汤来源于《金匮要略》，有行气解郁，通阳散结，祛痰宽胸的功效。瓜蒌清热化痰散结，薤白通阳宽胸化痰，半夏祛痰散结降逆。小柴胡汤源自《伤寒杂病论》，其功效主要是和解少阳，和胃降逆，扶正祛邪。柴胡、黄芩疏利肝胆气机，黄芩又可清热。两方合用能解郁化痰平肝。中医认为"无痰不作眩""无风不作眩"，故在祛痰化浊同时，加天麻平肝息风，加生黄芪、党参、茯苓补气健脾，治生痰之源，加白芍养肝阴以平肝阳，柔肝体以和肝用，加丹参、牡丹皮清肝凉血，活血化瘀，加生龙骨、生牡蛎沉降平肝。

【李老点评】本案以眩晕为主症，西医诊断为高血压、高脂血症。中医四诊分析此类病证多为肝失条达、脾失运化引起痰浊内盛，肝阳上亢，故从调和肝脾论治取效。

七、肝肾阴虚，清窍失养

刘某某，女，74岁。

【初诊】2013年8月13日。

【主诉】阵发性头晕5年。

【病史】患者近5年来阵发头晕，近2年来曾有意识丧失，无恶心呕吐，无视物旋转，无肢体活动障碍，无言语不利。来医院神经内科，查头颅CT示腔隙性脑梗死。给予氟桂利嗪、银杏蜜环口服液等改善脑循环、止晕。此后患者每个月发作头晕1~2次，伴耳鸣，夜间明显。曾在某医院中医科住院，给予金纳多注射液治疗后好转出院。此后患者仍有阵发性头晕，晨起明显，有一过性意识丧失1次，伴有耳鸣，偶有恶心呕吐，视物成双，无肢体活动障碍，无言语不利，脑鸣，偶头痛，无饮水进食发呛，纳食可，口干，大便可，夜尿频，夜寐欠佳，入睡困难，血压135/80mmHg，舌质干红，苔白，分布不均，脉细弦。实验室检查示甘油三酯5.08mmol/L，血尿酸504μmol/L。心脏彩超示主动脉硬化、左心室舒张功能降低。既往有高血压病史 4 年余、冠状动脉粥样硬化性心脏病史 30 余年、腔隙性脑梗死 2 年。患者对普鲁卡因、索米痛、青霉素过敏。

【中医诊断】眩晕。证属肝肾阴虚，清窍失养。

【西医诊断】脑供血不足，高血压病 3 级极高危型。

【治法】补益肝肾，营养清窍。

【处方】杞菊地黄丸加减。山茱萸 10g、炒山药 20g、牡丹皮 10g、泽泻 10g、茯苓 15g、生地黄 15g、熟地黄 15g、远志 10g、石斛 10g、枸杞子 15g、菊花 15g、乌药 10g、益智仁 10g、炒酸枣仁 20g、柏子仁 20g、夜交藤 15g、珍珠母（先煎）15g。14 剂，水煎服。每日 2 次，早晚服用。忌油腻饮食，适当进行运动。

【二诊】2013 年 8 月 27 日。患者自觉头晕较前明显好转，无恶心、呕吐，无饮水进食发呛，无视物旋转，无肢体活动障碍及言语不利，咯吐少量黄黏痰，纳食可，口干，大便可，夜尿频，入睡尚可，易早醒，舌质干红，苔白，脉细弦。治宜滋补肝肾、活血安神。处方为生地黄 20g、炒山药 15g、牡丹皮 10g、泽泻 10g、茯苓 15g、山茱萸 10g、远志 10g、石斛 10g、枸杞子 15g、菊花 15g、乌药 10g、益智仁 10g、陈皮 15g、法半夏 10g、炒酸枣仁 20g、柏子仁 20g、夜交藤 15g、茯神 15g、天竺黄 10g、黄芩 10g。14 剂，水煎服，每日 1 剂。

【三诊】2013 年 9 月 10 日。患者自觉头晕较前明显好转，咯吐少量白黏痰。纳食可，口干，大便可，夜尿频，入睡尚可，舌质干红，苔白，脉细。治宜滋阴益肾、健脾益气安神。处方为山茱萸 12g、炒山药 20g、牡丹皮 10g、泽泻 10g、茯苓 15g、生地黄 15g、远志 10g、石斛 10g、枸杞子 15g、菊花 15g、桑螵蛸 10g、益智仁 10g、夜交藤 15g、炒酸枣仁 15g、黄柏 10g、知母 10g、沙参 15g、炙黄芪 15g、炒白术 15g、陈皮 15g。14 剂，水煎服，每日 1 剂。

【体会】患者为老年女性，肝肾亏虚，虚风上扰清窍，清窍失养则见头晕、头昏沉、头鸣，伴意识不清。舌质干红，苔白、分布不均，脉细弦，亦为肝肾阴虚、清窍失养之象。此患者的诊断和治疗较为明确，以肝肾阴虚为主要病机，治以六味地黄汤为主要处方，酌加安神益智之品，营养清窍，改善眩晕一症。六味地黄汤是补肾填精益智的代表方剂，出自宋代钱乙所著的《小儿药证直诀》。该方三补三泻，以甘淡利窍，柔润治肾，补泻兼施，以泻助补，非常适合老年病特点，因此临床广泛运用于老年病的治疗，有助于提高老年人的记忆力和改善其认知功能。后世医家由此发展变化的地黄系列方剂颇多，李老在临床诊疗中也常将地黄系列方剂合方应用。如本案三诊时患者痰热已退，但肝肾阴虚及虚热上扰清窍的表现明显，故去清热化痰之品，将杞菊地黄丸及知柏地黄丸合方应用，以固肝肾阴精之本，清虚热之标，是眩晕病后期调养之法。

【李老点评】本案为眩晕，辨证为肝肾阴虚，虚风上扰清窍所致，方用六味地黄汤为主，加入养心安神、通窍化痰之药，药证相符故有效验。本案中病因病机分析合理，方药分析到位，"体会"中提出的以杞菊地黄丸合知柏地黄丸善后固本，是临床常用调养之法。

第三节　中风

一、痰瘀阻络，肾精不足

王某某，男性，87岁。

【初诊】2019年5月21日。

【主诉】言语不清1年余。

【病史】患者2017年患脑梗死，现言语不清，饮水偶有呛咳，有白黏痰不易咯出，疲乏，腿软，迈步吃力，偶口角流涎，纳可，大便调，口唇紫黯，舌红，舌体胖大，苔薄白，脉弦。

【中医诊断】中风病。证属痰瘀阻络，肾精不足。

【西医诊断】脑梗死后遗症。

【治法】化痰祛瘀，补益肾气。

【处方】当归15g、陈皮15g、法半夏10g、浙贝母20g、茯苓20g、前胡15g、红景天15g、黄精15g、鱼腥草20g、炙黄芪20g、太子参10g、白芍15g、胆南星10g、伸筋草20g、桑寄生20g、羌活15g、独活15g、炒杜仲20g、怀牛膝15g、炙甘草10g。

【二诊】2019年6月18日。患者诉服药后病情好转，现痰量减少，白痰，不易咯出，腿软，迈步吃力，饮水呛咳，言语不清，疲乏，纳食不香，大便1~2日1行，口唇黯，舌质黯，苔薄白，脉弦。处方为当归15g、陈皮15g、法半夏10g、浙贝母20g、炙桑白皮20g、前胡15g、红景天15g、黄精15g、炙黄芪30g、太子参15g、地骨皮15g、胆南星10g、伸筋草30g、桑寄生20g、狗脊15g、肉苁蓉15g、炒杜仲20g、火麻仁10g。

【体会】该患者脑梗死后言语不清，伴见饮水偶有呛咳，有白黏痰不易咯出，偶口角流涎，此为中风病后痰浊壅盛，阻滞清窍之象；疲乏腿软，下肢无力，此为下元亏虚，肾精不足；口唇紫黯为瘀血阻滞经络；观其舌红，考虑上焦痰阻化热；舌体胖大，为痰湿之象。综观舌脉症，属中医中风病范畴，证属痰瘀阻滞，肾精不足。故李老采用化痰祛瘀，补气益肾之法，予以二陈汤加减。用陈皮15g、法半夏10g、浙贝母20g、茯苓20g、前胡15g化痰。痰浊日久化热，故加入胆南星 10g 清化痰热。治疗中风痰迷清窍，加鱼腥草 20g 以清热解毒，治疗患者呼吸道慢性炎症。患者下元虚衰，肾精不足，故用炙黄芪 20g、太子参 10g、当归 15g、黄精 15g、桑寄生 20g、炒杜仲 20g，以补益气血，益肾填精，治疗疲乏腿软、下肢无力。因中风病日久导致肢体活动不利，故在方中加入伸筋草 20g、羌活 15g、独活 15g，舒筋活络。久病入络，舌有瘀象，故加入红景天 15g、白芍 15g、怀牛膝 15g 活血化瘀。最后加入炙甘草 10g 以调和诸药。二诊时患者诉服药后症状较前好转，痰量减少，咯白痰，仍不易咯出，故去鱼腥草，加入炙桑白皮 20g、地骨皮 15g，以清肺热。患者风湿之象不明显，去羌活、独活。瘀血之象减轻，去牛膝。方中加大炙黄芪、太子参用量，并加入狗脊以加强补益气血，滋补肝肾，强壮腰膝之功效。患者大便欠畅，方中加入肉苁蓉、火麻仁以益肾润肠通便。治疗本病非日久不能见功，需较长时间服药。待病情缓解后，重视应用扶正药物。

【李老点评】本案为脑梗死后遗症，观其脉证，因下元亏虚、痰瘀阻滞，导致清窍不利，引起诸症，其病机虚实夹杂，治疗需标本兼治，先以治标为主，兼以固本扶正，标病缓解后再图治本，编者对病机治疗的分析符合临床实际及本病的治疗规律，上文所述治疗本病非日久不能见功，需较长时间服药，在病情缓解后更要重视应用扶正药物，此属真知灼见，应当重视。

二、脾肾亏虚，风痰阻络

王某某，女，58 岁。

【初诊】2013 年 2 月 6 日。

【主诉】右侧上肢无力 3 年，伴言语不利 2 个月。

【病史】患者 3 年前右上肢活动不利，经头颅 CT 检查诊断为脑梗死，2 个月前复发，现症见言语不利，右上肢不利加重，无饮水呛咳，伴头晕不清，失眠，双下肢午后浮肿麻木。经过输液治疗，无明显好转。查体见神清，血压 130/85mmHg，心率 85 次 / 分，双肺呼吸音清，未闻及干湿啰音，心律齐，未闻及杂音，腹软无压痛，肝脾未触及，双下肢浮肿，右上肢体肌力 3 级，口角歪斜，伸舌右偏，舌质黯红苔薄白，脉沉细。既往有脑梗死病史 3 年。

【中医诊断】中风。证属脾肾亏虚，风痰阻络。

【西医诊断】脑梗死。

【治法】补益肝肾，祛风化痰，活血利湿。

【处方】炙黄芪 20g、当归 15g、茯苓 15g、桑枝 30g、僵蚕 10g、蝉蜕 6g、川芎 10g、伸筋草 30g、木瓜 15g、桑寄生 20g、炒杜仲 20g、葛根 15g、狗脊 15g、何首乌 10g、炒酸枣仁 20g、柏子仁 20g、夜交藤 15g、茯神 15g。7 剂水煎服。

【二诊】2013年2月20日。患者诉服药后言语不利减轻，下肢浮肿消失，乏力，记忆力差，失眠，无头晕心悸，大便通畅，舌边红，舌苔薄腻，脉沉细。处方为前方减去蝉蜕，加入磁石（先煎）30g、远志10g、石菖蒲15g。

【三诊】2013年3月13日。患者诉服药后言语不利继续减轻，口角歪斜减轻，乏力失眠好转，耳鸣发堵，无头晕心悸，二便通畅，舌黯红舌苔薄，脉沉。处方为前方加入枸杞子15g、苍耳子10g。7剂，水煎服，每日1剂。

【体会】本案中风的诊治，李老辨证为本虚标实，病位在脾、肾。本虚为气血不足，标实为风痰瘀滞，导致经脉肌肉失养。此患者以补阳还五汤为基础方加减，补气活血，养血柔筋。针对言语不利，加蝉蜕、石菖蒲、远志，针对口眼歪斜，酌加僵蚕、川芎、葛根，双下肢浮肿麻木加茯苓、木瓜、伸筋草、桑枝健脾祛湿，头晕失眠加桑寄生、杜仲、狗脊、何首乌、酸枣仁、柏子仁、磁石补肾安神。二诊时患者诉服药后症状减轻，李老进一步加用祛痰利窍的石菖蒲和远志，三诊时患者诉水肿完全消失，睡眠改善，病情日趋稳定，但有耳鸣有发堵感，二便调，肾开窍于耳，故给予枸杞子滋阴补肾，配合苍耳子清热养阴，通利耳窍。在治疗该患者时，李老用大剂量补气养血安神药，使脑络得养，则言语利、耳窍通，还能帮助恢复脑神经功能。

【李老点评】中风辨证多属于肝肾下元不足，风痰阻络。本案患者中风三年，伤及气血，故有气虚阻络之证。治疗时应在滋补肝肾、祛风通络的基础上以黄芪补气，达气行血行之效，健忘耳鸣皆因肾气不足，脑髓清窍失养，故加入石菖蒲、远志以通窍益智。

三、脾虚肝热，痰湿阻络

刘某某，男，51岁。

【初诊】2013年2月6日。

【主诉】左侧上肢无力8年，伴言语不利1年。

【病史】患者8年前左上肢活动不利，经头颅CT检查诊断为脑梗死，1年前复发加重，伴言语不利，诊断为脑出血，给予引流治疗，现症见言语不利，左上肢活动不利，无饮水呛咳，伴乏力，情绪易激动，头晕不清，失眠，反应力、计算力下降，口苦食欲缺乏，大便不成形，小便正常。查体见神清，血压150/100mmHg，心率85次/分，双肺呼吸音清，未闻及干湿啰音，心律齐，未闻及杂音，腹软无压痛，肝脾未触及，双下肢无浮肿，左上肢体肌力3级，口角歪斜，伸舌左偏，舌质胖淡黯，苔白厚腻，脉弦。既往有高血压病史15年，脑梗死病史8年，脑出血病史1年。

【中医诊断】中风。证属脾虚肝热，痰湿阻络。

【西医诊断】脑梗死，脑出血后遗症。

【治法】补脾清肝，祛湿化痰通络。

【处方】生黄芪 20g、地龙 15g、僵蚕 10g、石决明（先煎）30g、葛根 15g、何首乌 10g、夏枯草 20g、茵陈 15g、远志 15g、石菖蒲 15g、益智仁 10g、薏苡仁 20g、白豆蔻（后下）10g、苍术 15g、草果 10g、胆南星 10g、茯苓 15g、法半夏 10g、陈皮 15g、浙贝母 15g。14 剂，水煎服。

【二诊】2014 年 7 月 15 日。患者诉服药后乏力减轻，头晕消失，仍有言语不利，记忆力差，失眠，食欲缺乏，大便通畅，舌淡红，舌苔厚腻，脉弦细。血压 140/90mmHg。处方为前方加入炒鸡内金 10g。7 剂，水煎服。

【三诊】2014 年 8 月 5 日。患者诉服药后乏力失眠减轻，言语不利自觉有所缓解，时有头痛，耳鸣发堵，无头晕心悸，二便通畅，舌黯红，舌苔白厚，脉沉细。处方为前方加入当归 10g、赤芍 10g、川芎 10g、水蛭 6g、丹参 10g。14 剂，水煎服。

【体会】患者既往有高血压、脑梗死病史多年，后又出现脑出血后遗症，表现为肢体不遂，言语不利，情绪波动和反应力下降。本案中风的诊治，李老辨证为本虚标实，病位在肝、脾、肾。患者素体脾虚肝热，久病肾亏，标实为痰湿阻滞，导致经脉肌肉失养，经络气血逆乱。李老初诊以二陈汤加胆南星、浙贝母、草果、苍术、豆蔻、地龙，增强化痰祛湿作用，以夏枯草、茵陈、石决明、何首乌、葛根清肝降压，后期三诊时在此基础上加补阳还五汤和水蛭加强补气活血通络之力。针对言语不利、反应差，加石菖蒲、远志、益智仁醒神开窍。二诊时患者诉血压平稳，李老处方时进一步加强健脾和胃，强调保胃气。服药一个多月后三诊时，患者诉诸症改善，血压日趋稳定。在治疗患者的过程中，李老遣方用药的特点是以大剂量燥湿化痰药为主，辅助健脾清肝，活血通窍，使得脑络得养，帮助恢复脑神经功能。

【李老点评】本案为高血压、脑梗死并发脑出血引起的中风。中风的辨证，有中脏腑与中经络的不同。察其病史及表现为"风中脏腑"无疑。而究其原因，虽有风、火、痰、瘀、虚之辨，但根据脉症，辨证为脾虚肝热，痰湿阻络之证。故以健脾清肝、化痰通络法治之。患者因痰湿中阻，清窍闭塞，出现头晕、耳鸣健忘等症，故以石菖蒲、远志、益智仁等开窍醒神、清心益智药治之，临床用之确有效验。

四、肝肾不足，痰瘀阻络

李某某，男，60 岁。

【初诊】2014 年 12 月 9 日。

【主诉】左下肢无力，不欲言语 1 年。

【病史】患者 1 年前左下肢活动不利，查头颅 CT 后诊断为脑梗死，住院治疗后遗留左下肢无力，站立困难，不欲言语，左手感觉障碍，伴乏力，气短，眠差，入睡难，大便可。查体见神清，血压 130/100mmHg，心率 75 次 / 分，双肺呼吸音清，未闻及干湿啰音，心律齐，未闻及杂音，腹软无压痛，肝脾未触及，双下肢无浮肿，左下肢体肌力 4+ 级，生理反射存在，病理反射未引出，舌质黯红，苔白厚腻，脉弦细。既往有糖尿病病史 15 年，肾功能不全病史 6 年。

【中医诊断】中风后遗症。证属肝肾不足，痰瘀阻络。

【西医诊断】脑梗死后遗症。慢性肾功能不全，糖尿病。

【治法】滋补肝肾，化痰通络。

【处方】生地黄 20g、牡丹皮 10g、泽泻 10g、茯苓 15g、炒山药 10g、山茱萸 10g、知母 10g、黄柏 10g、炒苍术 15g、全蝎 5g、伸筋草 15g、桑枝 15g、天麻 15g、钩藤 20g、虎杖 15g、僵蚕 10g、草果 10g、炒白术 12g、桑寄生 15g、盐杜仲 15g。14 剂，水煎服，每次 200ml，每日 2 次。

【二诊】2014 年 12 月 23 日。患者服药后仍不欲言语，左手感觉障碍，伴左下肢乏力，气短，咳嗽咯痰色白，眠差，入睡难，大便可，血压 130/85mmHg，舌黯红，苔薄白，脉细。处方为前方去天麻、钩藤、虎杖，加法半夏 10g、陈皮 15g、浙贝母 15g、胆南星 10g。继服 14 剂。

【三诊】2015 年 1 月 6 日。患者服药后仍气短，舌大有卷曲感，困倦乏力，下肢无力，痰少色白，口干口渴明显，睡眠差，舌黯红，苔薄白，脉细。处方为前方去苍术，改桑寄生 20g、盐杜仲 20g、伸筋草 30g，加生黄芪 30g、石菖蒲 15g、远志 10g、天花粉 15g。继服 14 剂。

【四诊】2015 年 1 月 20 日。服药后言语较前增多，流利，气短乏力改善明显，夜间偶有口干，眠差易醒，舌黯红，苔薄白，脉细。前方继服 14 剂。

【体会】根据本案患者临床症状及舌脉表现，李老辨证为肝肾不足，痰瘀阻络，病性属本虚标实，病位在肝、脾、肾三脏。患者素体脾虚肝热，久病肾亏，痰湿阻滞，导致经脉肌肉失养，经络气血逆乱。李老初诊治以滋补肝肾，平肝息风为主，二诊时用二陈汤加胆南星、浙贝母以化痰祛湿。后期强调活瘀开窍治疗，在化痰的同时重用黄芪和地龙，以补气活血通络，养血柔筋，针对言语不利、反应差，加石菖蒲、远志、益智仁醒神开窍。在治疗过程中强调祛邪勿忘扶正，尤其注意健脾和胃以保胃气、存津液，服药后诸症改善，病情日趋稳定。

【李老点评】本案为脑梗死后遗症，症见下肢无力及语言障碍等症。上文分析其病因病机及立法方药十分恰当，特别是在二诊、三诊时加用化痰通络之品，对改善患者下肢无力及语言不利很有帮助，因心开窍于舌，语言不利，一为气虚,二为痰浊阻络,故用益气化痰之品可以收到较好疗效。

第四节　痿证

肝肾不足,气虚血瘀

高某某,女,59岁。

【初诊】2014年7月31日。

【主诉】全身无力、疼痛3年,加重半个月。

【病史】患者3年前因全身无力、疼痛于某医院就诊,确诊为多发性硬化症,发病后长期口服泼尼松治疗。近半个月以来患者全身乏力、疼痛加重,行走困难,胸部有束带感,伴畏寒,口干,纳食可,失眠,大便调,舌质淡,苔薄白,脉沉。实验室检查示空腹血糖7.24mmol/L,糖化血红蛋白7.3%。既往有糖尿病病史10年。

【中医诊断】痿证。证属肝肾不足,气虚血瘀。

【西医诊断】多发性硬化症。

【治法】滋补肝肾,益气活血。

【处方】麦味地黄丸加减。麦冬10g、五味子10g、川芎5g、熟地黄12g、枸杞子10g、生黄芪12g、桑枝12g、山茱萸10g、续断15g、菟丝子10g、巴戟天10g、女贞子10g、怀牛膝15g、桂枝5g、大枣5枚、炙甘草10g、川楝子10g、香附10g、石菖蒲10g、全蝎6g。14剂,水煎服。每日2次,早晚服用。

【二诊】2014年8月14日。患者服上方14剂后自觉乏力缓解,但仍有全身疼痛,胸部有束带感。处方为前方加柴胡10g、枳壳10g。继服14剂。

【三诊】2014年8月28日。全身疼痛有所缓解,仅左胸胁间及背部有束带感,乏力缓解,二便调,舌淡,苔薄白,脉沉。继前方再加续断10g。14剂。

【四诊】2014年9月25日。全身乏力、疼痛程度减轻,现每日服泼尼松2片,饮食二便可,舌淡,脉沉。前方继服14剂。坚持治疗,诸症明显减轻。

【体会】多发性硬化症因病证表现复杂多样可归属于中医不同疾病的范畴,常见有"痿证""内障""肌痹""喑痱"等。本案患者以肢体无力为主要症状,故中医诊断为痿证,根据其症状及舌脉表现,辨证为肝肾不足,气虚血瘀。病位在肝、脾、肾,属虚实夹杂证。患者肝肾不足则全身乏力、脉沉;气虚血瘀,脉络失养,不通则痛,症见全身疼痛;脉络不充,胸阳不振则畏寒、胸部有束带感。李老常用麦味地黄丸滋补肝肾,麦味地黄丸来源于六味地黄丸,具有滋补肾阴的功能,适用于肾虚、头晕耳鸣、腰膝酸软、消渴、遗精等症,是滋补肝肾之阴的代表方剂。还可加桑枝、川芎活血舒筋通络，配合桂枝温经散寒止痛，加川楝子、香附疏肝理气止痛，加黄芪补益肺脾经络之气，诸药配伍减少激素应用，改善患者疼痛、乏力症状，治疗效果明显。

【李老点评】本案中医诊断为"痿证"，属于疑难病证，"体会"中对本病的中医诊断、病因病机特点进行了详细的描述，辨证为肝肾不足，气虚血瘀之证，采用麦味地黄丸加减以补肝肾之虚，加入桑枝、桂枝等通络活血之品，在中西药物的配合下，控制病情，上文对理法方药的分析十分准确恰当，对临床诊治有指导意义。

第六章 肺系病

第一节 咳嗽

一、痰湿阻肺，肺脾气滞

沈某某，男，46岁。

【初诊】2013年3月19日。

【主诉】反复咳嗽5个月。

【病史】患者5个月前无明显诱因出现咳嗽，无发热，无喘憋，有黏痰不易咯出，胸胁不舒，胸闷发胀，晨起咳嗽明显，大便正常，舌红，苔白厚腻，脉沉。既往有过敏性鼻炎病史。

【中医诊断】咳嗽。证属痰湿阻肺，肺脾气滞。

【西医诊断】呼吸道炎症。

【治法】健脾燥湿，化痰止咳。

【处方】陈皮15g、法半夏10g、茯苓15g、草果10g、前胡10g、白前10g、黄芩15g、鱼腥草20g、胆南星10g、天竺黄15g、桔梗10g、炙桑白皮20g、地骨皮15g、紫苏子10g、白豆蔻（后下）10g、全瓜蒌10g、浙贝母15g、生甘草10g。7剂，水煎服。

【二诊】2013年4月2日。患者自诉咳嗽减轻，夜间咯痰多，无发热，胸中自觉有气上冲，舌红，舌苔薄干，脉细。处方为前方减去白豆蔻、草果，加诃子10g。

【三诊】2013年4月21日。患者自诉咳嗽减轻，黏痰少，无发热，胸胁不舒，舌红，舌苔厚，脉沉细。处方为前方加入紫苏梗8g、苍术10g。

【体会】本案患者痰湿蕴肺，伴随痰瘀阻络，胸阳不振，临床表现有痰黏不易咯出，胸胁不舒，胸闷发胀，甚至胸中自觉有气上冲，辨证为肺脾失调，肺气上逆，治宜健脾燥湿，化痰止咳，处方用二陈汤、小陷胸汤、泻白散加减，防止肺气上逆。患者病程日久，病位在肺、脾。李老在用药时重用健脾燥湿药物，用全瓜蒌、法半夏清化痰瘀，针对久咳，用诃子收敛肺气，降逆收涩，防止咳久伤及肺络。全方以健脾化痰燥湿为法。

【李老点评】本案患者咳嗽五个月，无明显外感病证，故诊断为内伤咳嗽，综合舌脉症辨证为痰湿阻肺，肺脾气滞。上文对病机及证治特点分析得较为明确。注意在咳嗽减轻之后，当顾护肺脾之气，以善其后，防止复发。

二、痰湿阻肺，气机失调

向某，男，46岁。

【初诊】2014年3月4日。

【主诉】反复咳嗽喘憋1个月。

【病史】患者1个月前感冒发热后出现咳嗽不止，口服消炎药后不发热，但仍咳嗽，伴喘憋胸闷，有黄白痰，遇寒加重，咳甚时气短、遗尿，纳可，大便正常。查体见神清，血压130/70mmHg，心率85次/分，双肺呼吸音粗，可闻及干湿啰音，心律齐，未闻及杂音，腹软无压痛，肝脾未触及，双下肢无浮肿，舌质红，苔黄腻，脉滑细。

【中医诊断】咳嗽。证属痰湿阻肺，气机失调。

【西医诊断】喘息性支气管炎。

【治法】清肺化痰，顺气平喘。

【处方】陈皮15g、法半夏10g、茯苓15g、浙贝母10g、桂枝10g、炙麻黄10g、细辛3g、射干10g、鱼腥草20g、胆南星10g、黄芩15g、白前10g、炙桑白皮20g、地骨皮15g、款冬花10g、地龙10g、草果15g、生甘草10g、桔梗15g、桑寄生20g、桑螵蛸10g。14剂水剂服。

【二诊】2013年3月28日。患者自诉咳嗽明显减轻，痰减少，无喘憋，乏力，小便频，舌红，舌苔薄黄腻，脉滑细。处方为前方减去桂枝，加入太子参10g。

【体会】患者感冒后咳嗽，喘憋，痰多，是感冒后期，气机失调，以致肺气不降，膀胱气化不利。治宜化痰理气，调和肺气宣发肃降功能，病位在肺、脾、肾。此患者初诊时以二陈汤加胆南星、草果、鱼腥草、浙贝母清肺化痰，用泻白散加款冬花、地龙降气平喘，以射干麻黄汤、桔梗汤加减达宣降结合，升发疏散，一宣一散，一降一升，调节气机。针对患者久咳甚则遗尿，李老认为肾主纳气，用桑寄生、桑螵蛸来补肾缩尿，温肾敛肺平喘。服药半个月后，二诊时患者诉咳嗽喘憋症状好转，但仍有乏力气短、尿频，为防止气阴不足，加入太子参补气扶正。李老遣方用药时注重调气，宣肺降气，升降结合，重用降气药物。

【李老点评】本案为外感后咳嗽不止，伴喘憋胸闷等症。辨证为痰湿阻肺，气机失调。病变部位以肺为主，涉及脾、肾两脏。治疗以宣肺化痰平喘之剂，适当加入益肾固涩之品而收工。

三、肺气不足，肺热伤阴

高某，女，26岁。

【初诊】2013年10月15日。

【主诉】反复咳嗽2年。

【病史】患者2年前外受风寒感冒后出现反复咳嗽，以干咳为主，咯少量白色泡沫痰，不易咯出，咽干咽痒，鼻痒流涕，每次遇风寒或闻到刺激性气体时发作，白天夜间均可咳嗽，无喘憋等呼吸困难，食欲缺乏，二便调，舌胖大，苔少，脉细，平素容易感冒。

【中医诊断】咳嗽。证属肺气不足，肺热伤阴。

【西医诊断】慢性咳嗽。

【治法】益气养阴，清热宣肺。

【处方】陈皮15g、法半夏10g、浙贝母15g、锦灯笼10g、前胡15g、射干10g、牛蒡子10g、白前15g、黄芩10g、诃子10g、防风10g、生黄芪15g、北沙参15g、玄参15g、甘草10g、连翘10g。14剂，水煎服。

【二诊】2013年11月5日。患者自诉服药后夜间咳嗽明显减少，咽干咽痒好转，白天偶遇刺激后阵咳，流清涕无鼻塞，纳可，二便通畅，舌质淡红，苔薄白，脉细。处方为前方去防风、生黄芪，加入辛夷10g、款冬花15g、炙紫菀15g。继服7剂。

【体会】患者反复咳嗽2年，虽无喘憋气短，但遇风、遇寒等会诱发阵阵咳嗽，多干咳少痰，伴咽痒、鼻塞、流涕，当属于中医"风咳"的范畴。该患者初诊以黄芪、北沙参益气养阴扶正来提高机体抵抗力，配合疏风解表的前胡、白前、牛蒡子、防风，以及清热解毒利咽的黄芩、连翘、锦灯笼、射干，止咳散结的陈皮、半夏、浙贝母，除气道壅滞，解除气管痉挛，二诊时又加入款冬花、炙紫菀加强润肺止咳的作用。肺为娇脏，主肃降，由于患者咳嗽日久，李老在方中加入诃子来收敛肺气，使得肺部气机不发散太过，恢复升降正常，控制咳嗽程度，尤其在夜间止咳效果最佳。李老临床治疗慢性咳嗽时，在兼顾解表清热的同时，还会提高机体自身抗病能力，使机体免疫系统功能正常，这是治疗咳嗽的关键。

【李老点评】本案诊断为"风咳"，症见咳嗽剧烈，早晚明显，咽痒，少痰，对冷热空气和异味敏感，常因感冒而复发。因"风咳"发病急骤，有风来之势，故得此名。治疗需"从风论治"。风邪犯肺，肺气不宣，治疗首当疏风宣肺，其次止咳化痰，宣降结合，通调气机。咽喉为肺之门户，利咽、利肺药同用有利于止咳，加用黄芪、北沙参益气养阴，确实能提高机体抗病能力，防止咳嗽反复发作。此案分析抓住要点，言简意赅。

四、痰热郁肺，气阴不足

何某某，女，49岁。

【初诊】2012年9月4日。

【主诉】咳嗽2周。

【病史】患者两周前受凉后曾发热1天，热退后咳嗽咯痰，痰易咯出，多黄白痰，咽干，伴鼻塞，头晕头痛，困乏，纳可，二便调，月经正常，舌胖大质红，苔薄黄腻，脉沉细。既往有过敏性鼻炎病史。

【中医诊断】咳嗽。证属痰热郁肺，气阴不足。

【西医诊断】气管炎，鼻炎。

【治法】清热化痰肃肺。

【处方】陈皮15g、法半夏10g、浙贝母15g、胆南星10g、天竺黄10g、桔梗15g、苦杏仁10g、炙桑白皮15g、地骨皮10g、川芎10g、辛夷15g、白芷10g、黄芩15g、鱼腥草20g、连翘15g、知母10g、生甘草10g。7剂，水煎服。

【二诊】2012年9月11日。患者自诉服药后黄白痰明显减少，咳嗽好转，无头痛鼻塞，二便通畅，仍乏力，易出汗，胃胀食欲缺乏，偶有干哕不适，舌胖大淡红，苔白腻，脉沉无力。处方为前方去胆南星、天竺黄、川芎、辛夷、连翘、知母、甘草，加竹茹10g、炙黄芪15g、佩兰10g、白豆蔻（后下）10g，7剂，水煎服。

【体会】《素问·咳论》中认为咳嗽是由于"皮毛先受邪气"所致，又说"五脏六腑皆令人咳，非独肺也"。明代张景岳将咳嗽归纳为外感、内伤两大类。患者既往有过敏性鼻炎病史，此次立秋后发病，首先因外邪犯肺，故鼻塞头痛，肺热内郁则身热口干，继而痰热壅阻肺气，肺失清肃，故咳嗽痰多色黄。患者素体肺气虚，二诊诉咳嗽后出现乏力，易汗，胃胀，食欲缺乏，干哕，此为肺脾亏虚。李老发挥中医扶正与祛邪之道，体现临床疗效，先行二陈汤合泻白散加减清肺化痰，辅以疏风散寒通窍治疗外感邪气，二诊时加强益气补肺、芳香化湿醒脾之功，以扶正为主，从而达到标本兼治之功，咳嗽痊愈。

【李老点评】咳嗽一症，其病机为"肺气不利，上逆作咳"。引起肺失宣降的原因，外为邪犯痰阻，内为脏腑功能失调，导致气虚、气逆发为咳嗽。故治疗原则不外乎宣肺、化痰、祛邪，调节脏腑功能。本案属于外感咳嗽，痰热郁闭肺气，"急则治其标"，治宜清热化痰宣肺。二诊时痰热已清，肺脾气虚明显，"缓则治其本"，治以补肺醒脾收功。本案病机分析清晰，整理内容恰当。

五、痰热伤阴，肝肺蕴热

马某某，女，57岁。

【初诊】2013年12月10日。

【主诉】反复咽痒咳嗽5年，加重1周，伴音哑3天。

【病史】患者反复咳嗽5年近1周加重，咽痒痰多白黏，不易咯出，无活动后喘憋、胸痛，近3天咳后音哑，每因大便干加重咽痒，音哑，伴口干口苦，纳可，小便正常。既往有慢性咽炎、支气管炎、反流性食管炎病史。查体见神清，血压120/80mmHg，心率85次/分，右侧颌下淋巴结肿大，双肺呼吸音粗，可闻少量痰鸣音，心律齐，未闻及杂音，腹软无压痛，肝脾未触及，双下肢不肿，舌淡红，苔白腻，脉滑细。

【中医诊断】咳嗽。证属痰热伤阴，肝肺蕴热。

【西医诊断】慢性气管炎、咽炎。

【治法】润肺化痰，清肝健脾。

【处方】陈皮15g、法半夏10g、浙贝母15g、茯苓15g、竹茹10g、炙桑白皮15g、地骨皮10g、胆南星10g、炒山药10g、前胡10g、薏苡仁20g、白豆蔻（后下）10g、苍术15g、牛蒡子10g、北豆根10g、射干10g、玉蝴蝶10g、知母15g、乌梅10g、生甘草10g。14剂，水煎服。

【二诊】2013年12月24日。患者自诉服药后咳嗽咽痒减轻，但仍有少量痰，音哑消失，大便通畅，舌淡红，舌苔薄白干，脉沉细。处方以养阴清肺丸口服1周。

【体会】中老年患者，既往有高血压病史，咳嗽反复多年，依据李老的辨证思路，首先应审清虚实，考虑患者为虚实夹杂证，以肺热、肝火夹痰湿为实，以痰热伤阴为虚。针对这样虚实夹杂的病情，以泄肺热化痰、清肝健脾、化湿泄实止咳为主，清热解毒、养阴润燥敛肺为辅。纵观全方，李老以攻邪热为主来泄肺清肝，处方用泻白散合温胆汤去枳实，配合健脾化痰湿、清热解毒、养阴敛肺药物。方中用白豆蔻、薏苡仁芳香健脾化湿，用苍术燥湿化痰，加强祛痰之力，配合清热解毒之牛蒡子、射干、北豆根清咽利喉。全方共奏祛邪、化湿、解毒、顾护津液之功，加用知母、玉蝴蝶、乌梅养阴润燥开音而奏效。通过此案例的诊治过程，体会到临床在治疗慢性咳嗽伴急性失音时要做到攻守并治。

【李老点评】本案为咳嗽兼有音哑之证，辨证为痰热伤阴，肝肺蕴热，治以泻肺化痰，清肝健脾为主，先以泻白散合温胆汤加减，后以滋阴润燥之养阴清肺丸善后。本病案为痰热伤肺，又兼口苦、口干、音哑，此属"木火刑金"，故加用清泄肝火平肺金之品，如乌梅、知母、竹茹等。

六、痰热阻肺，肺热伤阴

张某某，男，46岁。

【初诊】2013年11月19日。

【主诉】咳嗽2周。

【病史】患者每年入冬后遇冷咳嗽，两周前感冒后咳嗽加重，痰多色黄，伴气短胸闷，口干眼干，无发热，无鼻塞流涕，无喘憋，纳可，二便正常，舌质红，苔薄黄腻，脉沉细。既往有糖尿病病史1年（未服用降糖药）、慢性支气管炎病史3年。

【中医诊断】咳嗽。证属痰热阻肺，肺热伤阴。

【西医诊断】慢性支气管炎急性发作。

【治法】泻肺化痰，清热养阴。

【处方】陈皮15g、法半夏10g、浙贝母15g、茯苓15g、炙桑白皮15g、地骨皮10g、前胡10g、白前10g、黄芩10g、鱼腥草15g、胆南星10g、射干10g、紫苏梗10g、炙紫菀15g、知母15g、天花粉15g、生山药20g、苍术10g、枸杞子15g、密蒙花15g。14剂，水煎服。

【二诊】2013年12月2日。患者诉服药后咳嗽胸闷好转，痰减少，无喘憋，口干消失，纳可，二便通畅，舌质淡红苔薄白，脉细。继服前方7剂。

【体会】患者既往有慢性支气管炎病史，每年入冬后遇冷咳嗽，此乃寒邪束表，肺气不宣，发作咳嗽。两周前感冒后咳嗽加重，患者表现为痰多色黄，伴气短胸闷，此因肺中气壅痰阻，郁而化热，致肺失肃降，阻碍肺络，故痰多胸闷。患者有糖尿病，由于咳嗽导致肺热伤阴，加重肝肾阴虚，故表现为口干、眼干、舌质红、苔薄黄腻、脉沉细等痰热阴虚的症状。李老临证时指出论治咳嗽，首先要辨明是外感咳嗽还是内伤咳嗽，外感咳嗽由外邪侵袭引起，多为实证。此患者却不能诊断为风寒外感咳嗽，因为患者既有痰热壅肺，自诉痰多胸闷，又有肺热伤阴，阴液亏虚症状，自诉口干眼干，所以辨证为内伤咳嗽。内伤咳嗽多由脏腑功能失常引起。但无论是外感还是内伤，治疗原则均以恢复肺脏气机正常宣降，使肺气通达为宗旨。此案例以二陈汤合泻白散加味，以化痰泻肺为主，宣降结合来恢复肺的气机，同时兼顾阴虚证候，给予知母、天花粉、枸杞子、生山药以滋补肝肾，养阴清热。全方清润化痰结合宣降理气为本方特色。

【李老点评】咳嗽有外感、内伤之分，外感之咳由外邪犯肺所致，内伤咳嗽由脏腑功能失调所致。该患者之咳，乃外邪犯肺入里化热，热灼肺阴，出现痰热与阴虚并存的虚实夹杂证候，故此类患者以清热化痰止咳为主，润肺养阴为辅收效。

七、外感风寒，痰热阻肺

董某某，男，68岁。

【初诊】2018年1月31日。

【主诉】咳嗽15天。

【病史】患者15天前受凉后出现咳嗽，入夜明显，无发热，咯白痰，不易咯出，气短，活动后喘憋，纳食少，口干，咽干，大便每日3次，量少，舌质紫黯，苔薄白，脉细数。既往有哮喘病史。

【中医诊断】咳嗽。证属外感风寒，痰热阻肺，肺气不利。

【西医诊断】上呼吸道感染。

【治法】宣肺化痰止咳。

【处方】陈皮15g、法半夏10g、茯苓20g、炙甘草10g、浙贝母15g、炙麻黄10g、细辛3g、射干10g、黄芩20g、鱼腥草30g、连翘20g、款冬花15g、桔梗15g、炙桑白皮20g、地骨皮15g、苦杏仁10g、前胡15g、白前15g、炙黄芪20g、当归15g、肉苁蓉15g、生地黄20g。

【二诊】2018年2月7日。咳嗽好转，喘憋减轻，白痰易咯出，无发热，耳鸣，偶有心慌，纳食少，后背发凉，大便每日3~4次，每次量少，入睡困难，需服用佐匹克隆方能入睡，舌红，苔薄，脉弦滑。处方为陈皮15g、法半夏10g、茯苓20g、炙甘草10g、浙贝母15g、炙麻黄10g、细辛3g、射干10g、黄芩20g、鱼腥草30g、连翘20g、款冬花15g、桔梗15g、炙桑白皮20g、苦杏仁10g、前胡15g、白前15g、炙黄芪20g、当归15g、肉苁蓉15g、生地黄20g、紫苏梗10g、薤白15g、醋鸡内金10g。

【体会】本案患者咳嗽因内有痰浊、外感风寒导致。患者为老年男性，年近七十，外感风寒，邪气束表，故咳嗽；既往有哮证病史，宿痰伏于肺，故白痰多；肺气不足，故活动后喘憋；中焦脾气不足，故纳食少，大便次数多、量少；阳气不足，故后背发凉。该患者既往有哮喘病史，有宿痰内伏于肺，又兼有肺、脾、肾不足。处方用陈皮、法半夏、浙贝母、茯苓燥湿化痰止咳；用炙麻黄、细辛解表散寒，宣肺止咳；予前胡、白前、款冬花疏风解表，降气化痰；用射干、黄芩、鱼腥草、连翘清热解毒化痰；用炙桑白皮、地骨皮清肺降火止咳；用炙黄芪、当归、肉苁蓉、生地黄益气补肾以扶正。全方解表、清肺、止咳、化痰和补气并举，标本兼顾。二诊时患者诉后背发凉，处方以前方加薤白15g以温通散寒；纳食少，加紫苏梗10g、炒鸡内金10g健脾理气开胃。辨证精准，用药得当，故奏效迅速，患者服汤药7剂后诸症减轻，取效明显。

【李老点评】患者半个月前因受凉引起咳嗽，表邪伤及肺气致咳。因主症咳嗽，伴气短，咯吐白痰，脉细数，辨证为痰热阻肺，肺气不利，方以二陈汤加减取效。本案初诊时因咳重治以宣肺化痰止咳，二诊时针对食欲缺乏、背凉，加入温经散寒，健脾理气之品，标本兼顾，随症加减后，药到病除。

八、风热束肺，胃热津伤

张某，男，7 岁。

【初诊】2013 年 4 月 23 日。

【主诉】咳嗽 1 周。

【病史】患者近 1 周以来咳嗽，流浊涕，痰黄难咯出，欲呕，尿短黄，昨夜发热，呕吐 1 次，体温 37.8℃，咽红，双肺未闻及干湿啰音，舌红，苔薄黄，脉弦滑。

【中医诊断】咳嗽。证属风热束肺，胃热津伤。

【西医诊断】支气管炎。

【治法】疏风解表，散热宣肺。

【处方】辛夷 6g、浙贝母 6g、炙枇杷叶 6g、金银花 10g、连翘 6g、橘红 6g、桔梗 6g、葶苈子 6g、苦杏仁 6g、炙麻黄 3g、生石膏（先煎）10g、鱼腥草 10g、竹茹 10g、芦根 10g、黄芩 6g。3 剂，水煎服，每次 100ml，每日 2 次，早晚分服。

【二诊】2013 年 4 月 30 日。患者服药后体温下降，咳嗽咯痰，痰白黏，鼻塞流清涕，口干咽痒，尿黄，舌淡红，苔薄黄，脉滑。处方为生地黄 6g、浙贝母 6g、辛夷 6g、炙麻黄 3g、生石膏（先煎）10g、鱼腥草 10g、苦杏仁 10g、蝉蜕 5g、金银花 10g、连翘 10g、荆芥 5g、防风 5g、陈皮 6g、桑白皮 10g、桔梗 6g、鱼腥草 10g、黄芩 6g、生甘草 3g、板蓝根 10g。水煎服 100ml，每日两次，5 剂愈。

【体会】本案咳嗽证属风热束肺，兼胃热津伤。小儿病证，临床多表现为发病急，变化快，多见肺胃证的特点。风热束肺，故见低热、咳嗽、流浊涕；热伤肺津，炼津为痰，故见痰难咯出、尿短黄；小儿胃表浅，胃热气逆，故见欲呕；苔薄黄，脉弦滑均为肺胃热盛，炼津为痰之象。治宜宣散风热，清肺化痰止咳，清胃生津止呕。处方用用辛夷、金银花、连翘宣散风热；浙贝母、炙枇杷叶、化橘红、桔梗、葶苈子化痰止咳；苦杏仁、炙麻黄、生石膏、鱼腥草、黄芩清肺止咳；竹茹、芦根清胃生津止呕。二诊时风热、肺热已稍退，故见舌淡红，苔薄黄，咳嗽，咯痰白黏，尿黄，但又因外感风寒，故见鼻塞清涕，咽痒，二诊时虽肺热退但已伤津，故见口干，治宜疏散风寒，清肺化痰止咳，凉血养阴生津。处方是原方减竹茹、芦根，加荆芥、防风疏散风寒，加蝉蜕疏风止痒，加板蓝根、生地黄清热利咽，凉血养阴，用陈皮易橘红，重在理气化痰，用桑白皮易炙枇杷叶，合葶苈子，重在泻肺利水化痰。方中治外感风寒的独到之处在于寒温并用，如同用金银花、连翘、荆芥、防风。方中清热药剂量重，散寒药剂量轻，这是考虑到小儿为纯阳之体，易生内热，恐过于温燥而助内热稽留。

【李老点评】本案为外感风热咳嗽，治以疏风解表，散热宣肺。上文对本案的病因病机及理法方药分析得十分到位。谈及本案治疗外感咳嗽时寒温并用，这与患者的体质及所处环境有很大关系，一是体质多偏热，感受风寒之邪后很快化热，二是感受外邪后已服过解表药物，故出现寒热错杂之证，对症治疗需要寒温并用。

九、肺脾两虚

王某某，女，43岁。

【初诊】2018年8月21日。

【主诉】咳嗽10余天。

【病史】患者10余天前肺部感染，经抗感染治疗后，现无发热，但仍咳嗽，有白痰，易咯出，咽中有异物感，咽痒，偶有咽痛，口干，食欲差，大便溏，每日1~2次，睡眠差，汗出多，舌胖大色黯，苔白腻，脉细。既往有滤泡性淋巴瘤病史。

【中医诊断】咳嗽。证属肺脾两虚，痰湿阻肺。

【西医诊断】肺部感染。

【治法】补益肺脾，清肺化痰。

【处方】二陈汤合生脉饮加减。太子参15g、麦冬10g、五味子15g、陈皮15g、法半夏10g、炙黄芪25g、茯苓15g、黄芩15g、鱼腥草20g、前胡15g、连翘20g、炒山药20g、焦麦芽15g、鸡内金10g、炒白术15g、焦神曲15g、炙桑白皮20g、炒酸枣仁20g、柏子仁20g、茯神15g、灵芝15g、浮小麦30g、丹参15g、炙甘草10g。7剂，水煎服，每日2次。

【二诊】2018年8月28日。患者诉服药后咳嗽减轻，白痰减少，咽干咽痛，阵发汗出，餐后及活动后出汗明显，入夜盗汗，夜间多梦，易醒，白天精神尚可，食欲可，口中黏腻，口干，饮水一般，舌胖大，质黯，苔薄，根部发黑略腻，脉细数。处方为太子参15g、麦冬10g、五味子10g、陈皮15g、法半夏10g、炙黄芪30g、茯苓15g、黄芩15g、鱼腥草20g、前胡15g、炙桑白皮20g、射干15g、牛蒡子10g、白花蛇舌草15g、鸡内金10g、砂仁（后下）10g、白豆蔻（后下）10g、黄精15g、炒酸枣仁20g、柏子仁20g、灵芝15g、浮小麦30g、麻黄根15g、炙甘草10g、川贝母4g。7剂，水煎服，每日2次。

【体会】本案滤泡性淋巴瘤患者，平素体质虚弱，受外感邪气后迅速入里，直达肺脏，导致肺炎，经西医抗感染治疗后，发热等症状好转，但肺脏的升降出入功能仍未恢复，一方面是因为肺气亏虚，另一方面是因为痰阻气道，因此李老以生脉饮加黄芪、灵芝补益肺气，考虑肺仍有余热，因此以太子参代替党参或人参，防止助长热邪，加入黄芩、炙桑白皮等清肺热，使之补而不上火。因痰阻气道则以二陈汤化痰，加入鱼腥草、连翘清热解毒。患者脾虚，予以炒山药、焦麦芽、鸡内金、炒白术、焦神曲健脾益胃，培土生金。患者睡眠差，汗出多，以炒酸枣仁、柏子仁、茯神安神志，再加浮小麦收敛止汗。二诊时患者诉咳嗽减轻，白痰减少，但仍有咽干咽痛，阵发汗出，食欲较前好转，故处方时去炒山药、炒白术、焦神曲、焦麦芽，加用射干、牛蒡子、白花蛇舌草以清热利咽。患者口中黏腻，加用砂仁、白豆蔻健脾祛湿，仍阵发出汗，加用麻黄根止汗，另外加入黄精，补气养阴，健脾润肺益肾，加强补益之功。观此案例，可以学习李老治疗体虚咳嗽之法。

【李老点评】本案患者因肺部感染后咳嗽就诊，辨证为肺脾两虚，痰湿阻肺证，"体会"中总结患者初诊及二诊时主症及舌脉的异同，分析两次用药的不同及侧重点，总结体虚患者咳嗽诊治特点，对临床实践很有裨益。从上述案例，可以总结标本兼治这一中医治则。标本兼治是指在标本俱急的情况下，标本同治，以及标急则治标，本急则治本的原则，结合上述案例，肺气虚为本，咳嗽为标，以生脉饮补肺治本，以二陈汤化裁治标。初诊时以止咳化痰治标为主，补肺固表治本为辅，二诊时咳嗽渐愈，以脾肾不足之证为主，治疗以健脾益肾补肺治本为主，化痰止咳治标为辅。因此，不同阶段，分清标本，有所侧重，整体调整。

十、肺气不足，痰湿阻肺

陈某某，女，33 岁。

【初诊】2018 年 4 月 24 日。

【主诉】咳嗽 2 周。

【病史】患者咳嗽，咽痒，痰色白，质黏，量不多，无喘憋，出汗多，怕冷，无发热，纳可，二便调，睡眠安，5 年前在某医院诊断为免疫球蛋白缺乏症、支气管扩张、反复发作的肺部感染。查体见神清，血压 130/70mmHg，心率 72 次 / 分，双肺呼吸音粗，未闻及干湿啰音，心律齐，未闻及杂音，腹软无压痛，肝脾未触及，双下肢不肿，舌淡黯，苔黄腻，脉细。

【中医诊断】咳嗽。证属肺气不足，痰湿阻肺。

【西医诊断】肺部感染，免疫球蛋白缺乏症，支气管扩张。

【治法】补肺化痰祛湿。

【处方】生黄芪 30g、防风 10g、白芍 12g、陈皮 15g、法半夏 10g、浙贝母

20g、胆南星10g、炙桑白皮20g、地骨皮10g、苦杏仁10g、黄芩15g、鱼腥草20g、连翘20g、前胡15g、金荞麦15g、丹参15g、炙甘草10g。

【体会】该患者之咳嗽与平素体弱、抵抗力低下有关，其辨证属肺气不足，痰湿阻肺。方中生黄芪、防风、白芍补气固表扶正；陈皮、法半夏、胆南星燥湿化痰止咳；炙桑白皮、地骨皮、浙贝母、鱼腥草、苦杏仁、前胡、金荞麦清热化痰止咳；连翘、黄芩清热解毒；久病入络加丹参以清热活血通络；加炙甘草调和诸药。

【二诊】2018年5月22日。服药后咳嗽好转，咯白痰，自觉疲乏，恶风恶寒，易感冒，纳食可，大便调，腰困乏，舌正常，舌黯有瘀斑瘀点，苔薄白，脉沉细。处方为熟地黄20g、牡丹皮15g、泽泻10g、茯苓20g、炒山药20g、山茱萸15g、麦冬10g、五味子10g、炙黄芪20g、党参15g、当归15g、阿胶珠（烊化）10g、红景天15g、陈皮15g、法半夏10g、浙贝母15g、炙桑白皮20g、胆南星10g、前胡15g、桑寄生20g、炒杜仲20g、黄精15g、炙甘草10g。

【体会】患者平素体弱，肺气不足，因反复外感，肺气愈虚，由于金水相生，肺病日久，累及肾气，从而出现恶风寒、腰困乏等肺肾两虚之象。由于辨证准确，用药得当，服药后患者咳嗽好转，继而出现疲乏、腰酸等肾虚症状，故二诊以麦味地黄汤加减治疗，补益肺肾。加桑寄生、炒杜仲、黄精补益肾精；炙黄芪、党参、当归、阿胶珠、红景天补肺养血；陈皮、法半夏、浙贝母、炙桑白皮、胆南星、前胡清肺化痰止咳。该患者既往有免疫球蛋白缺乏症病史，免疫力低下，易反复外感，故本病以肺气不足为本，以外感邪气、内生痰湿为标，李老用扶正祛邪药物并举，标本兼顾，咳嗽得以痊愈。之后患者多次复诊，治疗均以补益肺肾为主，期间未再出现感冒、发热、咳嗽等症状，临床疗效较好。

【李老点评】本案患者以咳嗽为主诉就诊，观其舌脉及既往病史，诊为肺气不足、痰湿阻肺证，复诊因咳嗽减轻，虚证明显，以肺肾不足治以补益肺肾、降气止咳而获效。此案病机分析丝丝入扣，对理法方药的分析到位。咳嗽是呼吸系统疾病首要的症状，也可继发于他脏疾患，即所谓"五脏六腑皆令人咳，非独肺也"，其核心病机为"肺失宣肃，上逆作咳"，治疗则以调理肺气为主，使肺气宣降有权，功能正常。如《明医杂论·论咳嗽证治》中所述"治法须分新久虚实。新病风寒则散之，火热则清之，湿热则泻之。久病便属虚、属郁，气虚则补气，血虚则补血，兼郁则开郁，滋之、润之、敛之则治虚之法也"。此案为虚中夹实，初诊以化痰止咳为主，固表扶正为辅，复诊以补水生金扶正为主，兼以化痰止咳而收效。

十一、痰浊内壅，肺气不宣

刘某某，女，72岁。

【初诊】2015年2月3日。

【主诉】咳嗽、喘憋反复发作5年，加重1周。

【病史】患者近5年来反复发作咳嗽，喘憋，无胸痛，近1周以来咳嗽加重，无发热，咽部有痒感，痰多色白质黏，口干，夜间咳嗽加重，饮食少，大便不成形，每日2次。查体见双肺呼吸音粗，伴哮鸣音，舌质红，舌苔白腻，脉沉细。血常规检查未见异常。

【中医诊断】咳嗽。证属痰浊内壅，肺气不宣。

【西医诊断】慢性喘息性支气管炎急性发作。

【治法】燥湿健脾，止咳化痰。

【处方】陈皮15g、法半夏10g、竹茹15g、紫苏子10g、炙桑白皮15g、地骨皮15g、茯苓15g、浙贝母15g、前胡15g、白前15g、苦杏仁10g、蝉蜕6g、僵蚕10g、款冬花15g、太子参15g、炒白术10g、鱼腥草20g、桔梗10g、生甘草6g。7剂，水煎服。每日2次，早晚服用。

【二诊】2015年2月10日。服药后患者喘憋缓解，仍咳嗽，痰白黏稠不易咯出，食欲缺乏，大便成形，每日2次，舌淡红，苔白腻，脉沉细。处方为前方加白豆蔻（后下）10g、草果10g，继服7剂。

【三诊】2015年2月17日。患者自诉咳嗽缓解明显，喘憋好转，无咽痒，痰少易咯出，纳可，大便不成形，每日2次，舌淡红，苔薄白，脉沉细。处方为前方去蝉蜕、僵蚕，加炒山药20g，继服14剂。

【体会】本案患者素有脾虚，脾失健运，聚湿生痰，痰湿犯肺，痰壅气动，肺气上逆发为咳喘，治以健脾燥湿化痰、止咳平喘，方用二陈汤化裁。方中桔梗、苦杏仁宣肺，太子参、炒白术健脾益气，陈皮、法半夏、紫苏子、竹茹理气化痰，蝉蜕、僵蚕祛风止咳。诸药合用，针对患者肺脾气虚、痰浊内壅的病机而标本同治，收效明显。临床慢性咳喘患者往往已有宿根，易反复发作。李老治疗慢性咳喘患者时，重在化痰，痰消则喘平，痰祛则肺气调。古文中曾有"喘因痰作""欲降肺气，莫如治痰"之说，同时强调祛痰要除之尽，需长期调治方可。在服药的同时还要嘱咐患者改变嗜烟、嗜酒、暴饮暴食、饮食生冷等不良生活习惯。

【李老点评】本案患者以咳喘为主诉，辨证为痰浊内壅，肺失宣降。概因患者素体脾虚，脾虚不运则痰湿内壅，肺失宣降而致咳喘。所以在治疗上，发作期以豁痰降气为主，缓解期则以健脾化痰固本为主。治疗咳喘患者时应紧紧围绕一个"痰"字来施治。此原则对于咳喘病的施治甚为重要。

十二、痰湿阻肺，气机不通

赵某某，女，61岁。

【初诊】2014年2月26日。

【主诉】胸憋气短1个月。

【病史】患者1个月前剧烈活动后出现气短胸闷，伴喘憋，呼吸困难，口苦心烦，偶有心慌，无咳嗽咯痰，无头晕胸痛，无明显乏力，夜间能平卧，无发热胸痛，大便不成形，查体见神清，面赤，血压140/80mmHg，心率90次/分，可闻及双肺哮鸣音，心律齐，未闻及杂音，腹软无压痛，肝脾未触及，双下肢无浮肿，舌质黯边红，苔黄厚腻，脉细数。外院检查冠状动脉造影未见明显异常。胸片检查未见明显异常。既往有支气管哮喘病史30年，高血压病史10年，脂肪肝病史10年，心律不齐（阵发性心房颤动）病史。

【中医诊断】喘证。证属痰湿阻肺，气机不通。

【西医诊断】支气管哮喘。

【治法】化痰燥湿，理气通络，平喘定悸。

【处方】法半夏10g、陈皮10g、茯苓15g、炙甘草10g、浙贝母10g、炒苍术15g、黄柏15g、炒薏苡仁30g、白豆蔻（后下）10g、佩兰10g、紫苏梗10g、薤白20g、丹参15g、煅龙齿（先煎）30g、甘松10g、茵陈15g、栀子10g、合欢花15g、泽泻10g、虎杖15g、生山楂10g、荷叶15g。7剂，水煎服。

【二诊】2014年3月5日。患者自诉喘息气促减轻，无活动后心悸，头晕眼干发胀，纳可，二便调，舌红，苔薄干，脉沉细。处方为前方去煅龙齿、甘松，加入枸杞子15g、菊花15g。

【三诊】2014年3月20日。患者自诉气短喘憋减轻，无胸闷心悸，无头晕面赤，口干口苦，大便偏干，舌红苔薄白，脉沉细。处方为前方加入生白术20g、龙胆草10g。

【体会】患者既往有支气管哮喘、高血压、脂肪肝、阵发性心房颤动病史多年，中医诊断为喘证。患者久病影响心肺功能，严重时发作喘憋、胸闷、心悸。中医认为喘证分为实喘、虚喘。久病咳喘的患者临床易出现虚实夹杂的基本病理变化。此患者临床表现为胸闷喘憋，无痰，无乏力困倦，分析属于痰瘀阻滞的实喘，病位累及肺、心、肝、脾多脏，无气虚、阴虚的突出症状。治疗以健脾清肝、清热化湿、活血理气为主，用二陈汤、四妙汤、茵陈汤为基础方剂，酌加活血理气的丹参、薤白、紫苏梗。针对肝胆湿热瘀滞的证候，李老加枸杞子、菊花养肝。患者虽病程日久，但李老以攻为守，使得肝脾运化恢复良好，则痰浊湿热不生，经脉运行通畅，心肺功能正常。李老针对复杂多变的疾病，遣方用药时体现了治肺从清肝热入手、治心从化脾湿入手的治疗特点，取得了良效。

【李老点评】本案为痰热阻滞，肺失宣降之喘证。症见气短喘憋，为气虚证，但舌红苔黄腻，脉细而数，为痰湿化热，故本病属于虚中夹实，以实邪为主，治疗时以二陈汤、四妙汤为主方，化痰燥湿清热，清化痰热之邪，配合清肝利肺通腑之剂，尽快控制喘憋症状，待喘憋平复后，以益肺肾为治本之策，防止复发，可用杞菊地黄汤或麦味地黄汤善其后。

第二节 喘证

一、痰湿阻肺，脾肾不足

程某某，男，65岁。

【初诊】2013年12月10日。

【主诉】反复咳嗽气喘10年，加重两周。

【病史】患者反复咳嗽气喘10年，诊断为慢性阻塞性肺病，肺功能检查显示阻塞性通气功能障碍。近两周感冒后咳嗽、喘憋、气短加重，痰多不易咯出，喉中痰鸣，纳可，口干，大便略干，伴心悸，眠差，早醒，查体见神清，血压130/80mmHg，心率87次/分，双肺可闻及少许干湿啰音，心律齐，未闻及杂音，腹软无压痛，肝脾未触及，双下肢不肿，舌淡红，苔薄腻，脉沉细。既往有糖尿病病史8年、慢性阻塞性肺病病史10年。

【中医诊断】喘证。证属痰湿阻肺，脾肾不足。

【西医诊断】慢性阻塞性肺病。

【治法】健脾化痰，止咳平喘。

【处方】陈皮15g、法半夏10g、浙贝母15g、射干20g、苦杏仁10g、桔梗10g、前胡15g、炙桑白皮15g、地骨皮15g、胆南星10g、紫苏子15g、莱菔子15g、炒酸枣仁15g、柏子仁15g、地龙10g、茯神15g。

【二诊】2013年12月24日。患者自诉咳喘明显好转，痰量减少易咯出，无气短胸闷，仍有下肢乏力，腰痛畏寒，大便不畅，心悸夜梦多，舌淡红，舌苔薄干，脉沉细。处方为太子参15g、麦冬10g、五味子15g、生地黄15g、生山药15g、牡丹皮10g、泽泻15g、山茱萸15g、巴戟天15g、桑寄生20g、盐杜仲15g、怀牛膝15g、桂枝10g、生白术30g、知母15g、天花粉15g、煅龙齿20g、合欢花15g、炙甘草10g。14剂，水煎服。

【三诊】2014 年 12 月 31 日。患者自诉咳喘乏力好转，痰量减少，无心悸胸闷，仍有腰痛，大便畅，舌淡红，舌苔薄干，脉沉细。继服前方 7 剂。

【体会】患者为老年男性，既往有糖尿病、慢性阻塞性肺病多年，此次发病症见咳喘痰鸣，喘憋明显，伴下肢浮肿，心悸，临床诊断时要注意区分心肾功能不全。李老治疗本病时循序渐进，初诊以祛痰湿壅阻为主，兼顾补益心脾。处方以二陈汤、三子养亲汤为基础方加减祛痰湿，方中未用白芥子，以防加重肺燥，用胆南星配合地龙寒温并以涤痰通经络，再合用泻白散加浙贝母、前胡清泄肺热，止咳平喘，加射干、桔梗、苦杏仁升降肺气，调节气机，再加炒酸枣仁、柏子仁、茯神补心脾，宁心安神。服药两周后，患者咳喘减轻，痰少，但乏力畏寒明显，故二诊时治宜补肾壮阳、益气养阴。应用生脉散益气养阴，用桂附地黄丸来温补肾阳，配合清肺养阴、清心敛肺安神之品。肺与大肠相表里，健运脾胃时，要时刻注意排便情况。李老处方用药时顾护阴阳，调和心脾，健脾通便以杜生痰之源。

【李老点评】本案为"慢性阻塞性肺病"，中医诊断为"喘证"。患者有喘证十年余，综合脉症，此为肺肾俱虚之虚喘，近日外感风寒，是以肺肾两虚为本，肺气上逆为标，故初诊以二陈汤合三子养亲汤加减宣肺化痰，降气平喘，以治其标。待标证缓解，二诊以生脉散、麦味地黄汤治其本。因气之根在肾，为加强肾纳气功能，适当加用温肾之品，补肾健脾，益肺纳气巩固治疗。

二、痰浊阻肺，心肺气虚

张某，男，62 岁。

【初诊】2013 年 4 月 3 日。

【主诉】气短半个月。

【病史】患者 1 周前因自发性气胸治疗后出院，现症见活动后气短胸闷，伴心慌，乏力，夜间能平卧，痰黏稠不易咯出，无咳嗽，无发热胸痛，大便正常，苔白厚腻，脉细数。既往有哮喘病史 50 年、心律不齐病史。

【中医诊断】喘证。证属痰浊阻肺，心肺气虚。

【西医诊断】肺源性心脏病。

【治法】化痰降气，益气养阴，平喘定悸。

【处方】太子参 15g、麦冬 10g、五味子 10g、浙贝母 10g、陈皮 10g、半夏 10g、桔梗 15g、甘松 10g、黄连 10g、白豆蔻（后下）10g、炒苍术 10g、炙桑白皮 20g、地骨皮 15g、紫苏子 10g、莱菔子 10g、白芥子 10g、煅龙齿（先煎）30g、煅龙骨（先煎）30g、天竺黄 10g、炙甘草 10g。7 剂，水煎服，口服蛤蚧定喘丸。

【二诊】2013 年 4 月 16 日。患者服药后诉无喘息气促，活动后心悸汗出，痰不多，无发热，食欲缺乏，二便调，舌淡，苔薄干，脉沉细。处方为前方加入合欢花、炙黄芪、红景天。

【三诊】2013年6月5日。患者自诉无气短胸闷，心悸减轻，痰黄增多，无发热，食欲缺乏，口苦，困乏，大便稀软，舌淡舌苔薄白，脉沉细。处方为前方加入黄芩、鱼腥草、炒山药、炒鸡内金、炒白术、焦麦芽。

【体会】患者既往有哮喘病史50年，病久影响心肺功能，合并出现心律不齐，平素心率较快，发作严重时可见喘憋、胸闷、心悸，曾出现气胸，中医诊断为喘证。中医认为喘证可分为实喘和虚喘，久病咳喘的患者多出现虚实夹杂的基本病理变化。本案患者表现为心悸，痰黏不易咯出，乏力气短，不能平卧，辨证属于心肺气虚，痰浊阻肺，治宜补气养阴，清热化痰降气为法，拟方生脉散、二陈汤、三子养亲汤为基础方剂。患者病程日久，大便稀软，二诊时进一步加强健脾益气的药物来扶助正气，以利于祛邪。李老针对复杂多变的疾病，遣方用药特点体现了攻补兼施，心肺同治的经典理法方药。

【李老点评】本案以气短、心悸为主症，西医诊断为肺源性心脏病，中医诊断为喘证。经过益气养阴、化痰平喘治疗获效。诚如上文指出，喘有虚实之分。本案为虚喘，兼有虚实夹杂之象，治疗时宜攻补兼施，心肺同治。

三、痰湿壅肺

李某某，男，60岁。

【初诊】2014年6月3日。

【主诉】活动后喘憋30年，加重1周。

【病史】患者1周前受凉感冒后出现鼻塞，流涕，有黄痰不易咯出，活动后胸闷，喘息气促，气短乏力，甚至不能平卧，无发热，无口干，大便正常，查体见神清，血压130/70mmHg，心率80次/分，双肺呼吸音粗，可闻及痰鸣音，心律齐，未闻及杂音，腹软无压痛，肝脾未触及，双下肢无浮肿，舌红，苔白厚腻，脉沉。既往有过敏性鼻炎、哮喘病史30年。

【中医诊断】喘证。证属痰湿壅肺。

【西医诊断】哮喘、肺源性心脏病。

【治法】温肺化痰，泻肺定喘。

【处方】紫苏子10g、白芥子10g、莱菔子10g、炙麻黄5g、射干10g、半夏10g、黄芩15g、鱼腥草20g、胆南星10g、天竺黄15g、辛夷10g、炙桑白皮20g、地骨皮15g、细辛3g、地龙10g、浙贝母10g、苍术10g、五味子6g、葶苈子10g、太子参10g、炙黄芪20g、红景天10g。14剂，水煎服。

【二诊】2014年6月17日。患者自诉服药后喘息气促有缓解，间断平卧，仍有痰黄黏稠，不易咯出，无发热，食欲缺乏，二便调，舌淡红，舌苔白腻，脉沉细。处方为前方去五味子，加入白豆蔻 10g、草果 10g。

【三诊】2014 年 7 月 1 日。患者自诉服药后喘憋好转，夜间能平卧，痰少易咯出，鼻塞，音哑，口干心悸，纳可，二便调，舌淡红，舌苔薄腻，脉沉细。处方为前方去红景天、黄芩，加入合欢花 15g、知母 10g、川芎 6g、僵蚕 10g。继服 14 剂。

【体会】本案患者发作喘憋乃过敏性鼻炎诱发哮喘所致。患者久病多年，已经导致心肺功能不全，素体心、脾、肺气已虚，中医学认为哮喘的基本病理变化为伏痰遇外感引触，痰随气升，气因痰阻，相互搏击，壅塞气道，肺气宣降失常，导致喉中痰鸣，气息喘促。针对"伏痰"，李老从温肺、宣肺、清肺、泻肺多手段入手化痰平喘以治其标，配合益气活血，改善心肺功能而取效。拟三子养亲汤、射干麻黄汤、泻白散、葶苈大枣泻肺汤加减，李老治疗本案的遣方用药特点为攻补兼施、寒热并举。

【李老点评】本案患者为喘证，为心肺气虚而有伏痰，因风寒之邪引动而发。"体会"中对本案病机治法及方药分析得均很到位。在治疗时既要兼顾肺脾之虚，祛除痰浊之伏邪，又要看到外感风寒为患，可能有郁久化热之势，所以要补虚扶正、除痰化饮、祛除风寒、清肃肺气，面面俱到，方为标本兼顾之策。

四、肺脾气虚，痰浊阻滞

孙某，女，37 岁。

【初诊】2019 年 4 月 17 日。

【主诉】过敏性哮喘 20 年。

【病史】哮喘患者，每年 10 月份天冷时加重，夜间多发，上呼吸道感染后易诱发，咳嗽痰多，支气管扩张剂大剂量应用后易引起冠状动脉痉挛，纳食可，大便调，平素气短，憋气，夜间能平卧，时有胸痛，舌淡红，苔薄白，脉细。既往有过敏性鼻炎、咽炎病史。

【中医诊断】喘证。证属肺脾肾虚，痰浊阻滞。

【西医诊断】过敏性哮喘。

【治法】益肾健脾，祛痰化浊。

【处方】炙黄芪 20g、党参 15g、黄精 15g、炒白术 15g、炒山药 20g、茯苓 20g、玉竹 15g、玄参 15g、芦根 20g、炙枇杷叶 15g、白芍 10g、北沙参 15g、生地黄 20g、牡丹皮 10g、泽泻 10g、山茱萸 15g、蛤蚧 1 对、金毛狗脊 15g、薤白 20g、紫苏梗 10g、丝瓜络 10g、炙甘草 10g。

【体会】本案患者有哮喘病史 20 年，因长期大剂量使用支气管扩张剂，出现冠状动脉痉挛，因此求治于中医。患者肺、脾、肾虚损，故李老予以六味地黄汤加炙黄芪、党参、黄精、炒白术、狗脊，益肾健脾、补益肺气。再加入玉竹、玄参、芦根、炙枇杷叶、白芍、北沙参以滋阴润肺，止咳喘。患者哮喘，加入参蛤散以补肺肾，定喘嗽。患者平素有胸闷憋气，故加入薤白、紫苏梗、丝瓜络，以宽胸理气，方中加入炙甘草益气，调和诸药。

【二诊】2019年4月24日。患者服药后无明显憋气，无心悸，后背发热，口渴，纳可，大便每日2~3次，不成形，活动后气短，舌黯，苔薄白，脉沉。处方为炙黄芪20g、党参15g、黄精15g、炒白术15g、炒山药20g、茯苓20g、生地黄20g、牡丹皮10g、泽泻10g、山茱萸15g、蛤蚧1对、金毛狗脊15g、薤白20g、紫苏梗10g、丝瓜络10g、炙甘草10g、黄芩15g、天冬15g、玉竹15g、玄参15g、芦根30g、炙枇杷叶15g、白芍12g、北沙参15g。

【体会】经治疗，患者肺肾亏虚证有所缓解，但仍有后背热、口渴，考虑是益气药物导致的内热，故于前方基础上加用黄芩、天冬，并加大芦根用量，以清肺热。

【李老点评】本案以哮喘为主诉，肺为气之主，肾为气之根，要维持呼吸的正常，离不开肺、肾二脏的协调配合，而肺、肾之间又依靠脾土的升降运化，土可生金，上注于肺，以补益肺气，土可治水，疏通水道，以补肾纳气。本案以四君子汤合六味地黄汤补益肺、脾、肾三脏，另加黄芪、蛤蚧、麦冬、玄参等补益气阴。至于患者症见后背发热，此为阴分不足所致。

五、肺肾气虚，痰湿内蕴

吴某某，女，76岁。

【初诊】2014年2月19日。

【主诉】感冒后咳嗽2周。

【病史】患者感冒后咳嗽伴间断喘息2周，白痰量少，不易咯出，自服消炎药无改善，伴乏力气短，活动后头晕心悸，腰痛腿软，纳可，大便干结难解，查体见神清，血压135/75mmHg，心率85次/分，双肺呼吸音粗，可闻及少量干性啰音，心律齐，未闻及杂音，腹软无压痛，肝脾未触及，双肾区无叩击痛，双下肢不肿，舌淡胖红，苔薄白腻，脉沉细。既往有慢性喘息性支气管炎、高血压病史。

【中医诊断】喘证。证属肺肾气虚、痰湿内蕴。

【西医诊断】急性喘息性气管炎。

【治法】补气养阴，降逆化痰。

【处方】炙黄芪15g、陈皮10g、法半夏10g、浙贝母15g、射干10g、紫苏子

10g、太子参 10g、麦冬 10g、五味子 10g、煅龙齿 20g、天麻 10g、钩藤 20g、葛根 15g、何首乌 15g、桑寄生 15g、炒杜仲 15g、生白术 30g、肉苁蓉 15g、生甘草 10g。14 剂，水煎服。

【二诊】2014 年 3 月 5 日。患者自诉服药后咳嗽、喘憋好转，腰痛、腿软减轻，活动时心悸，痰少，头晕，口干易汗，早醒失眠，夜尿频，大便干减轻，每日 1 次，纳可，舌淡红，苔薄干少津，脉沉细。处方为前方去射干、陈皮、半夏、浙贝母、紫苏子，加入女贞子 10g、墨旱莲 10g、磁石（先煎）30g、浮小麦30g、煅牡蛎 20g、麻黄根 15g、知母 15g、天花粉 15g，继服 14 剂。

【三诊】2014 年 3 月 19 日。患者自诉服药后咳嗽明显减少，无喘憋气短，偶有头晕心悸，口干咽干，二便通畅，舌淡红，苔薄白，脉沉细。处方为前方加入煅龙骨（先煎）30g、北沙参 10g、玄参 15g，继服 14 剂。

【体会】患者为老年女性，既往有慢性喘息性支气管炎和高血压病史多年，此次感冒后症见咳嗽喘息，白痰不易咯出，此为外感引发喘证急性发作，同时引起心脑供血不足，伴随头晕，心悸，气短明显。李老辨证为气虚痰湿证，病位在肺、脾、肾三脏，起病初期病属虚实夹杂，治疗以补气养阴扶正治本，降逆化痰治标。初诊时用生脉散加黄芪补气养阴以治本，用陈皮、半夏、浙贝母、紫苏子、射干化痰止咳平喘以治标，可以改善心肺功能，故咳嗽、喘憋、心悸减轻。患者既往有高血压病史，配合天麻、钩藤、葛根、何首乌滋阴活血平肝，加桑寄生、炒杜仲、肉苁蓉、生白术滋补肝、脾、肾三脏。该方服用两周后，咳喘得以控制，大便改善，二诊时减去化痰止咳药，针对感冒后期气阴不足证，加强滋阴敛汗药物，方用二至丸合牡蛎散加减。服药半个月后三诊诉头晕、心悸、汗出、便干好转，方中加入龙骨、北沙参、玄参巩固滋阴收敛之力，服药后患者咳嗽痊愈，心肺功能恢复正常，血压始终平稳。感冒后咳嗽的患者往往是由于正气不足，抗邪无力，所以治疗时应补气养阴改善机体抵抗力。

【李老点评】本案患者感冒后咳喘发作，既往有高血压、慢性喘息性支气管炎病史。老年患者多有脏腑虚弱，若遇到外邪侵袭，易引动旧疾，出现虚实夹杂之证。临证时当首辨标本，遵照急则治标，缓则治本的原则，先治疗其咳喘，同时不忘固本，处方时酌加补益肝肾之剂，咳喘平后则去化痰平喘止咳之药，以补益肝肾为主。对于此类疾病，要从整体出发，标本兼治，扶正祛邪并举，这是治疗本病的关键。

六、痰热内蕴，肺脾气虚

剂某某，女，73岁。

【初诊】2013年1月29日。

【主诉】咳嗽喘憋2周。

【病史】患者感冒后咳嗽，有黄痰白沫，活动后喘憋，气短，胸闷痛，心悸，伴乏力，后背凉，食欲缺乏，口不渴，二便正常，查体见神清，血压130/80mmHg，心率85次/分，双肺呼吸音粗，可闻及少量痰鸣音，心律齐，未闻及杂音，腹软无压痛，肝脾未触及，双下肢不肿，舌淡黯，苔薄白，脉沉，既往有慢性支气管炎、肺部感染、冠状动脉粥样硬化性心脏病、慢性心功能不全、高血压病史。

【中医诊断】喘证。证属痰热内蕴，肺脾气虚。

【西医诊断】慢性喘息性气管炎。

【治法】化痰清热，补气健脾。

【处方】陈皮15g、法半夏10g、浙贝母15g、黄芩15g、射干10g、炙桑白皮15g、地骨皮10g、胆南星10g、天竺黄10g、前胡15g、苦杏仁10g、紫苏子10g、白芥子10g、莱菔子15g、炒鸡内金10g、薤白15g、紫苏梗10g、浮小麦30g、生黄芪15g。

【二诊】2013年2月19日。患者诉咳喘减轻，仍有痰，喘鸣音消失，腰痛腿软，多汗，大便通畅，舌黯红，苔薄干，脉沉细。处方为前方加入阿胶珠（烊化）10g、当归10g、桑寄生20g、盐杜仲20g、焦三仙30g、诃子10g。

【三诊】2013年3月5日。患者诉汗出明显减少，咳嗽减轻，痰少，无喘憋，平素多梦易恐惧，二便通畅，舌黯红，舌苔薄白，脉沉细。处方为前方减阿胶、当归、焦三仙，加入续断10g、茯神10g、夜交藤20g，改黄芩剂量为20g，继服7剂。

【体会】治疗喘证，首先应审清虚实。实喘治在肺，治以祛邪利气，辨清寒痰、热痰，采用温宣、清肃、化痰法。虚喘治在肺、肾，尤以肾为主，治以培补摄纳，采用补肺纳肾、益气养阴等法。本案患者属虚实夹杂、下虚上实证，观李老临证用药时分清主次，权衡标本，初诊时治以化痰清热治其标，二诊时加强益气养阴之功，益肺补肾治其本。通过此案例诊治过程，体会到临床治疗喘证要做到虚实并治。

【李老点评】本案对虚实的分析甚为得当，患者素有咳喘又遇新感而发，故辨证为虚实夹杂之证，治宜化痰清热、补气健脾，先治其上，后治其下，标本兼顾，很快取效。

七、肺气虚损

王某某，男，83 岁。

【初诊】2017 年 9 月 12 日。

【主诉】气喘 1 个月余。

【病史】患者 1 个月前气喘，伴胸闷憋气，天气变化及活动后气喘加剧，自行吸氧，休息后缓解，既往有高血压病史，大便干，呈球状，纳食少，夜尿 1 次，腿不肿，舌质黯胖大，少津，脉沉。

【中医诊断】虚喘证。证属肺气虚损。

【西医诊断】支气管哮喘。

【治法】益气健脾，利肺平喘。

【处方】生脉散合三子养亲汤加减。太子参 15g、麦冬 10g、五味子 10g、炙黄芪 20g、红景天 2g、炒紫苏子 10g、白芥子 10g、炒莱菔子 15g、细辛 3g、射干 10g、炒鸡内金 15g、醋莪术 10g、炒枳壳 15g、焦三仙 30g、肉苁蓉 15g、当归 15g、生白术 30g、郁李仁 15g、火麻仁 15g、薤白 15g、紫苏梗 10g、炙甘草 10g。14 剂，水煎服。

【二诊】2017 年 9 月 26 日。服药后气喘好转，胸闷憋气减轻，大便干难解，劳累后仍觉气喘，腿不肿，纳食差，口不渴。处方改太子参为党参 15g、炙黄芪加量至 30g、生白术加量至 40g，加黄精 15g，继服 14 剂。

【体会】喘证是一种以呼吸急促、困难，甚至张口抬肩，鼻翼扇动，不能平卧为主要临床特征的疾患。喘证涉及多种急慢性疾病，是肺系疾病的主要症状之一，还可因其他脏腑病变影响肺脏所致。西医学诊断的呼吸系统疾病如喘息性支气管炎、肺炎、肺结核、肺气肿、慢性肺源性心脏病，以及由其他系统所造成的呼吸窘迫综合征、心源性哮喘、癔病等疾病，在发病过程中若出现呼吸急促或呼吸困难，可参照中医之喘证辨证论治。本案患者年事已高，体质偏虚，加之天气变化、过度劳累，正气耗伤，肺气亏虚，肺之宣发肃降功能失司，气失所主，遂发为气喘、胸憋。李老以生脉散合三子养亲汤为主，补肺与利肺同施，加黄芪、红景天使补气之力大增，同时加炒鸡内金、焦三仙、炒枳壳健脾开胃，增强食欲，培土生金。肺与大肠相表里，患者大便干难解乃气虚津伤，推动乏力所致，老年体虚者忌用芒硝、大黄等峻伐之品，李老以肉苁蓉、当归、生白术、郁李仁、火麻仁等益气润肠之药，使大便得以通畅，又与主方共奏补气平喘之效，缓而图之，润物无声。初诊后诸症大减，已愈大半。二诊效不更方，唯太子参改为党参，加黄精，增加黄芪、生白术用量，使补气健脾之力增强，促进胃肠之运化功能，培土生金。患者年老体虚，护理时应注意防止感冒，避免外邪侵袭。冬病夏治，防患于未然。可适当运动，提高抗病能力。加强营养，培土生金，调摄情志，恬淡虚无，精神内守。

【李老点评】喘证是临床常见的病证之一。治疗喘证首当辨其虚实。从本案病证分析，当属虚喘。虚喘多责之于肺、肾。肺主肃降，肺气不足则上逆作咳、作喘。肾主纳气，肾失摄纳，亦致咳喘。实喘当辨痰、火、风、寒，属痰属寒者，与脾运有关，属风属火者，也可影响到心、肝。本案之辨证属肺脾两虚，并影响到心、肾、大肠，故治宜健脾益肺，化痰平喘，适当顾护心肾，以生脉散为主方加减而取效。本病的善后，当在健脾益肺的基础上适当兼顾先天之本，待肺、肾充盛时，喘证可平，防止复发。

八、肺肾气虚

周某某，男，77岁。

【初诊】2018年11月7日。

【主诉】喘憋气短反复发作10年，加重1个月。

【病史】患者喘憋气短反复发作10年，每于季节变化时发作。1个月前天气变凉后出现喘憋、气短，活动后易发作，无咳嗽咯痰，无明显怕冷，夜尿4次，无心慌，纳食可，大便调，睡眠可，舌质淡红，无苔，脉弦细。既往有高血压、高脂血症、冠状动脉粥样硬化性心脏病、高尿酸血症病史。查体见神清，血压140/70mmHg，心率86次/分，双肺呼吸音粗，未闻及干湿啰音，心律齐，未闻及杂音，腹软无压痛，肝脾未触及，双下肢不肿。

【中医诊断】喘证。证属肺肾气虚，痰浊阻肺。

【西医诊断】哮喘。

【治法】补肺益肾，化痰平喘。

【处方】生地黄20g、熟地黄15g、牡丹皮10g、泽泻10g、茯苓20g、山茱萸15g、炒山药20g、桂枝10g、巴戟天15g、炒白芥子10g、炒紫苏子10g、莱菔子10g、蛤蚧1对、炙黄芪30g、升麻10g、炒白术15g、石斛15g、桑寄生20g、炒杜仲20g、桑螵蛸10g、益智仁15g、金樱子15g、分心木15g、沙苑子15g、炙甘草10g。

【体会】患者为老年男性，既往反复发作哮喘，肺肾两虚，肺气虚衰，气失所主而喘，肾元不固，摄纳失常，气逆于肺而喘。肾虚失于固摄故夜尿频数。舌质淡红，无苔，脉弦细乃肺肾两虚之证。该患者喘憋气短与既往哮喘病史有关，其辨证属肺肾气虚，痰浊阻肺，故治疗以六味地黄合三子养亲汤加减，补益肺肾，化痰平喘。用六味地黄汤补肾益精，纳气平喘；用三子养亲汤理气化痰，温中平喘。蛤蚧补肾益肺定喘，配桑寄生、炒杜仲、桑螵蛸、益智仁、金樱子、分心木、沙苑子、巴戟天补肾固摄缩尿，加炒白术、炙黄芪、升麻益气健脾补中，石斛养阴生津，炙甘草调和诸药。

【二诊】2018年11月21日。患者自诉服药后憋气气短较前好转，活动后明显，无咳嗽咯痰，气喘，夜尿频，口渴喜饮，纳食可，大便调，舌红无苔，脉弦细。处方为生地黄20g、熟地黄15g、牡丹皮10g、泽泻10g、茯苓20g、山茱萸15g、炒山药20g、桂枝10g、巴戟天15g、炒白芥子10g、炒紫苏子10g、莱菔子10g、蛤蚧1对、炙黄芪60g、升麻10g、炒白术15g、石斛15g、桑寄生20g、炒杜仲20g、桑螵蛸10g、益智仁15g、金樱子15g、分心木15g、沙苑子15g、炙甘草10g、党参15g。

【体会】患者服药后症状好转，二诊继循前法，加大炙黄芪的用量以补脾肺之气，加党参以补中益气健脾。喘证病变的脏腑在肺和肾，与肝、脾、心有关，喘证的基本病机是气机升降出入失常。喘证的病性有虚实两类。实喘在肺，多因外邪、痰浊、肝郁气逆，邪气壅肺，宣降不利所致。虚喘当责之肺、肾两脏，因精气不足，气阴亏耗而致肺不主气，肾不纳气，正如《临证指南医案·喘》中云"在肺为实，在肾为虚"。《景岳全书·喘促》中云："实喘者有邪，邪气实也；虚喘者无邪，元气虚也。"指出了喘病的虚实辨证纲领。喘证病机转化较为复杂，既可由实转虚，又可由虚转实，而临床以虚实夹杂多见。该患者病性属虚，治宜补肺益肾为主，加用益气健脾补中之品培土生金，同时该患者哮喘多年，宿痰伏肺，故加用三子养亲汤以理气化痰。诸药合用，标本兼顾，扶正不忘祛邪，故疗效显著。

【李老点评】本案患者以喘憋气短加重1个月就诊，诊断为"喘证"，因患者无咳嗽、无痰，以喘憋、气短、伴夜尿频为主，故辨证为肺肾气虚，肾虚不固。治疗用金匮肾气丸合三子养亲汤温补肾气，降气平喘，配参蛤汤补元气、纳肾气，扶正固本，标本兼治而获效。"体会"中对此案的病机分析入理，方解阐述到位，对临床应用有指导作用。临床实喘患者不多，多见虚喘或虚实夹杂之证候。喘证的治疗原则是虚则治水，实则泻火，虚实兼顾，标本同治。喘证多为脏腑虚损，复感外邪而发，因其反复发作，正气虚衰，故无论喘证发作前后，均应注意培肺气，益肾气，扶正以祛邪，方可收到事半功倍之效。

九、痰浊阻肺，肺气郁闭

高某某，女，58岁。

【初诊】2014年4月22日。

【主诉】喘息反复发作4年，加重1年。

【病史】患者近4年来喘息反复发作，曾在外地医院诊断为慢性支气管炎、肺气肿。喘憋多遇寒加重，近1年来受寒后喘息加重，夜间不能平卧，胸闷憋气，咳嗽，咯少量黄痰，夜间加重，气粗，纳食尚可，二便调，查体见两肺呼吸音粗，可闻及少量干鸣音，双下肢不肿，舌红，苔薄白，脉缓。肺CT检查示：慢性支气管炎、肺气肿。

【中医诊断】喘证。证属痰浊阻肺，肺气郁闭。

【西医诊断】慢性支气管炎，肺气肿。

【治法】宣肺平喘。

【处方】陈皮15g、法半夏10g、黄芩15g、炙桑白皮15g、地骨皮15g、炙麻黄6g、干姜10g、细辛3g、五味子10g、款冬花10g、桂枝10g、白前10g、桔梗10g、炙枇杷叶6g、紫苏子10g、白芍6g、生甘草10g。14剂，水煎服。每日2次，早晚服用。

【二诊】2014年5月6日。患者自诉服药14剂后，喘息减轻，气短，仍咳嗽，咯少量白痰，病情稳定，舌淡红，脉平缓。处方为前方加太子参15g、麦冬10g，14剂，水煎服，每日1剂。

【三诊】2014年5月20日。患者诉服药后病情趋于稳定，喘息缓解，无咳嗽，咯少量白痰，舌质淡，苔薄略腻，脉沉缓。效不更方，继服前方14剂。

【体会】患者喘息每遇寒加重，此为寒邪犯肺，肺气闭塞，肃降失常，故气喘；肺失宣降，不能通调水道，下疏膀胱，水津四布，津液凝聚为痰，阻塞肺道，故咳嗽、晨起咯少量白痰；肺失宣降，气机郁闭，故胸闷憋气。患者既往有慢性支气管炎、肺气肿病史四年，由于患者未能及时治疗，延误了最佳治疗时机，疾病迁延不愈，短期内多次反复发作，肺功能迅速受损，病情较重，单纯应用简单组方，已不能治疗此种复杂证证。因咳逆喘憋，用小青龙汤或葶苈大枣泻肺汤以宣肺利肺，止咳平喘，可调整肺脏部分通气和换气功能，又因患者出现了气短等气虚症状，提示患者肺气不足，此时应用生脉饮合小青龙汤合苏子降气汤加减应用，共同起到宣肺降气，定喘扶正之效，使补而不滞，既能宣畅气机，又能扶正补气，患者得以康复。

【李老点评】喘证有实有虚，实证多因风寒痰浊，虚证多为肺、肾两虚。本案患者既往有慢性支气管炎、肺气肿多年，致痰浊内阻、肺肾两虚，每遇风寒则诱发加重，初以标实之证为甚，故用小青龙汤加减，外散风寒，宣肺平喘，兼清痰热之邪，后喘证缓，适当加入生脉散等扶正之方药，益气养阴，纳气平喘，是标本同治，邪正兼顾之举。

第三节　哮证

一、痰热阻肺，热盛伤阴

金某，女，48岁。

【初诊】2012年10月17日。

【主诉】反复咳嗽1个月。

【病史】患者入秋后遇冷即咳嗽，甚至喘憋，无发热，平素干咳咽痛，伴鼻干热，口苦，胃胀反酸，呃逆，矢气则舒，二便正常，查体见神清，血压130/70mmHg，心率87次/分，双肺呼吸音粗，可闻及少许哮鸣音，心律齐，未闻及杂音，腹软无压痛，肝脾未触及，双下肢不肿，舌黯红，苔薄干，脉沉细。既往有哮喘病史。

【中医诊断】哮证。证属痰热阻肺，热盛伤阴。

【西医诊断】哮喘。

【治法】养阴清热，宣肺理气健脾。

【处方】北沙参20g、玄参15g、知母15g、黄芩15g、枇杷叶15g、苦杏仁10g、陈皮10g、桔梗10g、法半夏10g、前胡15g、白前15g、射干10g、牛蒡子10g、山豆根6g、瓦楞子15g、莪术10g、白及10g、厚朴15g、焦槟榔15g、枳实15g、木香10g、旋覆花15g、煅代赭石（先煎）15g、紫苏子10g。

【二诊】2012年10月24日。患者自诉服药后咳嗽口干好转，无喘憋咽痛，纳可，胃胀消失，二便通畅，舌质淡黯，苔薄白，脉细。继服前方7剂。

【体会】患者有哮喘病多年，偶尔用西药治疗。此次发病咳嗽无痰，咽喉痛，可闻及哮鸣音，考虑属于中医哮证，因痰热阻肺兼热邪伤阴，导致肺胃阴虚，津液不足，肺气不降反升，治宜养阴清热，降气化痰，全方针对久病、反复咳喘患者。因气阴不足，脾肺气机逆乱，发为本病。通过李老诊治此案例的过程，提示临床治疗哮喘，需兼顾调理肺、脾、肾三脏功能气机。

【李老点评】本案患者以反复咳嗽来诊，然询其病史诊断为哮喘，患者痰热内蕴，伤及肺胃之阴，故治疗以清化痰热为主，顾护肺胃阴虚之本。待咳喘减轻后，注意调补肺肾。

第四节 肺胀

痰热郁肺，脾肾亏虚

何某某，女，65 岁。

【初诊】2013 年 4 月 17 日。

【主诉】反复咳嗽，咯痰带血 1 个月。

【病史】患者 1 个月因感冒引起咳嗽，曾出现咯血 1 次，量少，经过抗生素治疗后仍咳嗽，痰多色黄，甚至感觉气短，胸胀闷，无发热，晨起咳嗽痰多，伴咽痒，口干渴喜饮，心烦急，乏力，食欲缺乏，轻度活动后多汗，大便频，每日 3~4 次，眠差，查体见神清，血压 100/70mmHg，心率 80 次/分，双肺呼吸音清，未闻及干湿啰音，心律齐，未闻及杂音，腹软无压痛，肝脾未触及，双下肢浮肿，舌质黯红，苔薄黄腻，脉弦细。肺功能检查示：混合性通气功能障碍。肺部 CT 检查示：支气管扩张合并感染。既往有支气管扩张、慢性支气管炎、花粉过敏性鼻炎、哮喘病史。

【中医诊断】肺胀。证属痰热郁肺，脾肾亏虚。

【西医诊断】支气管扩张。

【治法】清肺化痰，降逆止咳。

【处方】陈皮 20g、半夏 15g、浙贝母 15g、竹茹 30g、仙鹤草 20g、茯苓 10g、黄芩 6g、鱼腥草 10g、北沙参 30g、苦杏仁 15g、前胡 20g、炙桑白皮 20g、地骨皮 15g、天竺黄 15g、枇杷叶 10g、射干 20g、知母 20g、牛蒡子 15g、炒酸枣仁 15g、夜交藤 15g、茵陈 15g。

【二诊】2013 年 4 月 24 日。患者自诉服药后咳嗽减轻，痰黄，乏力，胸胀，食欲缺乏，食后易咳嗽，无头晕心悸，大便溏稀，舌黯红，苔薄腻，脉沉细。处方为前方去竹茹，加入炒白术 20g、炒山药 20g、薏苡仁 15g、黄芪 30g、桔梗 10g、焦三仙 30g、补骨脂 15g。

【三诊】2013 年 6 月 5 日。患者自诉服药后咳嗽减轻，痰淡黄，乏力减轻，无胸胀，纳可，眠好，胃胀，易汗出，无头晕心悸，大便正常，舌黯红，舌苔薄腻，脉沉细。处方为前方去炒酸枣仁、焦三仙，加入砂仁（后下）10g、白豆蔻（后下）10g、浮小麦 30g。

【体会】支气管扩张和肺胀表现为类似，都是多种慢性肺系疾病反复发作，导致肺气胀满，不能敛降，临床表现为胸满如塞，咳喘气短，痰多，烦躁心慌，日久唇甲发绀，脘腹胀满，肢体浮肿。本病为本虚标实，病位在肺、脾、肝、肾。本虚为气血不足，标实为痰湿瘀滞，导致肺部通气功能障碍。初诊时此患者以痰热内盛为主要表现，应用二陈汤合泻白散为基础方加减清肺化痰，泻肺平喘。针对痰热伤阴，肺络出血，给予北沙参、知母、仙鹤草，针对肝热内郁，酌加茵陈、合欢花、夜交藤、炒酸枣仁祛除心烦。二诊服药后痰热症状减轻，李老进一步加强健脾益气之功，加用白术、山药、黄芪，加用补骨脂补肾纳气。服药后三诊时，患者诉咳嗽完全消失，睡眠改善，病情日趋稳定，但胃仍有堵闷感，多汗，二便调，李老认为此时重在芳香醒脾辟浊，故给予砂仁、白豆蔻，配合浮小麦健脾除烦。李老的遣方用药特点是先以清肺祛邪为主，再滋养肺、脾、肾三脏。

【李老点评】本案患者以咳嗽咯痰，痰中带血为主症，西医诊断为支气管扩张。本案的辨证特点诚如文中分析，治疗当注意辨明标本，本病以痰热郁肺为标，以肺脾肾虚为本，治以清肺化痰，降逆止咳，先治其标，后酌加健脾补肾之品顾其本。应当注意支气管扩张患者常容易咯血，咯血严重时当以咯血诊断，治疗重在宁血止血，血止之后更要及时加强固本。

第七章 脾胃病

第一节 胃脘痛

一、肝胃郁热，心脾气虚

张某某，女，60岁。

【初诊】2012年11月27日。

【主诉】胃脘胀痛1个月。

【病史】患者近1个月以来自觉生气后胃脘胀痛，伴反酸，呃逆，进食后症状明显，时活动后心前区疼痛，平素口疮反复发作，饮食正常，二便调，夜尿每日2~3次，舌质淡红、胖大有齿痕，苔薄黄，脉细弦。心电图示：aVF导联T波倒置。既往有高血压病史15年。

【中医诊断】胃脘痛、胸痹。证属肝胃郁热，心脾气虚。

【西医诊断】胃炎、冠状动脉粥样硬化性心脏病、高血压。

【治法】清肝和胃，益气养心。

【处方】黄连10g、莪术10g、川厚朴15g、枳壳15g、九香虫10g、木香10g、白及10g、煅瓦楞子10g、焦槟榔15g、合欢花15g、炙黄芪15g、太子参15g、麦冬10g、五味子10g、生白芍15g、檀香6g、丹参10g、夜交藤15g、煅牡蛎（先煎）20g、夏枯草15g、珍珠母20g、沙苑子15g。14剂，水煎服，每日2次，早晚服用。

【二诊】2012年12月11日。患者诉服药后胃脘疼痛明显缓解，仍有胃脘胀感，活动后心前区疼痛偶发作，睡眠好转，夜尿每日1~2次，自测血压平稳，舌质淡黯、胖大有齿痕，苔薄白，脉沉细。处方为前方减木香、白及、夏枯草、夜交藤、珍珠母，加海螵蛸10g、益智仁10g、红景天10g。继服14剂。药后症减，继服中药调理1个月后胃脘痛消失，心前区疼痛未再发作，血压平稳。

【体会】肝主疏泄，调理气机，脾胃为气机升降之枢纽，患者生气后胃脘疼痛，表明肝气犯脾，木郁乘土导致胃失和降，胃气上逆，症见胃脘痛、呃逆、反酸。患者平素口疮反复发作，舌质红，苔薄黄提示肝胃郁热，综合辨证乃热盛于中焦，导致中焦气机不畅，不通则痛。此外，本病例患者既往有高血压及冠状动脉粥样硬化性心脏病病史多年，此次胃脘痛发作同时也诱发心绞痛发作及血压升高。对于很多有基础疾病的患者，李老治病从疾病的关键证候进行辨证论治。治以清肝和胃，调节脾胃气机，使用九香虫治疗胃脘痛疗效显著，胃脘痛病位在胃在肝，气滞日久也易导致瘀血内阻，故在使用大量理气清热药的同时也加了丹参、莪术活瘀通络，体现了李老灵活辨证，组方合理全面的临床治疗特点。

【李老点评】本案病情较为复杂。病位涉及心、胃、肝、脾，虚实同在，寒热并见，上文分析本案病因病机、病位病性均明确清晰，特别是提到从关键证候入手，本病以胃脘胀痛、口干口苦为主症，病位由胃及心和肝，故治宜清肝和胃，缓解胃痛，同时配合益气养心，余症渐平。

二、脾虚湿滞

张某某，女，65岁。

【初诊】2018年11月7日。

【主诉】阵发性胃脘疼痛3天。

【病史】患者胃脘疼痛3天，餐后疼痛明显，无反酸嗳气，餐后即大便，大便溏，每日2~3次，食欲缺乏，咽干喜饮，自觉咽中有痰，舌质淡红，苔薄白，脉沉。胃镜检查示：浅表性胃炎。

【中医诊断】胃脘痛。证属脾虚湿滞。

【西医诊断】浅表性胃炎。

【治法】健脾益气，理气化湿。

【处方】炙黄芪20g、炒白术15g、炒山药15g、茯苓15g、莪术10g、干姜10g、厚朴15g、大腹皮15g、枳壳15g、延胡索10g、香附10g、补骨脂10g、芡实15g、肉豆蔻10g、射干10g、牛蒡子10g、法半夏10g、桔梗15g、浙贝母15g、炙桑白皮20g、苦杏仁10g、炙甘草10g。7剂，水煎服，每日2次，早晚服用。

【二诊】2018年11月14日。患者服药后病情好转，胃脘疼痛减轻，大便每日1次，溏便，咽干，午后面部浮肿，口干渴喜饮，纳可，梦多，两胁下窜痛，舌质淡红，苔薄白，脉细。处方为前方加车前子30g、茯神15g、夜交藤15g。14剂，水煎服，每日2次，早晚服用。

【体会】该患者脾虚湿滞，故用黄芪建中汤加减。以炙黄芪补气健脾，升举清阳；炒白术、炒山药、茯苓、莪术、干姜，温中健脾，燥湿止泻；湿邪阻滞，不通则痛，故予以厚朴、大腹皮、枳壳，祛湿理气以止痛；加入延胡索、香附，活血行气止痛。患者腹泻，对症加入补骨脂、芡实、肉豆蔻，温补脾肾之阳，固肠止泻；患者咽干，加入射干、牛蒡子，清热利咽；患者咽干有痰，故加入法半夏、桔梗、浙贝母、炙桑白皮、苦杏仁，以清肺热止咳化痰。二诊时患者诉腹痛好转，大便次数减少，考虑患者方证相符，服药后症状好转，但其湿邪仍明显，故加入车前子利湿消肿，患者睡眠多梦，加茯神、夜交藤，宁心安神利水。胃脘痛的基本病机为胃气瘀滞，该患者为脾虚湿滞导致胃络瘀阻，不通则痛，李老治以健脾益气，理气止痛，服药后胃脘疼痛很快得以缓解，其脾虚湿困之证，也得以缓解，因此复诊时继续用健脾祛湿法治疗。

【李老点评】本案患者以胃脘痛就诊，辨证为脾虚湿滞证，以黄芪建中汤化裁，健脾益气，理气化湿而获效，"体会"中对此案的病机及用药分析得十分到位，抓住了脾虚湿蕴的基本病机。患者咽干有痰，此为痰湿阻肺、肺气不利之象，在辨证中注意其虚实夹杂的证候，治疗中标本兼治，用药分清层次，有主有从，随症加减，虚实并举，药到病除。对胃脘痛，不通则痛，究其不通之因，主要是气机升降失调。辨脏腑主要在肝、脾二脏，脾属土，肝属木，木可疏土，土可培木，二者关系密切，叶天士谓肝为起病之源，脾为传病之所，脾胃又为气机升降之中枢，故不通之痛证，当调理肝脾，使气机通畅，则通则不痛，对于痰湿瘀血之病理产物，在调理气机的同时，加入化痰、化瘀之药，则邪去正安痛消。

三、肝脾不和，气虚郁滞

杜某某，女，54岁。

【初诊】2014年3月18日。

【主诉】胃胀痛反复发作1个月。

【病史】患者1个月前饱餐后出现胃脘胀满疼痛，每于进食后发作明显，无反酸，伴口苦食欲缺乏，乏力，生气后胁背痛，失眠多虑，大便不畅，两日1次，舌淡黯，苔薄干，脉沉细。既往有胃溃疡病史。

【中医诊断】胃脘痛。证属肝脾不和，气虚郁滞。

【西医诊断】胃溃疡。

【治法】疏肝健脾，理气解郁。

【处方】炙黄芪15g、炒山药12g、莪术10g、黄连10g、焦槟榔15g、川楝子10g、延胡索15g、木香10g、姜厚朴15g、枳壳15g、代代花15g、砂仁（后下）10g、白豆蔻（后下）10g、炒鸡内金15g、焦三仙30g、生白术30g、肉苁蓉15g、夜交藤15g、合欢花15g、茯神15g、白芍12g。14剂，水煎服，每日2次，早晚服用。

【二诊】2014年4月1日。患者服药后诉胃胀好转，口苦减轻，大便偏干，无胃痛反酸，平素头晕，口干，纳可，舌质黯红，苔薄白干，脉沉细。处方为前方加玄参 15g、火麻仁 15g、郁李仁 15g、狗脊 15g、知母 10g。继服 7 剂。

【三诊】2014 年 4 月 8 日。患者诉服药后无明显胃胀，睡眠好转，无胀痛，无口干、口苦，纳可，大便好转，每日 1 次，易生气，胁背痛，舌质红苔薄白，脉弦细。处方为前方去玄参、知母，加入当归 10g、郁金 10g、栀子 6g。继服 7 剂。

【体会】患者既往有胃溃疡病史，此次饮食不节发作胃胀痛，伴口苦，食欲缺乏，无反酸，易生气，胁背痛，平素乏力畏寒，失眠多虑，大便不畅，辨证为肝脾不和，气虚郁滞。由于气滞血瘀导致胃胀痛、胁痛；脾虚失运导致食欲缺乏、大便不畅、乏力、畏寒；肝气郁滞则口苦、易怒、失眠多虑。故李老用药时在补脾益气的基础上，加以疏肝健脾，理气活血。李老诊治胃病以疏通肝脾、理气行滞、理气活血为特色。李老认为此患者初期因脾气虚导致气滞血瘀，后期表现为阴虚内热，根据肝体阴而用阳的特性，临证时不拘泥于用滋补脾肾之法，更善于用和肝理气法，配合清热、养阴、活血，改善胃病患者炎症和溃疡引起的胀满、疼痛。重视调畅肝脾升降气机治疗胃脘痛，气滞重者配合破气行滞之药，血瘀甚者配合活血散结之品，伴阴虚者配合滋阴清热柔肝之药。

【李老点评】本案为肝脾不和引起的胃脘疼痛。患者既往有胃溃疡病史，因饮食失节而致脾胃受损，究其病机属脾胃虚弱，肝气乘之，所谓土虚木乘，治疗时当从调和肝脾入手。本案分析恰当，因为脾胃为气机升降之枢纽，故脾胃升降功能失常会出现胃脘痞满、腹胀、嗳气之症，又因脾为阴土，喜燥恶湿，而胃为阳土，喜润恶燥，兼肝气火郁化热，故脾胃病多为寒热错杂之证，故治疗脾胃病常寒热并用之。

四、肝胃不和，中焦湿热

牛某某，男，31 岁。

【初诊】2018 年 1 月 10 日。

【主诉】胃脘胀痛 1 年。

【病史】患者胃脘胀痛不适，胁痛，口干，口苦，纳食可，头晕，睡眠不实，大便调，小便正常，舌质红，苔黄腻，脉细。胃镜检查示：慢性胃炎。病理检查示：轻度肠上皮化生。

【中医诊断】胃脘痛。证属肝胃不和，中焦湿热。

【西医诊断】慢性胃炎。

【治法】疏肝和胃，理气化湿。

【处方】小柴胡汤合金铃子散加减。川楝子 10g、延胡索 10g、郁金 15g、虎杖 15g、生山楂 15g、荷叶 15g、泽泻 15g、决明子 10g、知母 15g、天花粉 15g、白豆蔻（后下）10g、夏枯草15g、石决明30g、合欢花15g、黄芩15g、连翘20g、玄参15g、白芍10g、炒苍术15g、珍珠母30g、北柴胡10g。7剂，水煎服，每日2次，早晚服用。

【二诊】2018年1月17日。患者诉服药后胃脘胀痛缓解，胁痛减轻，偶有口干，腰酸痛，纳食可，大便调，小便正常，舌质红，苔薄白，脉细。处方为前方去白芍、炒苍术、珍珠母，加桑寄生20g、炒杜仲20g。14剂，水煎服，每日2次，早晚服用。

【体会】该患者之胃脘痛与既往饮食不调，工作紧张，情绪不畅有关，其辨证属肝胃不和，中焦湿热。故治疗以小柴胡汤合金铃子散加减。方中川楝子和延胡索理气止痛，北柴胡疏肝理气、调畅气机，白豆蔻行气化湿，白芍养血柔肝，黄芩、连翘、虎杖清热利湿，郁金、合欢花行气化瘀、清心解郁，生山楂、荷叶、泽泻、决明子清肝化湿降浊，亦可降脂，知母、天花粉、玄参清热滋阴，以防苦寒太过伤阴，夏枯草清肝泻火，石决明平肝潜阳，珍珠母平肝安神。胃痛的常见病因主要为外感寒邪、饮食所伤、情志不遂、脾胃虚弱等。该患者正是由于情志不遂，肝气犯胃所致。脾胃的受纳运化和中焦气机的升降功能有赖于肝之疏泄，即《素问·宝命全形论》中所说的"土得木而达"。肝失疏泄，肝郁气滞，横逆犯胃，致胃气失和，胃气阻滞，可发为胃痛。《杂病源流犀烛·胃病源流》中谓："胃痛，邪干胃脘病也……唯肝气相乘为尤甚，以木性暴，且正克也。"肝郁日久，又可化火生热，邪热犯胃，导致肝胃郁热而痛。故治疗时当肝胃同调，疗效显著。

【李老点评】本案诊断为胃脘痛，辨证为肝胃不和，中焦湿热证。治疗以小柴胡汤合金铃子散加减取效。"体会"中对本案的病机分析甚为到位。胃脘痛是由于胃气阻滞，胃络瘀阻，胃失所养，不通则痛所致的病证。对胃脘痛的治疗以理气和胃止痛为基本原则，旨在疏通气机，恢复胃腑和顺通降之性，通则不痛。本案胃脘痛伴胁痛，实为肝气犯胃，临床上以"木旺克土"或"土虚木乘"之证常见，治宜疏肝健脾、肝胃同治。

五、肝脾不和，气滞血瘀

张某某，女，70岁。

【初诊】2015年3月18日。

【主诉】胃脘痛间断发作1年，加重1个月。

【病史】患者近1年来胃脘痛反复发作，1个月前胃脘胀痛加重，每于进食后发作明显，无呃逆，无反酸，伴口苦口干，食欲差，乏力，腹部畏寒，生气后胁背痛，失眠多虑，大便不畅，2日一行，舌淡黯，少津，苔薄白，脉沉细。胃镜检查示：慢性萎缩性胃炎、幽门螺杆菌阳性。

【中医诊断】胃脘痛。证属肝脾不和，气滞血瘀。

【西医诊断】慢性萎缩性胃炎。

【治法】疏肝健脾，理气活血。

【处方】炙黄芪 15g、炒山药 12g、莪术 10g、黄连 10g、焦槟榔 15g、川楝子 10g、延胡索 15g、木香 10g、姜厚朴 15g、代代花 15g、砂仁（后下）10g、枳壳 15g、白豆蔻（后下）10g、炒鸡内金 15g、焦三仙 30g、生白术 30g、肉苁蓉 15g、夜交藤 15g、合欢花 15g、茯神 15g、白芍 12g。14 剂，水煎服，每日 2 次，早晚服用。

【二诊】2014 年 4 月 1 日。患者诉服药后胃胀较前好转，睡眠可，无胀痛，无口干口苦，纳可，大便调、每日 1 次，仍易生气，胁背痛，舌质红，苔薄白，脉弦细。处方为前方加当归 10g，郁金 10g，栀子 6g，继服 7 剂。嘱患者调畅情志，饮食规律节制，防止病情反复。

【体会】患者胃脘痛反复发作，西医诊断为萎缩性胃炎。本案患者因饮食不节诱发胃胀痛，伴口苦，食欲缺乏，无反酸，易生气后胁背痛，平素乏力畏寒，失眠，易怒，大便不畅。结合舌脉表现，中医辨证属于肝脾不和，气滞血瘀证。由于气滞血瘀导致胃胀痛、胁痛，脾虚失运则乏力、纳少、大便不畅、畏寒，肝郁化火则易怒、口苦、失眠。此患者素体肝旺脾虚，因饮食不节而诱发，属于虚实夹杂病证。虚证初为脾气虚，后兼有阴虚，实证表现为气滞、血瘀，后期兼有虚热证，治疗时宜在健脾益气的基础上，初期治疗重点在疏肝解郁、理气活血，后期配合养阴清热法。李老治疗萎缩性胃炎时抓住了脾胃虚弱为病变之本，而痰浊、气滞、瘀血为病变之标，肝脾不和是重要的病机变化，治疗时坚持健脾和胃，解毒通络的原则。气滞重者配合破气行滞之药，血瘀甚者配合活血散结之品，伴阴虚者配合滋阴清热之药。在服药治疗的同时还要强调调节饮食，调畅情志，防止病情反复，促进脾胃康复。

【李老点评】本案患者西医诊断为萎缩性胃炎，治疗本病的要点为抓住肝脾不和的病机所在，采用健脾疏肝的治则。对于萎缩性胃炎而言，脾胃为其本，而肝失调达为其常见的病机变化。肝郁日久则化热，故见郁热之证。叶天士谓："久病入血入络。"胃病日久，定有络脉瘀滞，故加入当归、莪术、郁金等和血活络之品。

六、脾虚气滞

卢某某，女，41 岁。

【初诊】2014 年 12 月 30 日。

【主诉】胃脘痛间断发作 1 周。

【病史】患者胃脘痛间断发作1周，进食后发作明显，得温则减，按之不舒，无反酸，腹部畏寒，大便不成形，每日1~2次，舌淡，苔薄白，脉沉。

【中医诊断】胃脘痛。证属脾虚气滞。

【西医诊断】浅表性胃炎。

【治法】健脾和胃理气。

【处方】痛泻要方合四神丸加减。炙黄芪15g、炒白术15g、莪术10g、炒白芍12g、焦槟榔15g、枳壳10g、延胡索10g、九香虫10g、姜厚朴15g、代代花15g、枳壳15g、蒲黄10g、五灵脂10g、炒鸡内金15g、补骨脂10g、肉豆蔻10g、干姜10g。7剂，水煎服，每日2次，早晚服用。

【二诊】2015年1月6日。患者诉服药后胃脘疼痛减轻，近1周以来呕吐1次，胃脘胀感明显，时感恶心，小腹坠痛，大便不畅，每日1~2次，舌质淡，苔薄白，脉沉。处方为前方去肉豆蔻，改炙黄芪剂量为20g，加竹茹15g、木香10g、升麻10g、玄参10g。继服7剂。

【三诊】2015年1月13日。患者诉服药后有失眠心悸。处方为前方减升麻、玄参，加炒酸枣仁30g、柏子仁30g、茯神15g、夜交藤15g、煅龙齿20g、合欢花15g，继服7剂。嘱患者调畅情志，饮食规律节制，防止病情反复。

【体会】本案患者为中年女性，素体肝旺脾虚，此次发病症见胃脘痛，进食后发作明显，得温则减，伴恶心呕吐，辨证为肝胃气滞兼有脾阳不足，胃气上逆，李老以痛泻要方疏肝健脾、理气和胃，配合四神丸温补脾肾、益气健中。二诊时患者诉大便不畅，恶心明显，故去肉豆蔻，加竹茹、木香、玄参升麻升清降浊，理气和中。三诊时诉有失眠心悸，故加酸枣仁、柏子仁、夜交藤、茯神养心安神，加合欢花、煅龙齿疏肝解郁，重镇宁神。李老在健脾益气的基础上，以疏肝、养心、安神诸法随症加减，随时调整用药，治法灵活多变。李老始终以脾胃虚弱为病变之本，又兼顾痰浊、气滞等病变之标。在服药治疗的同时还强调调节饮食，调畅情志，防止病情反复，促进脾胃康复。

【李老点评】本案之胃痛为脾胃虚寒兼有肝气乘之。胃痛发作多与情志有关，有肝木乘侮的表现，所谓木郁克土或土虚木乘。诚如叶天士所云"肝为起病之源，胃为传病之所"，又云"初则气结在经，久则入血伤络"。对于久病之胃痛，要考虑入血入络，故方中加入莪术、蒲黄、五灵脂等入血入络之品，对缓解疼痛确有疗效。

第二节　痞满

一、脾虚气滞，瘀毒阻络

王某某，男，70岁。

【初诊】2019年12月24日。

【主诉】胃脘胀满2年。

【病史】患者胃脘胀满，疼痛不著，恶寒凉，胃灼热，无反酸，纳食减少，口干口苦，喜饮，大便调，睡眠可，舌质黯，苔白略腻，脉沉细。

【中医诊断】痞满。证属脾虚气滞，瘀毒阻络。

【西医诊断】慢性萎缩性胃炎。

【治法】健脾理气，活血解毒。

【处方】四君子汤加减。炙黄芪20g、太子参15g、茯苓15g、炒白术15g、炒山药20g、炒鸡内金15g、焦麦芽15、焦槟榔15g、川厚朴15g、枳壳15、木香10g、香附10g、香橼10g、黄连10g、干姜10g、莪术10g、丹参15g、半枝莲15g、炙甘草10g。14剂，水煎服，每日2次，早晚服用。

【二诊】2020年1月7日。患者诉服药后胃脘胀满好转，但仍有隐痛不适，恶寒凉，胃灼热，无反酸，纳食少，无明显口干口苦，大便调，睡眠可，舌质黯，苔薄白，脉沉细。处方为前方加砂仁（后下）10g、煅瓦楞子15g。14剂，水煎服，每日2次，早晚服用。

【体会】该患者之慢性萎缩性胃炎辨证属脾虚气滞，瘀毒阻络。故治疗以四君子汤加减。方中炙黄芪、太子参、茯苓、炒白术、炒山药健脾益气；炒鸡内金、焦麦芽消食导滞助运；姜厚朴、枳壳、焦槟榔、木香、香附、香橼理气降逆；黄连、干姜辛开苦降，和中降逆；莪术、丹参活血化瘀止痛；半枝莲清热解毒，散瘀止痛；炙甘草调和诸药。慢性萎缩性胃炎根据其临床表现，属于中医之"痞满""胃脘痛"等病。李老认为本病的病位在胃，主要与肝、脾有关，临床表现多为本虚标实、虚实夹杂之证。本虚主要表现为脾气虚和胃阴虚，标实主要表现为胃气壅滞、湿热内停和瘀血阻络。胃气机升降失常是发病的最直接原因。"久病入络"，本病病程长、迁延反复是血瘀形成和发展的基础，脾胃虚弱、毒损脉络、胃络瘀阻是慢性萎缩性胃炎的基本病机。对慢性萎缩性胃炎的论治要抓住脾胃虚弱为病变之本，而气滞、痰浊、湿热、瘀血等为病变之标，坚持健脾和胃，解毒通络的治疗原则。该患者之痞满辨证属脾虚气滞，瘀毒阻络，故治疗以健脾理气、活血解毒为主，用药精准，服药后症状得到缓解。

【李老点评】本案患者以胃脘胀满，隐痛不适就诊，诊断为"痞满"，辨证为脾虚气滞、瘀毒阻络证。结合胃镜检查，西医诊断为慢性萎缩性胃炎。此病的形成可能与长期进食刺激性食物、嗜烟酒及胆汁反流刺激有关，此类炎症以胃黏膜固有腺体萎缩为突出病变，常伴有肠上皮化生，根据其临床表现，属于中医"痞满""嘈杂""胃脘痛"的范畴。1998年全国第五届脾胃病学术会议将萎缩性胃炎纳入"胃痞"范围。痞满一证首见于《黄帝内经》，被称为"否满、痞塞、痞膈"，《伤寒论》中则明确提出"满而不痛者，此为痞"的概念。究其症，痞满而胀，治疗以和胃理气疏肝为法；究其因，因久病致虚，以健脾益气补中为法。究其痰、热、瘀、毒之邪，以化痰、通络、清热、活瘀、解毒为法。故治疗萎缩性胃炎要标本兼顾，扶正祛邪同用，辨清虚实寒热，坚持长期治疗，方药多选护胃安中之品。

二、脾胃不和，升降失调

邱某某，女，71岁。

【初诊】2013年10月22日。

【主诉】胃胀3个月。

【病史】患者3个月前因饮食不洁出现胃胀，在某医院就诊，查腹部超声未见明显异常，自服中药无效。现症见胃胀，纳食后加重，时呃逆，厌油腻，无恶心，尿少，大便干，每日1次，睡眠差，舌淡，苔薄白，脉缓。2013年9月27日在外院查尿素氮6.8mmol/L，肌酐64μmol/L。既往有慢性肾功能不全病史3年、窦性心动过缓、安装起搏器术后1年。每天服用氨苯蝶啶1片、氢氯噻嗪1片。

【中医诊断】痞证。证属脾胃不和，升降失调。

【西医诊断】功能性消化不良，慢性肾功能不全。

【治法】健脾和胃，理气化痰。

【处方】二陈汤加减。陈皮15g、法半夏10g、茯苓15g、枳壳10g、竹茹12g、栀子15g、胆南星10g、紫苏梗10g、枳实10g、茯神15g、酸枣仁30g、柏子仁30g、莱菔子10g、炙甘草10g、焦三仙30g、木香10g。7剂，水煎服，每日2次，早晚服用。

【二诊】2013年10月29日。患者服药后白天胃胀好转，晚饭后仍有胃胀，厌油腻，大便干，口干，尿少，舌淡，苔薄白，脉缓。处方为前方去栀子、胆南星、紫苏梗、枳实、茯神、酸枣仁、柏子仁、木香，加干姜5g、薄荷（后下）10g、佩兰10g、炒谷芽15g、麦冬10g、车前子30g、生牡蛎20g。14剂，水煎服，每日2次，早晚服用。

【三诊】2013 年 11 月 12 日。患者服药后胃胀消失，口干，小便少，大便干，舌淡，苔薄白，脉缓。11 月 27 日在某医院检查尿素氮 6.8mmol/L，肌酐 64μmol/L。诊断为肾气亏虚。治以补肾益气利尿。方拟金匮肾气丸化裁。药为熟地黄 15g、炒山药 20g、茯苓 15g、泽泻 10g、牡丹皮 10g、山茱萸 10g、车前子 30g、怀牛膝 15g、桑寄生 15g、炒杜仲 15g、太子参 15g、生黄芪 20g、生白术 30g、肉苁蓉 20g、当归 12g、炙甘草 10g。14 剂，水煎服，每日 1 剂。

【体会】《素问·痹论》中说："饮食自倍，肠胃乃伤。"饮食不节，使胃腑受损，失去和降，影响脾的转输功能，而致食滞胀满，气机不畅，则见胃胀、呃逆、厌油腻。"胃不和则卧不安"，故眠差。清阳发腠理，浊阴走五脏，清阳实四肢，浊阴归六腑，清阳不升，则生䐜胀。仲景谓心下痞，心下即胃脘，为中焦之部位，属脾胃所主。脾为阴脏，其气主升；胃为阳腑，其气主降。心下，正是阴阳气机升降之要道。痞应抓住"但气痞耳"，特点是心下堵闷不舒，然以手按之却柔软无物，仲景谓之"按之自濡"，说明内无有形之邪，只是脾胃气机壅滞而致。痞满一证，只要注意饮食、情志愉快、正确治疗，多能获愈。本案李老初诊以温胆汤理气化痰和胃，用焦三仙健脾消食。患者二诊时诉胃胀症状已好转，兼有尿少、口干诸症。因患者年老体弱久病，肾阳不足，命门火衰，膀胱气化无权，故尿少。阴阳互损，可见肾阴不足，故口干。二诊处方时加车前子利尿，加生牡蛎疗"心胁下痞热"。三诊处方主要治疗癃闭。李老遇此类病证，先以五苓散之类偏重渗湿利水的方剂利水祛邪，同时运用金匮肾气丸、六味地黄丸之类补肾治本。本案患者以金匮肾气丸加减治疗，有益肾利水之功，并嘱患者在病情稳定期间继续服用补益肾气药治疗，巩固疗效。此案前后病情侧重不同，治法亦随证而变，体现了李老不拘于一方一药，根据临床变化灵活辨证的治疗思路。

【李老点评】本案患者为慢性肾功能衰竭继发胃胀，中医诊断为痞证或胃痞，后为癃闭。胃痞之病机乃脾胃不和，升降失常所致，治宜温胆汤加减，而癃闭之证用金匮肾气丸益肾补气利水而见功。二者虽有先后，然病机又有兼夹，根据病情之侧重不同有所斟酌，治胃痞时不忘益肾利水，治癃闭时应顾护脾胃，本案之"体会"，对两者的病因病机证治分析甚为妥当。

第三节　吐酸

寒热错杂，脾寒胃热

沈某某，女，80岁。

【初诊】2019年9月25日。

【主诉】反酸胃灼热1年余，加重1周。

【病史】患者近1年来反酸胃灼热反复发作，受凉及过食辛辣油腻食物后明显，1周前因饮食不当导致症状加重，伴有胸骨后有灼烧感，打嗝，胃脘胀痛，纳少，口干渴喜饮，入夜明显，睡眠可，大便每日一行，排便费力，小便调，舌质红，苔薄白，脉沉细。

【中医诊断】吐酸。证属寒热错杂，脾寒胃热。

【西医诊断】反流性食管炎。

【治法】温中清热，制酸止逆。

【处方】半夏泻心汤合旋覆代赭汤加减。清半夏10g、黄连10g、干姜10g、莪术10g、炙黄芪20g、旋覆花（包煎）10g、代赭石（先煎）20g、焦槟榔15g、川厚朴15g、枳壳15g、莱菔子15g、木香10g、瓦楞子15g、延胡索15g、天花粉15g、知母15g、玉竹15g、玄参15g、石斛15g、麦冬15g、炙甘草10g。14剂，水煎服，每日2次，早晚服用。

【二诊】2019年10月9日。患者服药后诉胃脘胀痛、呃逆好转，偶有反酸胃灼热、胸骨后有灼烧感，纳可，口干渴，入夜明显，睡眠可，大便调，舌质黯红，苔薄白，脉沉细。处方为前方去旋覆花、代赭石、延胡索、莱菔子。14剂，水煎服，每日2次，早晚服用。

【体会】该患者之反酸与饮食不当、湿热内阻有关，其辨证属寒热错杂，脾寒胃热。故治疗以半夏泻心汤合旋覆代赭汤加减。方中清半夏降逆和胃；黄连清泄胃火除湿；干姜温阳散寒；炙黄芪益气健脾；旋覆花、代赭石、川厚朴、枳壳、焦槟榔、莱菔子下气降逆；木香理气开胃；瓦楞子制酸止痛；延胡索理气止痛；天花粉、知母、玉竹、玄参、石斛、麦冬清热养阴；炙甘草健脾和中。由于辨证准确，用药得当，服药后患者反酸等诸症好转，但仍感口干，二诊处方时在前方基础上去旋覆花、代赭石、延胡索等理气药以免伤津。反流性食管炎是因胃及十二指肠内容物反流至食管而引发的一种食管炎症疾病，常见反酸、胸骨后灼痛、胃灼热，部分患者伴有食管外表现，属中医学"噎膈""吐酸""反胃"等范畴，《医林绳墨》中云"吐酸者，胃口酸水攻激于上，以至咽溢之间，不及吐出而咽下，酸味刺心，有若吞酸之状也"。病机多为肝胃不和、肝脾不和、肝胃郁热、湿热中阻、寒热错杂、脾胃虚弱，病性为寒热虚实夹杂。该患者发病因脾气虚弱，湿热交阻，故治疗以温中清热，制酸止逆为主，同时加用玉竹、麦冬、石斛、玄参之品顾护胃阴，以免苦寒辛热之药伤阴。

【李老点评】吐酸一证，河间主热，东垣主寒，虽一言其因，一言其化，寒则阳气不舒，气不舒则郁而化热，热则为酸，所以酸者尽是木气郁甚，熏蒸湿土而成。本案患者反酸、胃灼热反复发作，虽因受凉诱发但症状以郁热为主，脾不健运而成，且伴有胃伤阴虚之证，故治疗以半夏泻心汤化裁辛开苦降、补气和中，合旋覆代赭汤加减理气降逆止酸，酌加益胃养阴之品而获效。临床常用的制酸药有煅瓦楞子、乌贝散（浙贝母、海螵蛸）、左金丸（吴茱萸、黄连）等都是治疗吐酸症不可或缺之品。

第四节　胃下垂

脾胃气虚，清阳下陷

赵某某，男，56岁。

【初诊】2013年7月16日。

【主诉】胃中胀满1个月，加重1周余。

【病史】患者素有胃下垂、浅表性胃炎病史多年，偶因饮食不慎导致胃脘不适。1个月前因朋友聚餐，饮食不慎后又出现胃脘胀满不适，就诊时见形体消瘦，胃中胀满，食纳略少，消化不佳，乏力，睡眠尚可，肛门有下坠感，便次多，舌红，苔薄，脉沉弦。胃镜检查提示慢性胃炎、胃下垂。既往有慢性胃炎、胃下垂病史。

【中医诊断】胃痞。证属脾胃气虚，清阳下陷。

【西医诊断】慢性胃炎，胃下垂。

【治法】补中益气，升阳举陷。

【处方】补中益气汤加减。炙黄芪30g、党参15g、炒白术15g、茯苓15g、炒山药15g、陈皮10g、北柴胡10g、升麻6g、炒枳壳10g、西洋参3g、龙眼肉15g、焦三仙15g、紫苏梗10g、炒鸡内金15g、砂仁（后下）6g、桔梗10g。14剂，水煎服。每日2次，早晚服用。忌油腻饮食，根据呼吸进行腹部按摩运动。

【二诊】2013年7月30日。患者诉服药后胃脘转和，纳食增加，大便每日

1~2 次，余症大减。继服前方 14 剂，巩固疗效。

【体会】本案患者既往有胃下垂、浅表性胃炎病史数年，提示正气不足、脾胃虚弱。因脾气不足不能升清，而致清阳下陷，故可见纳呆食少、肛门有下坠感、便次多，甚至出现内脏下垂。若胃气不足，则见消化不佳、胃中胀满。脾胃为后天之本，气血生化之源，若脾胃虚弱，则气血化源不足，故见形体消瘦、乏力。因此，本病病机是脾胃气虚、清阳下陷，治疗宜补中益气、升阳举陷，用补中益气汤加减。方中重用黄芪，甘温入脾、肺经，补中益气，升阳举陷，为君药。党参、西洋参、白术、茯苓补气健脾，助黄芪补中之功，为臣药。陈皮、枳壳理气和胃，使补而不滞。柴胡、升麻、桔梗升阳举陷。炒焦三仙、炙鸡内金健脾消食和胃。砂仁、紫苏梗芳香醒脾。诸药合用，既能补中益气、健脾和胃，又能升阳举陷，则脾胃气虚、清阳下陷之证可愈。

【李老点评】本案以胃中胀满为主，当诊断为"胃痞"，辨证为脾胃气虚，清阳下陷，故以补中益气汤加减取效。"体会"中对本案病机论述恰当，分析方药时，从君臣佐使条分缕析。胃痞为慢性疾患，且本案患者有胃下垂病史，故调理脾胃饮食十分重要，同时配合腹部按摩亦很有必要，临床不可忽视。

第五节　便秘

一、积热伤津，肠道失润

高某某，男，64 岁。

【初诊】2013 年 2 月 20 日。

【主诉】便秘 20 余年。

【病史】患者便秘 20 余年，便干如球，3~4 日一行，肤色黯，纳食差，胃脘不适甚至疼痛，口干喜饮水，舌质绛，苔薄黄，脉弦滑。

【中医诊断】便秘。证属积热伤津，肠道失润。

【西医诊断】习惯性便秘。

【治法】清热养阴生津，润肠通腑。

【处方】沙参 15g、麦冬 15g、生石斛 15g、决明子 15g、当归 15g、炒莱菔子 15g、生石膏（先煎）15g、焦山楂 10g、焦神曲 10g、肉苁蓉 10g、柴胡 10g、生白术 20g、全瓜蒌 30g、酒大黄 3g（后下）、炒枳实 6g、川厚朴 6g、降香 6g、焦槟榔 6g。7 剂，水煎服，每日 2 次，早晚服用。

【二诊】2013 年 2 月 27 日。患者诉服药后便干缓解，一日一行，脘痛减，纳食转佳，苔薄黄，舌质绛见退，脉细。处方为前方去决明子、焦神曲、肉苁蓉，加木香 10g、砂仁（后下）6g、炒山药 15g、炒白芍 15g。7 剂，水煎服，每日 2 次，早晚服用。

【体会】便秘的病因主要有外感寒热之邪、内伤饮食情志、病后体虚、阴阳气血不足等。临床主要分为实秘（肠胃积热型、气机郁滞型、阴寒积滞型）和虚秘（气虚型、血虚型、阴虚型、阳虚型）。本病病位在大肠，并与脾、胃、肺、肝、肾密切相关。该患者为南方人，几年前到北京居住，因环境改变，生活不规律，精神压力等诸多因素导致了便秘的形成。中医辨证为积热伤津，肠道失润。予以清热养阴生津、润肠通腑之法。李老在临证中谨遵中医理论，此患者虽无明显阴虚之象，但仍予沙参、麦冬、石斛养阴生津，决明子、肉苁蓉、全瓜蒌、当归润肠通便，生白术、炒莱菔子、焦山楂、焦神曲健脾消食导滞，生石膏清胃肠之热，柴胡疏肝解郁，炒枳实、川厚朴、降香引气下行，焦槟榔、酒大黄泻下攻积。二诊时，患者自诉便秘已有所缓解，故处方时减缓了泻下之力，加强了顾护与调节胃气，方中同用养阴增液与通下之品，增水行舟，既可获通腑之效，又无伤阴之虞，即所谓邪正兼顾也。

【李老点评】本案在对便秘综合分析的基础上，对本案之辨治进行讨论，对其病机论述亦甚到位，故治以养阴清热、生津润肠，甚有效验。本案理法方药的分析俱佳。

二、气滞热积

王某某，女，36 岁。

【初诊】2018 年 8 月 22 日。

【主诉】大便干结 1 个月。

【病史】患者近 1 个月以来大便干结，3~4 日一行，排便不畅，腹胀，心烦，口干，纳食可，时有头痛，腰酸痛，活动不利，睡眠可，舌质淡红，苔薄白，脉沉。既往有腰椎间盘突出病史。

【中医诊断】便秘。证属气滞热积。

【西医诊断】习惯性便秘。

【治法】疏肝理气，清热通便。

【处方】丹栀逍遥散合四磨汤加减。北柴胡 10g、当归 15g、白芍 12g、茯苓 15g、薄荷 10g、栀子 15g、牡丹皮 10g、郁金 15g、生白术 60g、乌药 10g、桑寄生 20g、炒杜仲 20g、木瓜 10g、焦槟榔 15g、厚朴 15g、青皮 10g、木香 10g、酒大黄 15g。7 剂，水煎服，每日 2 次，早晚服用。

【二诊】2018 年 8 月 29 日。患者诉服药后大便 3 天 1 行，排便不吃力，腹胀，腰酸痛，窜至下肢，足底疼痛，自觉心中发热，喜冷饮，纳食好，汗出多。处方为前方加枳实20g、玄参15g。7剂，水煎服，每日2次，早晚服用。

【体会】该患者之便秘与情绪不畅，气机郁滞有关，其辨证属气滞热积。故治疗以丹栀逍遥散合四磨汤加减。方中北柴胡、当归、白芍、茯苓、生白术、薄荷、栀子、牡丹皮疏肝理气清热；郁金、乌药、焦槟榔、厚朴、青皮、木香理气行滞；酒大黄泄热通便；桑寄生、炒杜仲强肾壮腰。由于辨证准确，用药得当，服药后患者便秘好转，但腹胀仍明显，故加枳实以理气。气郁化热日久伤阴故加玄参以滋阴清热通便。便秘是由于外感寒热之邪，内伤饮食情志，病后体虚，阴阳气血不足等导致排便困难。六腑以通为用，其治疗当分虚实论治。实证以祛邪为主，据热、冷、气秘之不同，分别施以泄热、温散、理气之法，辅以导滞之品，标本兼治，邪去则便通。虚证以养正为先，依阴阳气血亏虚的不同，用滋阴养血、益气温阳之法，标本兼治，正盛则便通。该患者便秘始于情志不畅，气滞不通，郁久化热，故治以理气清热通便为主。便秘辨证时要究其主因，随证施治，不可拘泥于泻下。

【李老点评】本案因大便干结，排便不畅伴腹胀、心烦、口渴，诊断为便秘，辨证为气滞热积证。本案对其症状及病机分析得十分到位，并在"体会"中将便秘的病因病机以及分型诊治的治则治法进行了论述。此患者为年轻女性，因工作紧张，情绪不畅而致大便秘结失畅。此类患者在临床并不少见。《诸病源候论·大便难》中云："大便难者，由五脏不和，阴阳偏有虚实，谓三焦不和，则冷热并结故也。"对气机阻滞之便秘，究其病因不外乎肺气不降、胃气上逆、肝郁不舒、肾失气化，治疗时当以顺气导滞、调畅气机为要。临床上常用逍遥散、柴胡疏肝散疏理肝气，用开胸顺气丸降肺气，用四磨汤、六磨汤升降三焦之气，用肾气丸补益肾气。对于气郁所致血流不畅者，可见血瘀痰凝，可适当加入活血化瘀，软坚化痰之品。但理气、化瘀、化痰之品多芳香走窜，需中病即止，不可久服，以免耗伤正气。

第六节　泄泻

一、脾肾两虚

董某某，男，65岁。

【初诊】2018年3月28日。

【主诉】大便次数多1年。

【病史】患者直肠癌术后大便次数增多，每日5~6次，不成形，无腹痛，纳食可，睡眠可，舌质淡红，苔白腻，脉弦。既往有直肠癌病史。

【中医诊断】泄泻。证属脾肾两虚。

【西医诊断】直肠癌术后。

【治法】补肾健脾，化湿止泻。

【处方】豆蔻四神丸合补中益气汤加减。炙黄芪20g、炒白术15g、白芍15g、薏苡仁30g、茯苓20g、炒山药20g、补骨脂15g、芡实15g、白豆蔻（后下）10g、砂仁（后下）10g、炒苍术15g、半枝莲15g、白花蛇舌草15g、黄柏10g、知母15g、天花粉15g、炙甘草10g。14剂，水煎服，每日2次，早晚服用。

【二诊】2018年4月11日。患者诉服药后病情好转，大便成形，每日2次，无腹痛、腹胀，纳可，舌质淡红，苔白略腻，脉弦。处方为前方减炒苍术用量为10g，加醋鸡内金10g。14剂，水煎服，每日2次，早晚服用。

【三诊】2018年4月25日。患者诉服药后大便成形，每日2次，口干、口渴缓解，纳食可，无腹痛，多梦，舌质淡红，苔薄白，脉弦。处方为前方去炒苍术。14剂，水煎服，每日2次，早晚服用。

【体会】该患者为直肠癌术后伤及气血，脾肾不足。脾主运化和升清，肾司二便，脾肾两虚，则大便次数多，不成形，苔白腻乃脾失健运，水湿内停之象。治疗当补肾健脾，化湿止泻。李老选用豆蔻四神丸合补中益气汤加减。方中用炙黄芪补脾益气、升清止泻为君药；茯苓、白术益气健脾渗湿；补骨脂、芡实补肾健脾止泻；山药助君药健脾益气，兼能止泻；薏苡仁助茯苓、白术以健脾渗湿；用白芍柔肝缓急止痛，配合白术健脾燥湿，二药合用，补脾抑肝，祛湿止泻；炒苍术理气燥湿，醒脾和胃；白豆蔻、砂仁行气温中，散寒燥湿；加半枝莲、白花蛇舌草清热解毒，抗肿瘤；加黄柏、知母、天花粉清热燥湿，养阴生津，以防温热之品伤津；炙甘草调和诸药。患者服药后大便基本正常，泄泻的主要病变在于脾胃与大小肠。其致病原因，有感受外邪、饮食所伤、七情不和及脏腑虚弱等，但主要关键在于脾胃功能障碍，脾虚湿盛是导致本病发生的重要因素。《景岳全书·泄泻》中谓："泄泻之本，无不由于脾胃。"肝肾所引起的泄泻，也多在脾虚的基础上产生。该患者属慢性泄泻，由于脾胃衰弱，加之肾阳不振，命门火衰，不能温煦脾土，腐熟水谷，而致下泄。《景岳全书·泄泻》中指出："肾为胃关，开窍于二阴，所以二便之开闭，皆肾脏之所主，今肾中阳气不足，则命门火衰……阴气盛极之时，即令人洞泄不止也。"本病的治疗当从脾肾入手，健脾气，温肾阳，方可取效。

【李老点评】本案患者因大便次数增多就诊，诊断为泄泻，患者为直肠癌术后，年过六旬，根据舌脉辨证为脾肾两虚证，经健脾化湿、益气补肾治疗而获效。上文病机分析透彻，药物应用方解分析入理，面面俱到，并能结合古医籍的论述，加深对泄泻的认识，很有见地。

二、脾胃虚弱，湿阻气滞

刘某某，女，27岁。

【初诊】2013年1月8日。

【主诉】腹泻1个月余，加重1周。

【病史】患者1个月前腹泻，1日3次，大便不成形，伴有恶心反酸，失眠，不易入睡，睡后易醒，身体困倦，头胀，形体偏瘦，近1周以来腹泻加重伴乏力，睡眠差，舌质淡红，苔薄白，脉沉。既往有甲状腺功能亢进1年、月经不调、痛经病史。

【中医诊断】泄泻。证属脾胃虚弱，湿阻气滞。

【西医诊断】胃肠功能紊乱。

【治法】健脾和胃止泻。

【处方】参苓白术散合痛泻要方化裁。党参15g、炒白术15g、茯苓15g、炒山药12g、柴胡10g、莲子肉15g、法半夏10g、芡实20g、干姜10g、炙黄芪20g、防风10g、生龙骨30g、生牡蛎30g、炒薏苡仁30g、炒白芍15g、陈皮10g、山茱萸15g。7剂，水煎服。每日2次，早晚服用。

【二诊】2013年1月15日。患者诉服药后大便基本成形，每日两次，身体困倦、乏力症状明显好转。效不更方，前方再进7剂。

【三诊】2013年1月22日。患者诉服药后大便每日1行，已经成形，月经即将来潮，因患者有痛经病史，所以在二诊方的基础上加川芎10g。7剂，水煎服，每日2次。

【体会】患者为北京某大学研究生，因长期学习压力较大，精神比较压抑，得知患有甲状腺功能亢进后，更加紧张。虽然经过治疗，各项检查指标正常，但患者出现了腹泻、失眠等诸多不适的症状。腹泻的原因很多，但根据其病史以及患者目前大便不成形，腹痛时就要立即上厕所，伴有身体困倦、乏力等表现，辨证为脾胃虚弱兼有肝郁。腹泻乃脾胃素虚，纳运乏力，水谷不化，清浊不分所致，浊阴不降则恶心反酸，清阳不升则困倦、头胀，脾失健运，则气血生化不足，肢体肌肤失于濡养，故消瘦、乏力，舌质淡、苔淡黄、舌根腻、脉沉弦细为脾虚有湿之象。治疗宜解郁和胃、健脾止泻，用参苓白术散合痛泻要方加减。用党参、茯苓、白术益气健脾渗湿，为君药；山药、莲子肉助君药健脾益气，兼能止泻；薏苡仁助茯苓、白术健脾渗湿。以上药物取参苓白术散益气健脾、渗湿止泻之意，再用白芍柔肝缓急止痛，配合白术健脾燥湿，二药合用，补脾抑肝，祛湿止泻，陈皮理气燥湿，醒脾和胃，防风散肝疏脾，燥湿以助止泻。以上四药取痛泻要方的补脾柔肝、祛湿止泻之意。加柴胡、香橼疏肝理气；加山茱萸、芡实收敛止泻；黄芪补脾益气；法半夏、干姜和胃止呕；生龙骨、生牡蛎安神助眠，收敛止泻，一药多用之效。

【李老点评】本案之泄泻为脾胃虚弱、湿阻气滞，其治疗效果明显，病机乃脾运不行而肝失条达，脾虚肝郁，故治以参苓白术散合痛泻要方获效。上文分析病因、病机切合病情，理法方药分析环环相扣，特别是观察病情细微，用理论结合临床实际，有精深的见解。

第八章 肝胆病

第一节 鼓胀

一、脾肾两虚，水湿内停

刘某某，女，33岁。

【初诊】2015年8月4日。

【主诉】乏力、腹胀1年。

【病史】患者2年前曾长期食用方便面，生活不规律，近1年来自觉乏力，腹胀反复发作，间断发现腹水，被当地医院诊断为肝硬化失代偿期，近6个月以来曾多次因出现呕血、便血等上消化道出血后住院治疗，血红蛋白最低为20g/L。现症见自觉乏力，腹胀明显，伴下肢水肿，腰痛，活动后心悸，月经量少，口干渴，喜饮水，大便不成形，每日1~3次，面色萎黄，舌质淡黯，有瘀斑，苔腻，脉弦细，尺不足。查血红蛋白为90g/L。腹部B超提示肝弥漫性病变、脾大、腹水。

【中医诊断】鼓胀。证属脾肾两虚，水湿内停。

【西医诊断】肝硬化失代偿期，贫血。

【治法】健脾益肾，化湿活瘀。

【处方】六味地黄丸合生脉饮加减。太子参15g、麦冬10g、五味子10g、白芍10g、当归12g、熟地黄15g、茯苓20g、炒山药20g、炒白术15g、山茱萸10g、泽泻10g、鳖甲15g、川厚朴15g、焦槟榔15g、代代花10g、垂盆草15g、阿胶珠（烊化）15g、桑寄生20g、炒杜仲20g、茵陈15g、生甘草10g。14剂，水煎服，每日2次，早晚服用。

【二诊】2015年8月18日。患者服上方14剂后自觉腹胀、腹水减缓，体力略增，大便不成形，每日2次。效不更方，前方继服14剂。

【体会】鼓胀的病理变化不外乎气结、血瘀、水停。因此李老临床治疗鼓胀时主张"见肝实脾，去胀化湿"，培中温肾，利水化瘀，补虚兼顾祛邪，从根本上来治疗。患者久病体虚，脾虚运化失职，水湿不能运化，土壅木郁，气机阻滞，故腹胀、腹水；水湿内困，水走肠间则肠鸣；升降失常，清浊不分则便溏；

脾虚气血不足，故面色不荣、四肢乏力；苔腻、脉细弦均为肝郁脾虚湿盛所致。"脾湿多胀"，皆因"诸湿肿满，皆属于脾""脾胃不能运化而胀"。土虚不能制水，是因为水受制于脾，但肾本为水脏，命门火衰，不能温养脾土，水液不得蒸化，则水湿内停。《太平圣惠方》中云："夫水气心腹鼓胀，由脾肾二脏俱虚故也。"因脾肾失于运化，湿聚于内而为水，气机阻滞而为胀，气滞血运受阻而为瘀。李老以"见肝实脾"之法，化湿去胀。方中太子参、茯苓、白术健脾培中为君药，鳖甲、白芍、阿胶养阴柔肝，桑寄生、杜仲、熟地黄、炒山药益肾，川厚朴、代代花疏肝理气，垂盆草、茵陈清热利湿。全方君臣佐使相辅，能健脾益肾，益气养阴，行气利水，活血化瘀，补中祛邪，有攻补兼施之用。

【李老点评】本案为肝硬化失代偿期，中医诊断为鼓胀。鼓胀之病机多属饮食失节或疫毒为患，损伤肝脾而致。因肝脾不调，运化失司，水湿内停，肝络受损引起瘀血阻滞，病位多涉及肝、脾、肾三脏，引起气、血、水瘀滞。临证当根据肝、脾、肾病位之不同，以及气、血、水三者瘀滞的不同表现，辨证用药。"体会"中所论该病的病因病机、治则及方解，对治疗鼓胀确有帮助。

二、肝气机郁滞，脾虚湿阻

孙某某，女，44 岁。

【初诊】2019 年 9 月 10 日。

【主诉】肝硬化 3 个月。

【病史】患者 2019 年 6 月体检时发现血小板降低，进一步检查发现乙型肝炎、肝硬化，乙型肝炎病毒 DNA 高，遂服用抗病毒药物治疗，9 月份复查时发现转氨酶轻度升高，病毒 DNA 较前下降，接近正常值，甲胎蛋白升高。现偶有鼻衄，皮肤无瘀斑，纳食可，无腹胀，大便每日 3~4 次，成形便，心情焦虑紧张，睡眠差易醒，双踝关节略肿，舌质淡红，苔白略黄，脉细。腹部 CT 检查示：肝硬化、脾大、门静脉高压，并侧支循环开放。腹部超声示：胆囊炎、腹腔少量积液、肝实质弥漫性损伤。

【中医诊断】鼓胀。证属肝气机郁滞，脾虚湿阻。

【西医诊断】肝硬化。

【治法】疏肝理气，健脾化湿。

【处方】逍遥散加减。北柴胡 10g、当归 10g、茯苓 20g、炒白术 20g、炒山药 20g、党参 15g、鳖甲 20g、垂盆草 15g、茵陈 20g、炒川楝子 10g、延胡索 15g、莪术 10g、姜厚朴 15g、大腹皮 15g、车前子（包煎）30g、车前草 15g、夏枯草 15g、黄精 15g、茯神 15g、郁金 15g、知母 15g、天花粉 15g、鸡骨草 15g、炙甘草 10g、阿胶（烊化）10g。28 剂，水煎服，每日 1 剂，分 2 次温服。

【体会】本案患者中医辨证考虑为肝气机郁滞，脾虚湿阻。李老以逍遥散加减，方用柴胡、当归、茯苓、白术疏肝健脾，加入山药、党参加强健脾之功效，加入鳖甲、夏枯草软坚散结。考虑肝胆兼有湿热，加入茵陈清利湿热。虽无明显胁部疼痛但考虑乙型肝炎日久存在血瘀，故加用金铃子散、郁金以活血散瘀。超声检查提示有腹水，加入厚朴、大腹皮、车前子、车前草。血常规提示血小板低，加入阿胶养血。因患者睡眠不好加入茯神安神，瘀久化热，苔黄，故加入知母、天花粉清热。另外在辨证治疗基础上，还加入垂盆草、鸡骨草等药物利湿退黄，清热解毒，疏肝止痛。

【李老点评】本案患者西医诊断为肝硬化，中医诊断为鼓胀，肝硬化多为肝郁脾虚，湿热阻滞，血瘀成积，涉及气血水湿热毒邪的病证，所以采用逍遥散加减调理肝脾，加入利水和血、清热利湿之品，一般对肝硬化的辨治应以肝脾不调，湿热阻滞为基本病机，再结合具体病情适当加减，如腹水者加利尿药，脾肿大者加消积散结药，特别要注意防止出血。

第二节　积聚

肝郁脾虚，湿毒瘀阻

秦某某，男，62岁。

【初诊】2018年5月2日。

【主诉】右胁肋胀痛5年。

【病史】患者5年前出现右胁肋胀痛，伴有口干口苦，食欲缺乏，腰酸乏力，时有头晕，睡眠不实，大便调，查体见肝脏于剑突下3cm可触及，质硬，有压痛，脾脏肋缘下4cm可触及，舌质黯淡，舌下静脉瘀阻，苔薄黄腻，脉弦细。腹部B超示：肝硬化、脾大。既往有慢性乙型肝炎病史。

【中医诊断】积聚。证属肝郁脾虚，湿毒瘀阻。

【西医诊断】肝硬化。

【治法】疏肝健脾，活血解毒。

【处方】逍遥散加减。北柴胡10g、当归15g、白芍15g、茯苓20g、炒白术20g、炙黄芪30g、鳖甲30g、水红花子15g、煅牡蛎20g、莪术10g、茵陈15g、夏枯草15g、半枝莲30g、白花蛇舌草30g、桑寄生30g、炒杜仲30g、天花粉15g、知母15g、金钱草20g、龙胆草10g、枸杞子15g、菊花15g。28剂，水煎服，每日1剂，分2次温服。

【二诊】2018 年 5 月 30 日。患者诉服药后右胁肋胀痛缓解，无口干口苦，纳可，胃灼热反酸，胃脘隐痛不适，腰酸乏力，左上肢无力，睡眠不实，易醒，大便调，舌质黯淡，舌下静脉瘀阻，舌苔薄黄，脉弦细。处方为前方去白花蛇舌草、龙胆草、知母，加白及 15g、煅瓦楞子 15g、炒酸枣仁 20g、柏子仁 20g、夜交藤 15g。28 剂，水煎服，每日 1 剂，分 2 次温服。

【体会】患者为老年男性，因慢性肝病日久，故肝阴血不足，肝气郁滞，木旺克土，脾气虚弱，失于运化，内生湿热，气滞湿热阻络，经络不通，辨证属肝郁脾虚，湿毒瘀阻。治宜疏肝健脾，活血解毒。方选逍遥散加减。药用北柴胡疏肝理气止痛；炙黄芪、茯苓、炒白术补中益气健脾；当归、白芍滋阴养血柔肝；鳖甲、水红花子、煅牡蛎、莪术软肝散结通络；茵陈、夏枯草、半枝莲、白花蛇舌草、龙胆草、金钱草清热利湿解毒；桑寄生、炒杜仲、枸杞子、菊花滋补肝肾，平肝潜阳；天花粉、知母清热泻火，滋阴润燥。二诊时患者肝胆湿热消退大半，故去白花蛇舌草、龙胆草等药，患者胃脘隐痛、胃灼热反酸，故加用白及、煅瓦楞子以制酸止痛，睡眠不实加用炒酸枣仁、柏子仁、夜交藤以养肝宁心安神。肝硬化属于中医积聚范畴，《诸病源候论·积聚病诸候》中曰"诸脏受邪，初未能为积聚，留滞不去，乃成积聚"，积聚有一个渐积成病的过程，符合慢性乙型肝炎病程日久导致肝硬化的病理过程。肝硬化的病性为本虚标实，病机主要为正气亏虚，夹有气滞、血瘀、湿毒、痰结等。故《景岳全书·积聚》中提出"治积之要，在知攻补之宜，而攻补之宜，当于孰缓孰急中辨之"《医林改错》中强调瘀血在积聚发展形成中的重要作用，提出要应用活血化瘀的方药。

【李老点评】此案患者以右胁胀痛就诊，根据病史及查体知其既往有乙型肝炎、肝硬化病史，中医诊断为积聚，辨证属肝郁脾虚，湿毒瘀阻证。"体会"中对本案的病机分析及用药方解分析到位，引《景岳全书》中的攻补法及《医林改错》中的活血化瘀法，对临床治疗有指导意义。肝硬化所致积聚是长期气滞、血瘀、毒损肝络所致，针对毒邪要清热化湿解毒，常用茵陈、半枝莲、白花蛇舌草、龙胆草，针对硬化的肝脏，要活血化瘀，软坚散结，常用莪术、鳖甲、三七、丹参，针对久病致虚，要补气健脾，滋肾养肝，常用人参、黄芪益气，白芍、石斛养阴，二至丸、六味地黄丸补肝肾，可达攻补之宜。

第三节 胁痛

一、肝郁脾虚，肝脾失调

邢某某，男，42岁。

【初诊】2013年1月8日。

【主诉】右侧胁下胀痛1个月。

【病史】患者1个月前饱餐后出现右侧胁下胀满疼痛，每于进食后发作明显，伴口干口苦，胃胀，大便稀溏，每日3~4次，舌红，苔薄干，脉弦细。腹部B超示：肝囊肿、胆囊息肉、脂肪肝。既往有慢性胃炎病史。

【中医诊断】胁痛。证属肝郁脾虚，肝脾失调。

【西医诊断】脂肪肝。

【治法】疏肝理气，调和肝脾。

【处方】逍遥散加减。柴胡10g、当归12g、白芍12g、茯苓15g、炒白术15g、川楝子10g、延胡索15g、郁金15g、枳实10g、厚朴15g、虎杖15g、荷叶15g、决明子10g、知母15g、天花粉15g、炙甘草10g。14剂，水煎服，每日1剂，分2次温服。

【二诊】2013年1月22日。患者诉服药后胁胀好转，口干口苦减轻，无胃胀，平素耳后有湿疹，可见小水疱，纳可，大便软，每日2次，舌质红，苔薄白腻，脉弦细。处方为前方加黄柏15g、白鲜皮10g、苦参6g。14剂，水煎服，每日1剂，分2次温服。

【三诊】2013年2月5日。患者诉服药后胁胀明显好转，无疼痛，无口干，偶有口苦，耳后湿疹、水疱消失，纳可，大便成形，每日1~2次，舌质红，苔薄白，脉弦细。处方为前方减去天花粉、厚朴、黄柏、苦参，加入何首乌10g、生山楂10g、龙胆草6g、地肤子10g。14剂，水煎服，每日1剂，分2次温服。

【体会】李老应用方和谦大师创立的和肝汤为基础方加减，取得了良效。方和谦将逍遥散加味（党参、香附、紫苏梗、大枣）组成"和肝汤"，临床用于治疗肝脾气血失和的疾病。李老认为肝胆疾病皆因气滞、痰瘀、寒湿热邪所为。李老根据肝胆体阴用阳的特性，临证时不拘泥于滋补，在善用和法的同时，重视调畅肝胆升降气机，气滞重者配合破气行滞之味，湿热盛者配合苦寒清利之品，阴虚者配合滋阴清热之药。患者此次发病症见胁痛、胃胀、口干，因肝胆气机失调，湿热蕴结兼湿热伤阴，导致脾胃阴虚，津液不足。李老临床治疗肝胆疾病，其诊疗特色为理气化湿、清热养阴。

【李老点评】本案脉证合参辨证为肝郁脾虚，肝脾失调之证，故以逍遥散加减调肝健脾，因胁痛明显故加金铃子散疏肝止痛。二诊时加入二妙丸等清化湿热之品收功。脂肪肝一病，多为肝脾不调，脾失运化所致，治疗时当注意调和肝脾，运脾化浊。

二、肝郁化热，气阴不足

姚某某，男，64 岁。

【初诊】2018 年 4 月 3 日。

【主诉】右胁胀痛 1 年。

【病史】患者右胁痛，口苦，口中有异味，疲乏，汗出多，入夜盗汗，口渴喜饮，饮食控制，手指麻木，大便不成形，每日 2~3 次，舌质红，少苔少津，脉沉细。既往有糖尿病、脂肪肝病史。

【中医诊断】胁痛。证属肝郁化热，气阴不足。

【西医诊断】脂肪肝。

【治法】清肝泄热，益气养阴。

【处方】逍遥散加减。北柴胡 10g、当归 10g、炒白术 15g、白芍 12g、川楝子 10g、延胡索 15g、郁金 15g、生山药 15g、炒苍术 10g、地黄 15g、天花粉 15g、龙胆草 6g、莪术 10g、丹参 15g、茵陈 15g、浮小麦 30g、麻黄根 15g、补骨脂 10g、芡实 15g、厚朴 15g、枳壳 15g、炙黄芪 15g、灵芝 10g。14 剂，水煎服，每日 1 剂，分 2 次温服。

【二诊】2018 年 4 月 18 日。患者诉服药后右胁痛减轻，口干口苦，口中有异味，疲乏，入夜盗汗，口渴喜饮，饮食控制，呃逆，手指麻木，大便不成形，每日 2~3 次，舌质红，少苔少津，脉沉细。处方为前方去灵芝，加知母 15g、黄柏 15g、薏苡仁 30g、山茱萸 10g、旋覆花 10g、代赭石 20g。14 剂，水煎服，每日 1 剂，分 2 次温服。

【三诊】2018 年 5 月 2 日。患者病情好转，盗汗减轻，口干口苦，肝区胀痛减轻，手指麻，头晕，颈部疼痛，大便溏，舌淡黯，苔薄白，脉沉。处方为前方去浮小麦、麻黄根、厚朴、枳壳、丹参、莪术，加天麻 10g、桑枝 20g、狗脊 15g、肉豆蔻 10g。14 剂，水煎服，每日 2 次。

【体会】本案患者因胁痛前来就诊，观其舌脉症，中医诊断为胁痛，辨证为肝郁化热，气阴不足证。李老以逍遥散中的柴胡、当归、炒白术、白芍为主药，疏肝理气，考虑存在血瘀，予以川楝子、郁金、莪术、丹参理气止痛，患者郁久化热，故予以天花粉、龙胆草、茵陈清热，患者腹泻、大便溏稀，考虑一方面存在脾肾不足，一方面因湿邪不化之故，故予以生山药、炒苍术、地黄、补骨脂、芡实健脾补肾固涩，加炒苍术、厚朴、枳壳祛湿。因有盗汗，故予以炙黄芪、灵芝、浮小麦、麻黄根固表止汗。二诊时患者热象仍然明显，故去灵芝，加入知母、黄柏清热，加入薏苡仁加强祛湿效果，加山茱萸加强补肾效果，因患者嗳气呃逆，故加入旋覆花、代赭石降气。三诊时患者诉盗汗及肝区胀痛减轻，但仍有手指麻，头晕，颈部疼痛明显，故加入天麻、桑枝、狗脊以疏通经络止痛。

【李老点评】本案脉症和参辨证为肝郁脾虚，气阴不足之证，因肝脾不调，所以调肝健脾，益气养阴兼以化浊为治，用逍遥散加减取效，"体会"中对其病机及用药分析十分到位，认识到肝郁化热的同时也有脾肾不足和湿邪不化，故用健脾益肾化湿之剂标本兼治，对于六七十岁老年患者常各个脏腑虚实并见，在用药时应考虑随症加减，虚实并举，方能恰到病所，收到疗效。

第四节　黄疸

肝胆湿热

郑某某，女，76岁。

【初诊】2014年7月15日。

【主诉】乏力、纳少1年，面目、皮肤黄染8天。

【病史】患者近1年来乏力、纳少，面目、皮肤黄染8天，伴腹胀明显，小便色黄，大便干结，2~3日一行，舌苔黄腻，脉弦数。腹部B超检查提示肝弥漫性病变、脾稍大。腹部CT检查提示多发性肝囊肿、右肝内结石。生化检查提示：丙氨酸转氨酶103IU/L，天冬氨酸转氨酶93IU/L。既往有胆囊结石病史。

【中医诊断】黄疸。证属肝胆湿热。

【西医诊断】原发性肝硬化，梗阻性黄疸，多发性肝囊肿，肝内胆管结石。

【治法】清利湿热，和解肝胆。

【处方】逍遥散加减。柴胡10g、黄芩10g、茯苓15g、赤芍15g、枳壳10g、白芍12g、川芎10g、香附10g、陈皮15g、法半夏10g、炒苍术15g、川厚朴15g、炒鸡内金10g、生白术30g、金钱草20g、连翘15g、茵陈蒿15g、郁金10g、焦三仙各10g。14剂，水煎服，每日1剂，分2次温服。

【二诊】2014年7月29日。患者诉服药后黄疸渐消，纳食增加，腹胀减轻，舌苔黄腻，脉弦。处方为前方去连翘，加太子参15g、炒谷芽15g。继服14剂，水煎服，每日1剂，分2次温服。

【三诊】2014年8月12日。继服14剂，病情趋于平稳。复查肝功能等生化指标均好转。

【体会】本案患者面目皮肤俱黄，小便色黄，大便干结，辨证属肝胆湿热。该患者年高体弱，脾胃虚弱，又值夏季发病，内外湿热之邪郁阻中焦，熏蒸于肝胆而致面目、肌肤黄染。肝胆失疏，势必影响脾胃，使其运化失常，气机升降受阻而出现腹胀、食欲缺乏、舌苔黄腻诸症。方中柴胡、枳壳、白芍、川芎、香附疏肝解郁；半夏、苍术、厚朴、陈皮理气和中，除湿消满；苍术、白术健脾燥湿；茯苓、猪苓、泽泻淡渗利湿；桂枝通阳利水；甘草调和中气。全方可疏畅肝经郁滞，清热化湿除满。正如《素问·六元正纪大论》中所言："溽暑湿热相薄，争于左之上，民病黄瘅而为胕肿。"李老认为黄疸虽为湿热所致，病以邪实为主，但患者年高体弱，胃气已衰，故用药不可太过寒凉，以免损伤脾胃之气，须"见肝实脾"，佐以甘温助脾。故运用和解法，以茵陈蒿汤去大黄，泻下清利湿热，在散除病邪的同时顾护胃气，用小柴胡汤调和肝脾。二诊时加太子参、炒谷芽以增强健脾益气、培中固本之力，全方扶正以助祛邪，可恢复肝胆升发自然之态，使病情好转。

【李老点评】本案为湿热黄疸之证，"体会"中对黄疸病因病机分析得十分恰当，特别是结合季节气候及体质诊治，理法方药的论述符合临床实际，抓住湿热之邪为患，湿热去后，加入健脾和胃之药，以调肝脾，认识了黄疸病的病机特点及发病规律。

第五节　腹痛

少阳阳明合病

姚某某，男，71岁。

【初诊】2018年5月8日。

【主诉】右上腹疼痛1个月。

【病史】患者右上腹疼痛1个月，在他院诊断为胆囊炎，无发热，现纳食稍油腻就右上腹疼痛，以素食为主，口干口苦，大便每日1~2次、成形便，睡眠可，下肢微胀，舌质淡红，苔薄白，脉沉。既往有慢性胰腺炎、肝硬化、冠状动脉粥样硬化性心脏病病史。

【中医诊断】腹痛。证属少阳阳明合病。

【西医诊断】胆囊炎。

【治法】和解少阳，内泄热结。

【处方】大柴胡汤合金铃子散加减。北柴胡 10g、黄芩 15g、枳实 15g、白芍 10g、金钱草 15g、赤芍 10g、川楝子 10g、延胡索 15g、大腹皮 15g、焦槟榔 15g、姜厚朴 15g、木香 10g、香附 10g、莱菔子 15g、生白术 20g、黄柏 10g、连翘 20g、败酱草 15g、车前子 30g、炙黄芪 15g。7 剂，水煎服，每日 2 次，早晚服用。

【二诊】2018 年 5 月 15 日。患者服药后未再出现右上腹疼痛，现纳食清淡，以素食为主，餐后腹胀，排气减少，大便每日 1~2 次，成形便，睡眠可，双下肢浮肿。处方为前方加车前草 15g、猪苓 15g、茯苓 20g 以健脾利湿，加青皮 15g 以理气，加用半枝莲 15g 以清热解毒，利尿消肿。

【体会】该患者右上腹疼痛与既往饮食不调有关，其辨证属少阳阳明合病，故治疗以大柴胡汤合金铃子散加减以和解少阳，内泄热结止痛。方中用北柴胡疏肝理气，调畅气机；配黄芩和解清热；用枳实、厚朴行气消痞；加芍药柔肝缓急止痛，与枳实相伍可以理气和血，止痛；加川楝子和延胡索理气活血止痛；加败酱草、连翘、黄柏、金钱草、车前子清热利湿；加大腹皮、焦槟榔、木香、香附、莱菔子理气消胀止痛；加生白术、炙黄芪益气健脾补中。胁痛主要责之于肝胆，且与脾、胃、肾相关。病机转变较为复杂，既可由实转虚，又可由虚转实，而临床多见虚实夹杂证。胁痛的常见病机为气滞、血瘀、湿热蕴结致肝胆疏泄不利，不通则痛，或肝阴不足，络脉失养，不荣则痛。该患者正是由于饮食不节，湿热内结所致，故治疗当肝脾胃同调，疗效显著。

【李老点评】本案患者诊断为胁痛，辨证属少阳阳明合病。因脾失健运，湿热内蕴导致肝胆失于疏利而引起胁痛。"体会"中对本病的病机分析符合临床诊断，治则方药分析亦同病机相合。此类病证多由肝脾不调、湿热阻滞引起，应注意处理好正虚与邪盛的关系。正虚需要健脾调肝益气，邪盛需要清热化湿解毒，防止病情恶化。尤其患者甲胎蛋白较高，所以用半枝莲、败酱草等解毒药物，待腹痛缓解后更要注意健脾益气，以善其后。

第九章　肾系病

第一节　水肿

一、脾肾两虚，水湿内停

李某某，男，69 岁。

【初诊】2019 年 10 月 22 日。

【主诉】双下肢水肿反复发作 1 年，加重 2 个月。

【病史】患者近 1 年来双下肢水肿反复发作，2 个月前劳累后双下肢水肿加重，倦怠乏力，纳可，口干渴，夜尿 2~3 次，大便干，2~3 日一行，查体见神清，血压 140/80mmHg，心率 75 次/分，双肺呼吸音粗，未闻及干湿啰音，心律齐，未闻及杂音，腹软无压痛，肝脾未触及，双下肢水肿（++），舌胖大，苔黄腻，脉沉。既往有肾病综合征、糖尿病、高血压病史。

【中医诊断】水肿。证属脾肾两虚，水湿内停。

【西医诊断】肾病综合征。

【治法】温阳化气，利湿行水。

【处方】炙黄芪 30g、太子参 20g、茯苓 20g、生白术 60g、猪苓 15g、泽泻 15g、桂枝 10g、生山药 20g、薏苡仁 30g、生地黄 20g、益智仁 15g、金樱子 15g、菟丝子 15g、桑螵蛸 10g、车前子 30g、车前草 15g、黄柏 15g、丹参 15g、益母草 15g、当归 20g、肉苁蓉 15g、茵陈 15g、生大黄（后下）10g、炙甘草 10g。14 剂，口服，每日 1 剂，分 2 次服。注意低盐、低脂、优质低蛋白饮食，忌食辛辣、烟酒等刺激性食物，避免过度劳累。

【二诊】2019 年 11 月 5 日。患者诉服药后双下肢水肿减轻，倦怠乏力午后加重，纳可，偶有口干渴，夜尿 2~3 次，大便调，每日一行，舌淡胖大，苔薄黄，脉沉，双下肢水肿（+）。处方为炙黄芪 30g、太子参 20g、茯苓 20g、生白术 60g、猪苓 15g、泽泻 15g、桂枝 10g、生山药 20g、薏苡仁 30g、生地黄 20g、益智仁 15g、金樱子 15g、菟丝子 15g、桑螵蛸 10g、车前子 30g、车前草 15g、黄柏 15g、丹参 15g、益母草 15g、当归 20g、肉苁蓉 15g、茵陈 15g、炙甘草 10g、生黄芪 30g。14 剂，口服，每日 1 剂，分 2 次服。注意低盐、低脂、优质低蛋白饮食，忌食辛辣、烟酒等刺激性食物，避免过度劳累。

【体会】患者为老年男性，平素体弱多病，因操劳过度，脾肾亏虚，脾失运化，水湿停聚不行，肾气虚衰，不能化气行水，膀胱气化失常，水液潴留体内，泛滥肌肤，出现水肿。脾肾亏虚，故倦怠乏力；脾虚津液不能上承，故口干渴；脾虚失运，肠道津亏则大便干，多日一行；肾气不固，故夜尿频；舌体胖大，苔黄腻，脉沉乃脾肾两虚，水湿内停之征。该患者之水肿辨证属脾肾两虚，水湿内停。故治疗以四君子汤合五苓散加减。方中炙黄芪、太子参、茯苓、生白术、生山药、薏苡仁益气健脾；茯苓、生白术、猪苓、泽泻、桂枝温阳化气，利湿行水；益智仁、金樱子、菟丝子、桑螵蛸补肾固精缩尿；车前子、车前草利尿渗湿；丹参、益母草活血利水；生地黄、当归、肉苁蓉润肠通便；黄柏、茵陈清利湿热；生大黄活血清热通便。二诊服药后患者诉下肢水肿减轻，倦怠乏力午后加重，此为气虚之象，故加生黄芪以健脾益气升阳。水肿是指因感受外邪、饮食失调或劳倦过度等，使肺失宣降通调，脾失健运，肾失开合，膀胱气化失常，导致体内水液潴留，泛滥肌肤，以头面、眼睑、四肢、腹背，甚至全身浮肿为临床特征的一类病证，其病位在肺、脾、肾三脏，与心有密切关系。《景岳全书·肿胀》中云："凡水肿等证，乃肺脾肾三脏相干之病。盖水为至阴，故其本在肾；水化于气，故其标在肺；水唯畏土，故其制在脾。今肺虚则气不化精而化水，脾虚则土不制水而反克，肾虚则水无所主而妄行。"水肿有阴水和阳水之分，阳水治疗以发汗、利小便祛邪为主，阴水治疗以温阳益气、健脾、益肾扶正为主。该患者水肿属于阴水，脾肾两虚为本，水湿内停为标，故治以健脾补肾利水为主。水肿日久，瘀血阻滞，故运用丹参、益母草、生大黄活血化瘀，取血行水亦行之意。

【李老点评】此案患者为肾病综合征，水肿反复发作近期加重，辨证为脾肾两虚，水湿内停证，以五苓散合四君子汤治疗获效。"体会"中对水肿病证的病因病机及证治要点引经据典加以论述，阐述了水肿病的治疗大法。水肿之证，临床常用五苓散，此方具有温阳化气，健脾利水之功，原用于治疗太阳表邪未解内传太阳膀胱腑，膀胱气化不利，水蓄下焦之证，如今是利水消肿的常用方，可用于治疗各种水肿。脾虚者加入参苓白术散、四君子汤、玉屏风散；肾虚者加入六味地黄汤、二至丸、二仙汤；心气虚者加入生脉饮、炙甘草汤；气滞者加入柴胡疏肝散、逍遥丸；血瘀者加入桃红四物汤、血府逐瘀汤；水肿甚者加五皮饮、冬瓜皮、车前子等，每获良效。

二、脾虚湿困

张某某，女，46岁。

【初诊】2019年6月4日。

【主诉】患者双下肢水肿10余年。

【病史】患者双下肢水肿（++），全身乏力，纳可，便调，月经周期提前，量少，经期时间长，睡眠可，舌体胖大，苔白略腻，脉沉。既往有甲状腺癌术后10年、贫血病史。

【中医诊断】水肿。证属脾虚湿困。

【西医诊断】水肿。

【治法】健脾祛湿，利水消肿。

【处方】五苓散加减。炙黄芪30g、当归15g、茯苓20g、炒白术15g、炒山药20g、薏苡仁30g、阿胶10g、猪苓15g、车前子30g、车前草15g、桂枝10g、黄精15g、炙甘草15g。14剂，口服，每日1剂，分2次服。

【二诊】2019年6月18日。患者诉服药后病情好转，现症见下肢水肿好转，乏力，纳可，睡眠可，大便调，生气后颈部肿胀，舌质淡略黯，苔薄白，脉沉。处方为炙黄芪30g、当归15g、茯苓20g、炒白术15g、炒山药20g、薏苡仁30g、阿胶（烊化）10g、猪苓15g、车前子30g、车前草15g、黄精15g、炙甘草15g、夏枯草15g、煅牡蛎20g。20剂，口服，每日1剂，分2次服。

【三诊】2019年7月9日。患者诉服药后仍感疲乏，纳可，大便调，晨起口苦口黏，出汗多，口不渴，双下肢浮肿（+），舌胖质黯，苔白略腻，舌下静脉瘀阻，脉沉细。处方为炙黄芪30g、当归15g、茯苓20g、炒白术15g、炒山药20g、薏苡仁30g、猪苓15g、车前子30g、车前草15g、黄精15g、炙甘草15g、夏枯草15g、煅牡蛎20g、豆蔻10g、龙胆10g、炒苍术15g、太子参15g。14剂，口服，每日1剂，分2次服。

【体会】该患者双下肢水肿10余年，伴全身乏力，月经周期提前、量少，月经期时间长，睡眠可，舌体胖大，苔白略腻，脉沉，甲状腺癌术后10年，又有贫血。究其病机总属久病伤脾，脾气受损，运化失司，水湿代谢失常，潴留体内，形成水肿。观其脉症，李老辨证属脾虚湿盛为主。《素问·至真要大论》云："诸湿肿满，皆属于脾。"脾虚则土不制水。治当补中健脾，温阳化湿，拟五苓散加减。方中炙黄芪、炒山药甘温，补中气健脾土；茯苓、薏苡仁甘淡，健脾祛湿；茯苓、猪苓利水渗湿；白术、茯苓健脾化湿。本病因水湿内盛，膀胱气化不利所致，故方中加车前子、车前草直达膀胱，利水渗湿。《素问·灵兰秘典论》中谓："膀胱者，州都之官，津液藏焉，气化则能出矣。"膀胱的气化有赖于阳气的蒸腾，故方中又佐以桂枝温阳化气以助利水，解表散邪。加当归、阿胶养血生血，治其贫血。诸药相伍，以益气健脾、甘淡渗利为主，佐以温阳化气，使水湿之邪从小便而去。二诊时患者诉下肢水肿好转，但生气后颈部肿胀。李老在前方基础上加夏枯草15g、煅牡蛎20g，疏肝散结，去桂枝，意在专功淡渗利水，主治水湿内停诸证。三诊时患者诉仍觉疲乏，口苦口黏，出汗多。针对兼症，处方中加豆蔻10g、龙胆10g、炒苍术15g、太子参15g，增强补气健脾之力，佐以清肝利胆、化湿和中之品。

【李老点评】本案患者以水肿就诊，因全身乏力，月经量少前期，舌胖大，苔白腻，脉沉，辨证为脾虚湿困证。治用健脾祛湿之法，选五苓散治之而获效。"体会"中对此病证，分析得透彻到位，对所用药物的君臣佐使及加减用药思路阐述得清晰明确，体现了用五苓散加减治疗水肿的崇土填臼之法。此患者既往患甲状腺癌，术后甲状腺功能减退，常年服用左甲状腺素钠片，且有缺铁性贫血，此为脾虚，营血生化乏源所致。本案以健脾益气之法为主导，在补气化湿的同时，对气血不足之贫血予以调补，使主症、兼症均得到治疗，达标本同治之目的。

三、气化不利，湿瘀互阻

陈某某，男，76岁。

【初诊】2018年12月26日。

【主诉】双下肢水肿1年。

【病史】患者双下肢水肿，双足发凉，长时间走路后疼痛，睡眠可，二便调，舌质黯淡，苔薄白，脉沉细，查体见神清，血压130/70mmHg，心率70次/分，双肺呼吸音粗、未闻及干湿啰音，心律齐，未闻及杂音，腹软无压痛，肝脾未触及，双下肢水肿，既往有糖尿病、双下肢静脉血栓、双下肢动脉狭窄病史。

【中医诊断】水肿。证属气化不利，湿瘀互阻。

【西医诊断】水肿。

【治法】温阳化气，利湿活血。

【处方】茯苓20g、桂枝15g、泽泻15g、猪苓15g、生山药20g、炒苍术10g、薏苡仁30g、川牛膝15g、车前子30g、车前草15g、白茅根30g、桃仁10g、红花15g、丹参15g、赤芍15g、牡丹皮10g、三七粉（冲服）6g、伸筋草30g、木瓜15g、炙甘草10g。14剂，口服，每日1剂，分2次服。注意忌食辛辣、烟酒等刺激性食物。

【二诊】2019年2月20日。患者诉服药后双腿浮肿减轻，血压控制可，活动后心慌，口干渴，无下肢疼痛发凉，二便调，舌淡红，苔薄白，脉沉细。处方为桃仁 10g、丹参 15g、伸筋草 30g、茯苓 20g、泽泻 15g、红花 15g、川牛膝 15g、车前子 30g、车前草 15g、三七 6g、木瓜 15g、猪苓 15g、牡丹皮 10g、炙甘草 10g、白茅根 30g、赤芍 15g、桂枝 15g、炒苍术 10g、薏苡仁 30g、生山药 20g、知母 15g、天花粉 15g、煅龙骨（先煎）30g、煅龙齿（先煎）30g。14 剂，口服，每日 1 剂，分 2 次服。

【体会】患者为老年男性，既往有消渴病史多年。因肾气虚衰，膀胱气化功能失常，开合不利，引起水液潴留体内，泛滥肌肤，发为水肿；水湿内停，瘀血阻络，血脉不通，故双足发凉，久走后疼痛。舌质黯淡、脉沉细乃湿瘀互阻之征。该患者之水肿辨证属气化不利，湿瘀互阻，故治疗以五苓散合桃仁四物汤加减。方中茯苓、桂枝、泽泻、猪苓温阳化气，利湿行水；生山药、炒苍术、薏苡仁健脾化湿；车前子、车前草、白茅根利水消肿；川牛膝、桃仁、红花、丹参、赤芍、牡丹皮、三七活血化瘀止痛；伸筋草、木瓜舒筋活络；炙甘草调和诸药。二诊时患者诉服药后双腿浮肿减轻，但仍有口干渴、活动后心慌，此乃阴液不足，水不涵木，上盛下虚之象，故加知母、天花粉以滋阴降火，加煅龙骨、煅龙齿以滋阴潜阳治疗心慌。水肿最早在《黄帝内经》中称为"水"，并根据不同症状分为风水、石水等。其发病原因，《素问·水热穴论》中指出："故其本在肾，其末在肺。"《素问·至真要大论》中指出："诸湿肿满，皆属于脾。"后世《景岳全书·肿胀》中云："凡水肿等证，乃肺脾肾三脏相干之病。盖水为至阴，故其本在肾；水化于气，故其标在肺；水唯畏土，故其制在脾。今肺虚则气不化精而化水，脾虚则土不制水而反克，肾虚则水无所主而妄行。"明确指出水肿的发病是以肾为本，以肺为标，而脾为制水之脏。该患者水肿属于阴水，其病位在脾肾，辨证为气化不利，湿瘀互阻，急则治标，治法以温阳化气，利湿活血为主，用药精准，水肿得以缓解。后续以调理脾肾功能为主。

【李老点评】本案以双下肢水肿、双足发凉就诊，辨证为脾肾不足，气化不利，湿瘀互阻之水肿证。应用五苓散合桃红四物汤益气健脾、化瘀止痛而获效。"体会"中对本案的病机分析及理法方药阐述得十分入理。临床见水肿病，必责之于脾、肾二脏，以健脾益肾为治本之法。又因本案水肿属阴水，需以温药治之，又因患者有下肢静脉血栓及动脉狭窄之症，故加用活血化瘀之品，标本同治。

四、气血不足，脾虚湿停

张某某，男，79 岁。

【初诊】2018 年 3 月 28 日。

【主诉】双下肢水肿 2 个月。

【病史】患者双下肢水肿，腿沉，尿少，傍晚水肿明显，疲乏，餐后脘腹胀满，泛酸呕吐，大便每日4~5次，便溏，舌胖大，薄白苔，脉沉。患者曾做胆管癌手术3年。

【中医诊断】水肿。证属气血不足，脾虚湿停。

【西医诊断】水肿。

【治法】补益气血，健脾祛湿。

【处方】党参15g、炙黄芪20g、桂枝10g、茯苓20g、猪苓15g、泽泻15g、白茅根20g、车前子30g、车前草15g、川牛膝10g、莪术10g、厚朴15g、枳壳15g、干姜10g、竹茹15g、醋鸡内金10g、焦麦芽15g、焦山楂15g、焦神曲15g、当归10g、阿胶（烊化）20g、煅瓦楞子15g、桑寄生20g、炒杜仲20g。14剂，口服，每日1剂，分2次服。

【体会】患者既往有胆管癌，3年前行手术治疗，术后身体虚损，气血不足，故见疲乏；脾不运化，湿邪停滞，故见下肢水肿、腿沉、尿少、脾虚；脾胃不和，所以出现脘腹胀满、泛酸呕吐；久病及肾，故见尿少、大便溏稀、大便次数多。水肿是体内水液潴留，泛滥肌肤，表现为头面、眼睑、四肢、腹背，甚至全身浮肿为特征的一类病证。其病因有风邪袭表、疮毒内犯、外感水湿、饮食不节、禀赋不足、久病劳倦等，形成本病的机制为肺失通调，脾失传输，肾失开阖，三焦气化不利。因此李老以保元汤大补元气，益气通阳，并加当归、阿胶养血。以五苓散利水渗湿，温阳化气，加用车前子、车前草、川牛膝加强利尿祛湿之力，利小便以实大便。加入莪术、厚朴、枳壳、干姜、竹茹、醋鸡内金、焦麦芽、焦山楂、焦神曲健脾消胀、降气止呕。久病及肾，加入桑寄生、炒杜仲壮腰健肾。全方体现了李老对本案本虚标实病机的认识，遣方用药紧扣病机，取得了较好疗效。

【李老点评】此案患者诊断为水肿，辨证属气血不足，脾虚湿停证，以保元汤合五苓散化裁而收效，上文中对症状及理法方药的解析十分准确，此患者是胆管癌术后气血不足，脾虚升降失常，水湿内停而肿，临床上常见肿瘤术后的患者，面色萎黄不荣，全身轻度肿，晨起面部及眼睑肿，久坐下肢肿甚，疲乏无力，便溏，脉弱。本案患者治疗时要注重益气升阳，可用保元汤、五苓散化裁，另还可因人因证用黄芪、桂枝、升麻益气升阳助化湿之力，加用附子、补骨脂，温肾助阳，以加强气化，并嘱服奶制品、黄豆、花生等食疗调治而痊愈。

五、脾肾不足

汪某某，女，60岁。

【初诊】2015年2月17日。

【主诉】水肿2年。

【病史】患者近2年来水肿，以双下肢为主，多饮水后加重，曾在当地医院诊断为肾炎，应用青霉素治疗无效，间断服用利尿药及肾炎康复片可缓解。目前仍有下肢水肿，伴腰酸腰痛，头晕，腹胀痛，恶心，手颤抖，双下肢乏力，纳可，尿量不多，大便调，舌质淡胖嫩，苔白厚腻，脉沉。既往有脂肪肝8年、胆结石6年、高血压5年。尿常规检查示：红细胞（++），蛋白（+++），微量蛋白150mg/L。生化检查：总胆固醇7.75mmol/L，低密度脂蛋白4.3mmol/L，白蛋白30.2g/L。

【中医诊断】水肿。证属脾肾不足。

【西医诊断】肾炎，高血压。

【治法】健脾益肾。

【处方】生地黄20g、牡丹皮15g、泽泻10g、山茱萸10g、茯苓20g、炒山药20g、薏苡仁30g、猪苓10g、车前子30g、菟丝子10g、桑寄生20g、盐杜仲20g、益母草10g、巴戟天10g、怀牛膝15g、丹参15g、炒苍术15g、草果10g、茵陈15g、生黄芪15g、天麻15g、钩藤20g、生甘草10g。14剂，水煎服。每日2次，早晚服用。

【二诊】2015年3月3日。患者服上方14剂后自觉腰酸下肢乏力明显减轻，水肿也较前减轻。复查尿常规示：红细胞（+），尿蛋白（++）。无头晕、恶心，二便调，舌质黯，苔白，脉沉。继服前方14剂，服法同前。

【体会】患者久病肾之精气渐亏。肾主水液，司开合，肾脏受损，开合不利，水液停滞则出现面肢浮肿，腰为肾之府，肾虚损则腰部疼痛，膀胱为州都之官，与肾脏互为表里，肾脏受损，影响至膀胱，膀胱气化不利则小腹胀痛、尿量不多、舌质淡胖嫩、脉沉，此为虚中有湿滞的外在表现。根据以上病机分析，李老以六味地黄丸为基础方，补肾兼调肝脾。一方面，生地黄滋肾阴、益精髓，山茱萸酸温滋肾益肝，山药滋肾补脾，此三药三阴并补，以收补肾治本之功。另一方面，牡丹皮配山茱萸以泻肝火，茯苓配山药渗脾湿，并加入菟丝子、牛膝滋补肝肾，桑寄生、杜仲配合牛膝滋补肝肾，强腰膝，丹参、益母草活血凉血，利尿除湿，加入苍术、草果、茵陈祛湿，天麻、钩藤平肝息风降压，巴戟天温补肾阳，具有降压及类皮质激素样作用，取"阳中求阴"之意，甘草调和诸药。全方共奏滋阴益肾、利尿除湿之功。李老辨治水肿，尤以肺、脾、肾三脏为纲。急则治其标，湿邪重浊难去，故治湿之法多种并用，用苍术、草果燥湿，茯苓、山药渗湿，猪苓、车前子利湿，对湿浊久停不化者施以疏肝调气、活血行瘀之法。缓则治其本，治疗水肿缓解者以益肾为主，兼顾补脾益肺，扶正以防止病情反复或加重，故取得了理想的临床疗效。

【李老点评】本案诊断为水肿，辨证属脾肾不足证。患者在脾肾两虚的基础上，一方面有水湿内停，另一方面因阴液不足，阴虚阳亢导致肝肾阴虚、肝阳上亢。所以治疗时在补肾健脾的基础上，加入车前子、猪苓、苍术、草果等利水去湿，用钩藤、天麻等药平肝息风，全方虚实并举标本兼治，可尽快控制病情发展。

六、气虚血瘀，肾虚湿阻

李某某，男，55岁。

【初诊】2019年3月6日。

【主诉】双下肢肿胀1年。

【病史】患者近1年来双下肢肿胀，口服地高辛、呋塞米，肿胀未见明显好转，气短乏力，心慌，活动后明显，夜尿2次，早醒，眠差，口干渴，大便每日2次，舌质黯淡，舌体胖大边有齿痕，苔白厚腻，脉沉。既往有冠状动脉粥样硬化性心脏病、高血压、糖尿病病史。

【中医诊断】水肿。证属气虚血瘀，肾虚湿阻。

【西医诊断】心功能不全。

【治法】益气活血，补肾化湿。

【处方】党参15g、炙黄芪20g、茯苓20g、猪苓20g、泽泻15g、车前子30g、车前草15g、红景天15g、丹参15g、薤白15g、紫苏梗10g、红花10g、生地黄20g、牡丹皮15g、生山药20g、山茱萸15g、炒苍术15g、黄柏15g、知母15g、薏苡仁30g、生白术30g、当归15g、肉苁蓉15g、炙甘草10g。14剂，水煎服，每日1剂，分2次服。注意劳逸结合，避免过度劳累，限盐限水。

【二诊】2019年3月20日。患者诉服药后双下肢水肿略好转，晨起轻，晚上重，气短乏力改善，无心慌，偶有憋气，饮食控制，睡眠不实，大便每日1~2次，舌淡黯，苔薄白，脉沉，双下肢水肿。处方为党参20g、炙黄芪30g、茯苓20g、猪苓20g、泽泻15g、车前子30g、车前草15g、红景天15g、丹参15g、薤白15g、紫苏梗10g、红花10g、生地黄20g、牡丹皮15g、生山药20g、山茱萸15g、炒苍术10g、黄柏15g、知母15g、生白术40g、当归15g、肉苁蓉15g、炙甘草10g、炒酸枣仁30g、柏子仁30g。14剂，水煎服，每日1剂，分2次服。

【体会】患者为中年男性，既往体弱多病，心气不足，气不行血，心脉瘀阻，故心慌、气短乏力；动则耗气，故活动后症状加剧；肾气虚衰，不能化气行水，膀胱气化失常，开合不利，引起水液潴留体内，故双下肢水肿；舌质黯淡、舌体胖大边有齿痕、苔白厚腻、脉沉均为心肾不足，血瘀湿阻之征。该患者之水肿与心功能不全有关，其辨证属气虚血瘀，肾虚湿阻。故治疗以保元汤合知柏地黄汤加减。方中党参、炙黄芪补益心气；知母、黄柏、生地黄补肾利湿；猪苓、车前子、车前草、生白术、炒苍术、薏苡仁健脾化湿利水；红景天、丹参、红花、当归活血通络；薤白、紫苏梗通阳理气；肉苁蓉补肾益精；炙甘草调和诸药。由于辨证准确，用药得当，二诊时患者诉服药后下肢水肿好转，但仍晨起轻、晚上重，此乃气虚之象，故加大党参、炙黄芪用量。患者湿邪已减，故去薏苡仁，炒苍术用量减为10g，另加炒酸枣仁、柏子仁以养心安神。心力衰竭归属于中医学"心悸""怔忡""水肿""痰饮"等病的范畴，其病机特点为心气、心阳衰微，推动无力，血脉瘀滞，水饮内停，病位在心，涉及肺、肾。心力衰竭病程往往较长，症状、证候演变多，李老在临证中以简驭繁，抓住虚实两个方面，虚有气虚、阴虚、阳虚之分，实有瘀血、水饮、痰浊之分，指导临床诊疗。该患者水肿属于心气不足，瘀血阻络，肾气亏虚，水湿内停，故治以益气活血、补肾化湿为主。

【李老点评】本案患者为心功能不全导致水肿，辨证为心肾气虚、瘀血湿阻证。以保元汤合知柏地黄汤加减取效。心力衰竭之水肿，病程长，有心肾气虚，气化失司之虚象，又有瘀血、湿邪阻络之实邪，虚实夹杂伴随始终，治疗时需辨明虚实，兼顾益气与祛邪。

第二节　淋证

肾阴不足，下焦湿热

李某某，女，35岁。

【初诊】2018年4月11日。

【主诉】尿频、尿急伴腰酸痛1周。

【病史】患者尿频、尿急伴腰酸痛1周，无发热，口渴，少腹胀，纳可，大便调，睡眠可，舌淡红，苔黄腻，脉沉细。尿常规检查示：白细胞（+++），红细胞（+）。既往有高血压病史。

【中医诊断】淋证。证属肾阴不足，下焦湿热。

【西医诊断】尿路感染。

【治法】补肾阴，清湿热。

【处方】生地黄 10g、牡丹皮 15g、泽泻 20g、茯苓 10g、炒山药 10g、山茱萸 10g、知母 15g、黄柏 15g、川草薢 15g、萹蓄 15g、白茅根 20g、枸杞子 15g、败酱草 15g、赤芍 10g、金毛狗脊 20g、生黄芪 10g、桑寄生 15g、炒杜仲 15g、天花粉 15g、炙甘草 10g。14 剂，水煎服，每日 1 剂，分 2 次服。注意避免过度劳累，多饮水，勤排尿。

【二诊】2018 年 4 月 25 日。患者服药后无尿频尿急，腰酸乏力，耳鸣，口咽干，纳食可，大便正常，睡眠可，舌淡黯，苔薄白，脉细。处方为生地黄 20g、牡丹皮 15g、泽泻 20g、茯苓 10g、炒山药 10g、山茱萸 10g、知母 15g、黄柏 15g、枸杞子 15g、金毛狗脊 20g、生黄芪 10g、桑寄生 15g、炒杜仲 15g、天花粉 15g、炙甘草 10g、续断 20g、磁石（先煎）30g。14 剂，水煎服，每日 1 剂，分 2 次服。注意避免过度劳累，多饮水，勤排尿。

【体会】患者为青年女性，平素工作劳累，体弱多病，导致肾虚膀胱气化失司，湿热下注出现尿频尿急、腰酸痛、少腹胀，肾阴不足故口干渴，舌淡红、苔黄腻、脉沉细乃肾阴不足，下焦湿热之征。该患者之淋证由劳累导致，辨证属肾阴不足，下焦湿热。故治疗以知柏地黄汤加减。方中用知柏地黄汤补肾阴、清虚热；加川草薢、萹蓄、白茅根、败酱草清利下焦湿热；加枸杞子、金毛狗脊、桑寄生、炒杜仲补肾强腰；用生黄芪补益中气；加天花粉清热解毒生津；用赤芍清热凉血；用炙甘草调和诸药。由于辨证准确，用药得当，二诊时患者尿频、尿急明显好转，但仍感腰酸乏力，故去川草薢、萹蓄、白茅根、败酱草、赤芍等清热解毒之品，加续断补肾强腰，加磁石平肝潜阳。淋证是指因饮食劳倦、湿热侵袭而致的以小便频急，滴沥不尽，尿道涩痛，小腹拘急，痛引腰腹为主要临床表现的一类病证。《金匮要略·五脏风寒积聚病脉证并治》中称其为"淋秘"，指出淋秘为"热在下焦"。《诸病源候论·淋病诸候》指出本病的病位及发病机制为："诸淋者，由肾虚而膀胱热故也。"临证中首先要辨识证候的虚实，区别标本缓急，采取实则清利，虚则补益的治疗原则。该患者证属本虚标实，治疗上当补肾与清热并举，疗效甚佳。

【李老点评】本案诊断为淋证，辨证属肾阴虚，下焦湿热证。分析本案之症状，属虚实夹杂、本虚标实之证，治疗时先清湿热以去其标，后补肾阴以固其本，标本之间亦有兼顾，即治标不忘固本，固本适当顾标，标本兼治，方能取得疗效。

第三节　癃闭

肾气亏虚，湿浊下注

韩某某，男，26岁。

【初诊】2015年7月14日。

【主诉】排尿不净，腰痛1年。

【病史】患者近1年来排尿次数增多，排尿不净，尿浑浊不清，无尿痛、尿频、尿急，伴腰部酸痛，自觉畏寒乏力，小腹时有胀感，大便调，饮食睡眠正常，舌质淡，苔薄黄，脉沉。B超检查示：慢性前列腺炎。

【中医诊断】癃闭。证属肾气亏虚，湿浊下注。

【西医诊断】慢性前列腺炎。

【治法】益肾利湿。

【处方】萆薢分清饮合知柏地黄丸加减。处方为生地黄15g、牡丹皮10g、泽泻15g、茯苓20g、炒山药20g、山茱萸10g、知母10g、黄柏15g、桑寄生20g、盐杜仲20g、小茴香10g、乌药10g、牛膝15g、萆薢15g、益智仁10g、石菖蒲10g、淫羊藿10g、巴戟天10g、白茅根20g。14剂，水煎服。每日2次，早晚服用。

【体会】本案患者根据临床症状及舌脉辨证为肾气不足，湿浊下注。由于肾虚封藏失司，膀胱失约，则小便频数、排尿不净；肾阳不足，膀胱气化无权，清浊不分，则小便浑浊。治宜益肾利湿化浊。李老以萆薢分清饮合知柏地黄丸加减。其中萆薢利湿，分清化浊，益智仁温肾阳，缩小便，乌药温肾祛寒，暖膀胱以助气化，石菖蒲芳香化浊，分利小便，盐杜仲取其咸入肾经，直达病所之意。诸药合用，共奏温暖下元，分清化浊之功。因本病日久迁延不愈，见舌淡兼薄黄苔，说明此例患者因久病伤阴而生虚热，故加知柏地黄丸益肾兼清下焦虚热。

【李老点评】本案患者为慢性前列腺炎引起的癃闭证，症见排尿不净、腹痛。《黄帝内经》中云："膀胱者，州都之官，津液藏焉，气化则能出矣。"故排尿不净兼浑浊不清，乃膀胱气化失宜。故以清利湿热、补益肾气之知柏地黄丸及萆薢分清饮加减治疗，很快见效。本案理法方药的分析环环相扣，紧紧围绕病机展开，十分恰当。

第四节 遗尿

脾肾两虚，湿邪下注

王某某，女，51岁。

【初诊】2018年7月17日。

【主诉】尿失禁10年。

【病史】患者尿失禁10年，尿频尿急，漏尿，不影响夜间睡眠，用力提物时多发，腰痛，口干，眼干，口苦喜饮，纳食可，胃胀痛反酸，大便调，查体见神清，血压130/70mmHg，心率70次/分，双肺呼吸音粗，未闻及干湿啰音，心律齐，未闻及杂音，腹软无压痛，肝脾未触及，双下肢不肿，舌淡，苔白腻，脉沉。

【中医诊断】遗尿。证属脾肾两虚，湿邪下注。

【西医诊断】遗尿。

【治法】补肾滋阴，祛湿健脾。

【处方】生黄芪20g、升麻10g、生地黄15g、牡丹皮10g、泽泻10g、生山药20g、山茱萸15g、茯苓20g、金樱子10g、桑螵蛸10g、沙苑子15g、益智仁15g、桑寄生20g、杜仲20g、炒苍术15g、白豆蔻（后下）10g、石斛15g、肉苁蓉15g、当归15g、炙甘草10g、天花粉15g、龙胆10g、煅瓦楞子15g。14剂，水煎服，每日1剂，分2次服。

【二诊】2018年8月14日。患者诉服药后漏尿较前好转，走平路时不漏尿，上下楼时仍有漏尿，无尿痛，尿频尿急缓解，腰痛，手足关节疼痛，眼干，口干苦，喜饮，纳好，胃胀，怕冷，大便调，夜尿一次，舌淡苔白腻，脉沉。处方为上方加干姜10g、黄柏10g，去炒苍术、肉苁蓉。14剂，水煎服，每日1剂，分2次服。

【体会】患者为老年女性，平素体弱，脾肾两虚，脾虚下陷，肾虚不固，故见尿失禁、尿频、尿急、漏尿；活动则气虚加重，故用力提物时多有漏尿；腰为肾之府，故腰酸痛；脾肾两虚，湿邪为患，故口干、眼干、口苦喜饮；舌淡、苔白腻、脉沉乃脾肾两虚，湿邪内阻之征。该患者之遗尿辨证属脾肾两虚，湿邪下注，故治疗以六味地黄丸加减补肾滋阴。加黄芪益气健脾；加升麻升举清阳之气；加金樱子、桑螵蛸、沙苑子、益智仁、肉苁蓉温肾固涩；加炒苍术、白豆蔻芳香化湿；加煅瓦楞子制酸止痛；加石斛、天花粉、当归滋阴养血；加桑寄生、炒杜仲补肾强筋健骨；加龙胆草清热化湿；炙甘草调和诸药。二诊时患者诉服药后漏尿较前好转，但仍有胃脘怕凉，此乃脾胃虚寒之象，还有口干，此乃肾阴不足、阴虚内热之征，故加用干姜、黄柏，去炒苍术、肉苁蓉。《素问·宣明五气》中云："膀胱不利为癃，不约为遗溺。"《素问·灵兰秘典论》中云："膀胱者，州都之官，津液藏焉，气化则能出矣。"又云："三焦者，决渎之官，水道出焉。"且肾主水，与膀胱互为表里，膀胱的气化有赖于肾气温煦。由此可见，尿液的生成与排泄，与肺、脾、肾、三焦、膀胱有着密切关系。后世医家对本病的论述也较多，如《幼幼集成·小便不利证治》中云："小便自出而不禁者，谓之遗尿；睡中自出者，谓之尿床。此皆肾与膀胱虚寒也。"故肾气不固是遗尿的主要病因，肾阳不足，下元虚冷，不能温养膀胱，膀胱气化功能失调，闭藏失职，不能制约尿液，而为遗尿。该患者遗尿属于脾肾两虚，津液失运，湿邪下注，治法以补肾固涩为主，同时加用生黄芪和升麻，取补中益气之意，以健脾益气，升举清阳，用药精准，久病得以痊愈。

【李老点评】本案患者为脾肾两虚引起的遗尿，通过总结《黄帝内经》及诸家对遗尿发生机制的认识及肺、脾、肾、三焦、膀胱之间的关系，对临床治疗遗尿很有启发。本案有几点值得注意：一是对遗尿的分析，对于中老年女性，常因脾肾两虚，脾气虚清阳不升、肾气虚难以固摄导致；二是肾之气化功能，"膀胱者州都之官，气化则能出矣"，肾失气化则可能发生癃闭或遗尿，要加强肾的气化功能；三在用药时注意调补阴阳，所谓"善补阳者，必于阴中求阳，则阳得阴助而生化无穷"。本案在六味地黄汤补阴的基础上加用黄芪、肉苁蓉、益智仁等助阳之品，使阴阳协调。另外，因阴虚会有相火上炎的表现，如口苦、口干等症，所以加用黄柏等降相火，以求阴阳平衡。

第五节　高尿酸血症

肾虚湿阻

赵某某，男，34 岁。

【初诊】2018 年 4 月 11 日。

【主诉】血尿酸升高 2 个月。

【病史】患者无明显不适，婚后不育，舌淡红，胖大，有齿痕，苔薄白，脉弱。既往有高脂血症。

【中医诊断】不育症。证属脾肾不足，湿浊下注。

【西医诊断】不育症、高尿酸血症。

【治法】益肾祛湿。

【处方】知柏地黄汤加味。生地黄 20g、牡丹皮 10g、泽泻 15g、茯苓 20g、炒山药 15g、山茱萸 15g、知母 15g、黄柏 10g、虎杖 15g、生山楂 15g、荷叶 15g、决明子 10g、菟丝子 15g、巴戟天 15g、桑寄生 20g、炒杜仲 20g、黄精 15g、炙黄芪 20g、炙甘草 10g、茵陈 20g。14 剂，水煎服，每日 1 剂，分 2 次服。

【二诊】2018 年 4 月 25 日。患者诉服药后无其他不适，舌胖大好转，舌淡黯，苔薄白，脉沉。用六味地黄丸口服。

【三诊】2018 年 5 月 9 日。患者实验室检查尿酸好转。继续口服中成药六味地黄丸。

【体会】患者无明显不适症状，来诊诉尿酸高，婚后不育，考虑肾主生殖，且尿酸排出障碍也与肾脏功能有关，故考虑肾虚之证，患者舌胖大、脉弱，考虑是脾肾不足水湿不化之故，辨证为脾肾不足，湿浊下注。随着现代检验医学的发展，临床上常可见无症状但有实验室检查指标异常的患者前来就诊，李老通过治疗本案例患者提供了相关的辨证思路。因患者肾虚湿阻，且高尿酸易引起痛风关节红肿热痛，湿邪郁久易化热，因此以知柏地黄汤益肾清热祛湿。另外加菟丝子、巴戟天、桑寄生、炒杜仲、黄精、炙黄芪，以补气益肾填精，治疗不育症；患者高血脂，因此予以虎杖、生山楂、荷叶、决明子、茵陈降脂祛湿。二诊时见舌胖大已经改善，考虑湿邪缓解，以肾阴虚为主，治宜益肾养阴，患者服汤药不便，故予以中成药六味地黄丸口服。三诊时患者诉尿酸降低，考虑患者仍有肾阴虚继续口服中成药六味地黄丸。本案患者没有太多症状可供辨证论治，仅有舌脉及一些相关实验室检查，李老结合患者病史及相关西医学知识来辨证，降低高尿酸，为临床上无症可辨的案例提供了辨证思路。

【李老点评】本案患者以婚后不育就诊，实验室检查提示有高脂血症及高尿酸血症，症见舌胖大、淡黯、脉弱，辨证为脾肾不足，湿浊下注之肾虚证，治用知柏地黄丸，滋补肾精益肾气，清热祛湿化浊，使尿酸降、血脂清而收效，上文对治则方药的分析紧扣病机，十分到位，临床上可见到无明显不适症状只是体检实验室检查异常求医的患者，对此种患者需脉症合参，宏观与微观相结合，究其病因病机，辨其证候，给予正确的治疗，此案患者舌胖大、淡黯，为脾虚之象，脉象弱则提示脾肾不足，结合尿酸、血脂指标异常说明患者脾虚运化失司，湿浊内停，且肾气虚气化失常，水湿不化，若湿邪久郁化热，则可能出现关节红肿热痛等痛风症状，因此用知柏地黄丸，配以清利湿热之品如虎杖、山楂、荷叶、决明子、茵陈等降脂化浊。

第十章 气血津液病

第一节 消渴

一、肾阴亏虚

苏某，男，49岁。

【初诊】2019年10月29日。

【主诉】糖尿病10年。

【病史】患者有糖尿病病史10年，近期检查发现空腹血糖12mmol/L，目前以饮食、运动控制为主，无明显疲乏，口不渴，近1年来体重减轻10斤左右，夜尿多，舌胖黯，苔薄白，脉沉。

【中医诊断】消渴病。证属肾阴亏虚。

【西医诊断】糖尿病。

【治法】滋阴清热。

【处方】生地黄20g、牡丹皮15g、茯苓20g、生山药20g、泽泻10g、山茱萸15g、知母15g、黄柏15g、天花粉15g、炒苍术15g、丹参15g、虎杖15g、荷叶15g、决明子15g、生山楂15g、怀牛膝15g、桑螵蛸15g、益智仁10g、沙苑子15g、葛根15g、炙甘草10g，14剂，水煎服，每日1剂，分2次服。注意控制饮食。

【体会】糖尿病归属于中医消渴范畴，分为上消、中消、下消，以多饮、多食、多尿、形体消瘦，或尿有甜味为特征。口渴多饮为上消，善食易饥为中消，饮一溲一为下消，统称为消渴。本案患者症状仅见体重减轻及夜尿多，虽无明显饮一溲一症状，但因肾主二便，故可归于下消，中医辨证为肾阴亏虚，治疗以知柏地黄汤加减滋阴清热。方中还予以天花粉、炒苍术、丹参、虎杖、荷叶、决明子、生山楂、怀牛膝、葛根，调节血脂、血糖代谢异常，予以桑螵蛸、益智仁、沙苑子，益肾缩尿，治疗夜尿频多，予以炙甘草调和诸药。在治疗消渴时，李老常常将辨证论治与西医学研究相结合，提高了临床疗效。

二、肝郁气滞，肾虚血瘀

姚某，男，62 岁。

【初诊】2018 年 6 月 13 日。

【主诉】双侧手指麻木 1 年。

【病史】患者双侧手指麻木 1 年，右腿疼痛，双足跟疼痛，右胁胀痛，口干口苦，口渴喜饮，大便不成形，每日 2~3 次，舌质淡，苔薄少津，脉沉细，查体见神清，血压 130/70mmHg，心率 66 次/分，双肺呼吸音清，未闻及干湿啰音，心律齐，未闻及杂音，腹软无压痛，肝脾未触及，双下肢不肿，既往有糖尿病、脂肪肝病史。

【中医诊断】消渴。证属肝郁气滞，肾虚血瘀。

【西医诊断】糖尿病周围神经病变。

【治法】疏肝理气，补肾祛瘀。

【处方】北柴胡 10g、当归 15g、白芍 15g、桑寄生 20g、薏苡仁 30g、生山药 20g、炒苍术 10g、生地黄 20g、天花粉 15g、山茱萸 10g、牡丹皮 10g、知母 15g、龙胆草 15g、木瓜 15g、川楝子 10g、延胡索 15g、补骨脂 15g、伸筋草 20g、炙黄芪 20g、炙甘草 10g、天麻 10g、桑枝 20g、金毛狗脊 15g、玫瑰花 15g、炒杜仲 20g。14 剂，口服，每日 1 剂，分 2 次服。注意控制血糖，注意保护手足部，避免受伤。

【二诊】2018 年 7 月 4 日。患者诉服药后手麻、腿疼好转，时有头晕，血压控制可，口干，足跟疼，活动后加重，无腰酸，饮食控制，大便溏，每日 3 次，舌淡苔薄，脉沉。处方为当归 15g、桑寄生 20g、薏苡仁 30g、生山药 20g、炒苍术 10g、生地黄 20g、天花粉 15g、山茱萸 10g、牡丹皮 10g、知母 15g、木瓜 15g、延胡索 15g、补骨脂 15g、伸筋草 20g、炙黄芪 20g、炙甘草 10g、天麻 10g、桑枝 20g、金毛狗脊 15g、玫瑰花 15g、炒杜仲 20g、芡实 15g、独活 15g、炒白芍 12g、豨莶草 15g。注意控制血糖，注意保护手足部，避免受伤。

【体会】患者为老年男性，既往有消渴病多年，因久病入络，血脉瘀滞，故双侧手指麻木、右腿疼痛；肾气不足，故双足跟疼痛；平素情志不畅，肝气不舒，故右胁胀痛、口干口苦；消渴日久，津液不足，故口渴喜饮；木旺克土，故大便不成形，每日 2~3 次。辨证属肝郁气滞，肾虚血瘀。治疗以逍遥散合六味地黄汤合金铃子散加减。方中用北柴胡疏肝理气，调畅气机；用当归、白芍柔肝养血活血；用生地黄、生山药、山茱萸和牡丹皮补肾滋阴；用桑寄生、炒杜仲、补骨脂和狗脊补肾强筋骨；用川楝子和延胡索理气止痛；用炙黄芪补气健脾，气行则血行；用薏苡仁和炒苍术健脾化湿；用天花粉和知母清热滋阴；用木瓜、伸筋草、天麻和桑枝祛风通络止痛；用玫瑰花理气解郁；用龙胆草清肝泻火。由于辨证准确，用药得当，患者服药后双手麻木、腿疼明显好转，肝气得舒，故减柴胡、龙胆草和川楝子，大便仍溏，加芡实，足跟痛加独活、稀莶草以祛风强筋骨。消渴病的发病机制与病程日久，伤阴耗气，气阴两虚甚至阴阳俱虚，气虚血瘀，脉络痹阻，气血不能濡养四肢，阳气不能布达四末，以及久病损伤肝肾，肝肾亏虚，筋骨失养有关。消渴病患者多属于久病，除"久病入络"血瘀外，还存在正气亏虚，本病属本虚标实证，病位在脉络，累及肝、脾、肾等脏腑。治疗该患者除活血化瘀外，还需辅以理气健脾补肾之品，从而标本兼顾，疗效显著。

【李老点评】本案患者因双侧手指麻木，右腿及双足跟疼痛就诊。因其既往有消渴病多年，久病入络，血脉瘀滞，辨证为肝郁气滞，肾虚血瘀证。疏肝理气，补肾祛瘀为本病的治疗原则，但久病耗伤气血，虚实夹杂，必应扶正祛邪。

三、脾肾两虚

伞某某，男，44岁。

【初诊】2019年3月26日。

【主诉】口干口渴伴疲乏4年，加重1个月。

【病史】患者口干口渴喜饮，疲乏，腰痛，血压不稳，头痛，头晕，双下肢不肿，夜尿3次，饮食控制不佳，大便溏，每日1次，舌红，苔薄白，脉细。实验室检查：空腹血糖8.57mmol/L，餐后2小时血糖13mmol/L，糖化血红蛋白7.3%。既往有高血压、慢性肾小球肾炎病史。

【中医诊断】消渴。证属脾肾两虚。

【西医诊断】糖尿病。

【治法】补益脾肾。

【处方】生地黄15g、牡丹皮15g、泽泻10g、茯苓20g、炒山药20g、山茱萸15g、知母15g、黄柏15g、炒苍术15g、天花粉15g、夏枯草15g、石决明20g、罗布麻叶15g、珍珠母30g、沙苑子15g、益智仁15g、桑螵蛸10g、炒白术15g、炙黄芪15g、黄精15g、芡实10g、桑寄生20g、炒杜仲20g。14剂，每日1剂，分2次服。注意控制饮食，适当运动，避免过度劳累。

【二诊】2019年4月23日。患者诉服药后无口干、口渴、喜饮，腰痛好转，头晕，夜尿3次，白天无尿频，自觉疲乏，大便溏，每日1次。实验室检查：空腹血糖7.87mmol/L。处方为生地黄15g、牡丹皮15g、泽泻10g、茯苓20g、炒山药20g、山茱萸15g、知母15g、黄柏15g、炒苍术15g、天花粉15g、夏枯草15g、石决明20g、罗布麻叶15g、珍珠母30g、沙苑子15g、益智仁15g、桑螵蛸10g、炒白术15g、炙黄芪20g、黄精15g、芡实10g、桑寄生20g、炒杜仲20g、天麻 15g、钩藤 20g。14 剂，水煎服，每日 1 剂，分 2 次服。注意控制饮食，适当运动，避免过度劳累。

【体会】患者为中年男性，因饮食不节，脾肾两虚，脾气虚不能转输水谷精微，故口干渴喜饮、大便溏；水谷精微不能濡养肌肉，故疲乏；肾精不足，开合固摄失权，故腰痛、夜尿频；肾阴不足，阴不涵阳，肝阳上亢，故头晕、头痛。舌红、苔薄白、脉细乃脾肾两虚之征。该患者之消渴辨证属脾肾两虚，故治疗以知柏地黄汤加减补肾清热。方中加夏枯草、石决明、罗布麻叶、珍珠母平肝潜阳；加沙苑子、益智仁、桑螵蛸固肾缩尿；加炒白术、炙黄芪、芡实、炒苍术益气健脾；加黄精滋补脾肾；加桑寄生、炒杜仲益肾强腰。二诊时患者诉服药后口干渴、腰痛缓解，但仍感疲乏，此乃气虚之象，故加大炙黄芪用量。因患者仍有头晕，另加天麻、钩藤以平肝潜阳。消渴病是由于先天禀赋不足，复因情志失调、饮食不节等原因所导致的以多尿、多饮、多食、乏力、消瘦为典型临床表现的一种疾病。《黄帝内经》中认为五脏虚弱、过食肥甘、情志失调是引起消渴的原因，《素问·通评虚实论》中说："凡治消瘅、仆击、偏枯、痿厥，气满发逆，甘肥贵人，则膏粱之疾也。"《灵枢·五变》中说："五脏皆柔弱者，善病消瘅。"《景岳全书·三消干渴》中认为："凡治消之法，最当先辨虚实，若察其脉证，果为实火致耗津液者，但去其火则津液自生，而消渴自止。若由真水不足，则悉属阴虚，无论上、中、下，急宜治肾，必使阴气渐充，精血渐复，则病必自愈。"该患者消渴属于脾肾两虚证，故治以补肾健脾。消渴容易发生多种并发症，故在治疗本病的同时，需根据患者伴随症状不同，配以清热解毒、活血化瘀、祛湿化痰等药物。

【李老点评】本案患者为糖尿病合并高血压。察其脉症，辨证属肾阴虚兼见脾气虚所致。故以知柏地黄汤加入健脾益气之药而取效。"体会"中对本病的病因病机、基本治法论述得当，引用了《黄帝内经》及《景岳全书》之论，阐述了消渴之本及主要治法。消渴之虚实不仅有火盛及阴虚之别，还有气虚、肝郁、痰浊、瘀血等不同变化，临证当辨其证候，随证治之。

四、气阴不足，湿热血瘀

高某，女，75 岁。

【初诊】2018 年 3 月 14 日。

【主诉】血糖异常 2 年，控制不佳 1 个月。

【病史】患者 2 年前开始消瘦，血糖异常，之后诊断为糖尿病，现服用格列喹酮、阿卡波糖片，近期血糖控制不佳，伴胸痛阵发，胃灼热，口渴，夜尿 2~3 次，纳食可，二便调，舌胖大，苔白略腻，脉弦。

【中医诊断】消渴。证属气阴不足，湿热血瘀。

【西医诊断】糖尿病。

【治法】清热滋阴，益气活血。

【处方】炙黄芪20g、莪术10g、厚朴15g、黄连10g、煅瓦楞子15g、煅牡蛎20g、白豆蔻（后下）10g、炙甘草10g、三七粉（冲服）3g、桑螵蛸10g、沙苑子15g、益智仁15g、太子参15g、麦冬15g、五味子10g、薤白15g、丹参15g、桃仁10g、降香10g、生山药20g、炒苍术15g、知母15g、天花粉15g。14剂，水煎服，每日1剂，分2次服。注意饮食控制。

【二诊】2018年3月28日。患者诉服药后病情好转，现血糖控制可，胸痛好转，胃灼热，口渴夜甚，夜尿1~3次，纳食增进，便调，舌淡胖，苔薄白，脉弦。处方为炙黄芪20g、莪术10g、厚朴15g、黄连10g、煅瓦楞子15g、炙甘草10g、三七粉（冲服）3g、桑螵蛸10g、沙苑子15g、益智仁15g、太子参15g、麦冬15g、五味子10g、薤白15g、丹参15g、桃仁10g、降香10g、生山药20g、知母15g、天花粉15g、山茱萸10g。7剂，水煎服，每日2次。注意饮食控制。

【体会】患者因血糖异常，控制不佳，出现消瘦、口渴，表现为气阴不足之证。久病兼有血瘀，胸中血脉瘀阻，故见胸痛阵发。久病及肾，肾虚不固，故见夜尿频。患者因消渴来诊，以气阴虚为主证，因此予以玉泉丸治疗。方用炙黄芪、麦冬、太子参、天花粉，益气养阴，清热生津。患者口渴明显，加用知母清热泻火，滋阴润燥。患者舌胖大，苔白略腻，为湿热之象，加用厚朴、黄连、白豆蔻清热祛湿。患者胃灼热，加用煅瓦楞子、煅牡蛎抑制胃酸。患者胸痛，气阴虚血瘀，故以生脉饮加薤白、丹参、莪术、桃仁、降香、三七，益气养阴、活血散结。患者夜尿频，加用桑螵蛸、沙苑子、益智仁益肾缩尿。二诊时患者诉血糖控制可，胸痛好转，纳食增进，苔薄白，湿热好转，因此处方时去煅牡蛎、白豆蔻、炒苍术，患者夜尿频，考虑肾虚，加用山茱萸。消渴病，中医分上消、中消、下消，上消者肺热津伤，中消者胃热炽盛，下消者肾阴亏虚，临床上可兼见上、中、下三消症状，故多肺、胃、肾同治。消渴日久多伴有瘀血，故多加用活血化瘀药物。

【李老点评】本案患者以糖尿病控制不佳伴胸痛就诊，辨证为气阴不足，湿热血瘀证，治宜益气养阴，化湿清热宣痹。对于消渴病，前人有上、中、下三消的认识，但今人因环境、生活条件及饮食结构的变化，病变表现与前人大有不同，临床上气阴两虚者多见，多伴有血瘀证候。在消渴病的变证中，胸痹是常见的并发症之一，故对消渴病的治疗以清热生津、益气养阴为基础，但还应重视活血化瘀法，瘀血阻滞之证常并见于阴虚燥热、气阴两虚、阴阳两虚证中。糖尿病并发症广泛存在微循环障碍，会明显加重胰岛素抵抗，因此活血化瘀的疗法应贯穿于本病始终。

五、肝肾不足，脾运不利，痰瘀互结

胡某，男，35岁。

【初诊】2014年3月5日。

【主诉】口干、口渴、尿频2年。

【病史】患者近2年来自觉口干、口渴、尿频，进行性加重，在外院查血糖升高，诊断为2型糖尿病，未经系统治疗，近2个月以来腰酸，尿泡沫多，易紧张焦虑，胃中胀满，消化不佳，纳呆，乏力，睡眠尚可，肛门有下坠感，便次多，舌淡红，苔黄腻，脉沉缓，空腹血糖15.6mmol/L，糖化血红蛋白8.8%。尿常规检查示：尿糖（－），酮体（＋）。既往有高血压病史，血压最高170/110mmHg。

【中医诊断】消渴。证属肝肾不足，脾运不利，痰瘀互结。

【西医诊断】2型糖尿病。

【治法】健脾化痰活瘀，滋补肝肾。

【处方】陈皮15g、法半夏10g、浙贝母15g、茯苓20g、炒苍术15g、苦参10g、茵陈15g、生山药20g、泽泻15g、虎杖15g、荷叶15g、生山楂15g、何首乌10g、桑寄生20g、炒杜仲20g、续断15g、山茱萸10g、天花粉15g、知母15g、丹参15g。14剂，水煎服。每日2次，早晚服用。定期监测血糖，控制主食量，每日5~6两。加强餐后运动。

【体会】本案患者既往有糖尿病、高血压病史数年，提示肝肾不足，痰瘀互结。糖尿病中医的基本病机为阴津亏耗，燥热内生，李老临床在诊治糖尿病患者时，强调辨证与辨病相结合，有证可辨时辨病变部位，先辨脏腑定位，再辨传变部位，其次辨明寒热虚实，在气在血。对于经西医检查发现确有其病，而又无证可辨者，应结合辨病论治。同时，李老注重辨本证与辨并发症，一般以本证为主，并发症次之，若先见并发症，必不可舍本逐末，忽略对本病的治疗。此外，李老还关注患者应用过的西药及生活起居、饮食情况，在中医辨证诊断处方后，详细告知患者自我监控血糖及饮食运动疗法的重要性，使患者能够积极配合治疗。在中医辨治糖尿病的过程中并非单纯应用滋补肝肾之法，李老强调痰瘀之邪在糖尿病发病及发展中起着重要作用，此案用陈皮、法半夏、浙贝母、茯苓等化痰，用丹参、山楂、虎杖等活血化瘀。这些都体现了李老标本兼顾、痰瘀同治的治疗思路。

【李老点评】本案为消渴病，辨证为肝肾不足，脾运不行，痰瘀互结之证。故在滋补肝肾的同时，以化痰清热利湿之二陈汤及苍术、苦参、茵陈等合用以治其标。若脾虚运化不行，水谷精微可化生为湿浊之邪蕴积于肝脾，《黄帝内经》中有"治之以兰，除陈气也"，湿热痰浊均属于"陈气"范畴，故治疗消渴时，应注意痰浊湿热为患的情况。

第二节　虚劳

一、心肾气虚

韩某，男，71 岁。

【初诊】2013 年 6 月 4 日。

【主诉】乏力、气短 2 年，伴水肿 1 个月。

【病史】患者 2 年前做心脏搭桥术后自觉乏力、气短，活动或说话多后加重，近 1 个月以来乏力、气短加重，伴双下肢水肿，腹满腹胀，尿少，服用利尿药后尿量增多，水肿稍缓解，大便不成形，每日 4~5 次，咯吐黄痰，睡眠差，舌淡胖，苔薄黄，脉细略数。既往有冠状动脉粥样硬化性心脏病病史 10 年，肾功能不全病史 5 年。

【中医诊断】虚劳。证属心肾气虚证。

【西医诊断】冠状动脉粥样硬化性心脏病，心功能不全，肾功能不全。

【治法】补益心肾，利水消肿。

【处方】生脉饮合六味地黄丸加减。太子参 10g、麦冬 10g、五味子 10g、炙黄芪 20g、红景天 15g、水红花子 10g、生地黄 20g、牡丹皮 10g、泽泻 15g、茯苓 20g、猪苓 20g、车前子 30g、炒山药 20g、山茱萸 10g、砂仁（后下）10g、白豆蔻（后下）10g、大腹皮 15g、桂枝 10g、炒酸枣仁 30g、柏子仁 30g、合欢花 15g、夜交藤 15g、桑寄生 30g、炙甘草 10g。14 剂，水煎服。每日 2 次，早晚服用。

【二诊】2013 年 6 月 18 日。患者诉服药后自觉乏力缓解，尿量增多，已停用利尿剂，双下肢轻度水肿，腹胀缓解，饮食增加，睡眠好转，舌质淡黯，苔白略厚，脉沉细。血常规示血红蛋白 10.4g/L。处方为前方改太子参剂量为 15g、改猪苓剂量为 15g，去夜交藤，加盐杜仲 20g、续断 15g、白芍 15g、炒鸡内金 10g、阿胶珠（烊化）10g、当归 10g。继服 14 剂。

【三诊】2013 年 7 月 2 日。患者诉服药后乏力、气短明显缓解，偶有恶心、呃逆，在室内自觉憋气，夜间汗出，偶有腹胀，纳少不欲多食，舌质淡黯，苔薄白，脉细弦。处方为前方改阿胶珠（烊化）为 15g，去太子参，加党参 15g。继服14剂。

【四诊】2013年7月23日。患者诉服药2周后生化检查见尿素氮7.85mmol/L，肌酐125μmol/L，血尿酸286μmol/L，自服肾衰宁胶囊及苯溴马隆片，1周后大便次数增多，腹胀复作，乏力气短，上腹部胀满，呃逆多，舌质淡，苔白，脉沉。处方为党参15g、麦冬10g、五味子10g、炙黄芪15g、茯苓15g、莪术15g、焦槟榔15g、木香10g、姜厚朴15g、枳壳10g、代代花15g、炒鸡内金10g、焦三仙30g、砂仁（后下）10g、白豆蔻（后下）10g、补骨脂10g、芡实10g、炒山药15g、炒白术15g、炙甘草10g。14剂，水煎服。每日2次，早晚服用。

【体会】患者既往有冠状动脉粥样硬化性心脏病病史10年，2年前行心脏搭桥术，术后患者心脉气血亏虚，气血运行无力而致乏力气短，动则喘息汗出，患者年逾七十，久病未愈，故肾精受损、肾气亏虚。李老在本案治疗中抓住心肾气虚的关键病机，以生脉饮合六味地黄丸为主方补益心肾之气。因患者兼有腹满、腹胀、双下肢水肿等气滞水停表现，故兼用大腹皮、砂仁、猪苓、车前子行气利水，以达扶正祛邪之目的。二诊、三诊时，患者正气稍复，水湿之邪未尽，故加大太子参用量增强补气之力。因患者贫血明显，且久病伤阴，营血不足，故加白芍、当归、阿胶等养血滋阴之品气阴双补。并加用炒鸡内金等调和脾胃，以开生化之源，防止滋阴之品敛邪。四诊时患者正气虽复大半，但仍有腹泻、腹满、呃逆等中州运化失常的临床表现，故改用香砂六君子汤合生脉饮益气健脾，行气化痰。李老治疗本病时心肾同治、心脾同治，对于慢性复杂病例的治疗，注意顾护正气，调和脾胃，养护后天之本。

【李老点评】本案病史资料齐全，分析甚为妥帖，本案患者因年高气衰，久病又患心疾，故而以心肾气虚为病之本，又因阳虚运化失常，引起小便不利，故以腹满水肿为病之标，坚持标本同治而收效。同时兼顾脾肾之气，以固先天、后天之本，巩固疗效。

二、肝肾亏虚，经脉失养

耿某某，女，63岁。

【初诊】2013年1月15日。

【主诉】乏力口干6个月。

【病史】患者6个月前因卵巢癌行子宫全切手术，术后化学治疗6次，自觉乏力、口干喜饮水，活动后气短乏力加重，伴手足麻木，遇风后背部疼痛，畏寒畏热，易汗出，小腹有胀感，偶有腰酸，睡眠正常，大便不成形，每日2次，既往有卵巢癌、糖尿病、高血压、盆腔炎病史，血压130/85mmHg，舌质边尖红，苔薄白，脉沉细，空腹血糖9.4mmol/L。

【中医诊断】虚劳。证属肝肾亏虚，经脉失养。

【西医诊断】卵巢癌术后，糖尿病，高血压。

【治法】滋补肝肾，通脉化瘀。

【处方】天麻15g、桑枝20g、伸筋草20g、法半夏10g、陈皮15g、生地黄20g、浙贝母15g、天竺黄10g、牡丹皮15g、泽泻10g、山茱萸10g、生山药20g、苍术15g、桑寄生20g、白花蛇舌草30g、半枝莲20g、炒杜仲20g、知母15g、浮小麦30g、天花粉15g、炙甘草10g。7剂，水煎服，每日2次。

【二诊】2013年1月29日。患者诉服药后仍乏力、汗出、手足麻木，夜间自觉发热，夜尿频，每日4~5次，大便成形，食后即泄，眠差多梦，舌质淡胖，苔薄白，脉沉缓。中医辨证为脾肾两虚。治宜健脾益肾。处方为牡丹皮15g、泽泻10g、山茱萸10g、炒山药15g、生地黄15g、桑寄生20g、知母15g、黄柏10g、炒杜仲20g、煅牡蛎15g、浮小麦30g、天花粉15g、炙甘草10g、五味子10g、地骨皮15g、夜交藤15g、芡实10g、桑螵蛸10g、沙苑子10g、补骨脂10g、灵芝10g、茯神15g。14剂，水煎服，每日2次。

【三诊】2013年3月19日。患者诉继服前方1个月后自觉乏力明显缓解，汗出、手足麻木消失，偶有胸闷，睡眠改善，夜尿减少，大便仍不成形，每日1~2次。处方为牡丹皮15g、泽泻10g、山茱萸10g、炒山药15g、生地黄15g、桑寄生20g、黄连10g、炒杜仲20g、天花粉15g、太子参15g、甘松10g、炙甘草10g、五味子10g、地骨皮15g、夜交藤15g、芡实10g、桑螵蛸10g、沙苑子10g、补骨脂10g、灵芝10g、茯神15g。14剂，水煎服。

【体会】虚劳病因多样，此患者既往因卵巢癌术后化学治疗，损及身体正气，失于调理，其病机复杂，涉及气、血、阴、阳的亏耗。虚劳病变部位可涉及五脏，本案主要涉及肾、脾、肝三脏。李老临床辨证以气血阴阳为纲，五脏虚候为目。由于气血同源，阴阳互根，五脏相关，所以各种原因所致的虚损往往互相影响，由一虚而渐致多虚，由一脏而累及他脏，病情较为复杂，辨证时应加以注意。治疗方面，由于脾为后天之本，肾为先天之本，故应重视调理脾肾。此案患者既往有糖尿病病史，初诊时肝肾阴虚明显，经滋补肝肾治疗后，乏力症状改善不明显。二诊时，李老根据其病情，围绕脾肾两脏，抓住气血不足的关键病机，加强了补益脾肾之功，获得了良好的治疗效果。可见临床施治应灵活变动，随症而变，不必固守成法，才能领会到辨证论治的精髓所在。

【李老点评】本案患者行手术及化学治疗后致虚劳之证，辨证从脾肾两虚，气血不足，筋脉失养论治。治疗此类患者一方面需补益肝肾，以扶其正，一方面需化瘀解毒，以抑其邪，并加用通络化瘀之品以舒畅经络，恢复脏腑功能。故方选六味地黄汤与四君子汤随症加减，并配以半枝莲、白花蛇舌草祛邪解毒。

三、气血不足

姜某某，女，83岁。

【初诊】2014年7月1日。

【主诉】乏力头晕1年。

【病史】患者近1年来自觉乏力、精神欠佳，头晕，偶有心悸气短，劳累后明显，饮食少，睡眠调，二便正常，舌质淡，苔薄，脉细。辅助检查：白细胞2.35×10^9/L，血红蛋白71g/L，血清铁蛋白8μg/L。患者甲状腺部分切除术后2年，继发性甲状腺功能减退。

【中医诊断】虚劳。证属气血不足。

【西医诊断】缺铁性贫血，白细胞减少症。

【治法】健脾益气养血。

【处方】八珍汤加减。党参10g、茯苓10g、炒白术10g、炒山药20g、当归10g、白芍10g、阿胶（烊化）10g、熟地黄10g、川芎6g、紫河车6g、黄精15g、鸡血藤10g、桑寄生10g、炒杜仲10g、炙甘草10g。14剂，水煎服，每日2次，早晚服用。

【二诊】2014年7月15日。患者诉服上方14剂后乏力、精神欠佳症状缓解，生气后仍阵发头晕，白细胞4.2×10^9/L，血红蛋白91g/L。血压170/70mmHg，舌淡，苔薄白，脉弦细。处方为前方去紫河车，加生石决明20g、夏枯草10g，继服14剂。

【体会】气血是人体生命活动的物质基础。气血不足，则不能荣养脏腑、肌肉、四肢百骸，该患者术后失于调养，脾胃虚弱，运化失常，导致气血不足，故体虚乏力、精神欠佳。脾胃为气血生化之源，脾胃运化失司，气血生化无源，则血红蛋白及白细胞下降。初诊时症状明显，舌淡、苔薄为正气虚之象，其病位在脾胃，病性为虚证。治以健脾培中，益气养血。二诊时患者诉症状改善，正气渐复，但因情志不遂故而肝气不舒，肝阳上亢，处方时减滋补之药而酌加平肝潜阳之品。方中用党参配熟地黄益气养血，共为君药，白术、茯苓健脾利湿，助党参健脾益气。当归、白芍、阿胶养血和营，助熟地黄滋养心肝，共为臣药。川芎、鸡血藤活血行血，使诸药补而不滞，甘草甘缓培中，调和诸药。黄精性甘、平，温润平补，能健脾益肾。此方中补益药甚多，李老常用桑寄生、杜仲及紫河车。桑寄生和杜仲为李老通治肾虚之常用对药。紫河车性温味甘、咸，入肺、心、肾经，现代研究证实其具有类激素样作用，不仅能促进生殖器官发育，对甲状腺也有保护作用，还能治疗贫血，应用紫河车十分切合本案病情。本案治法以补益气血为主，李老在补益脾胃的同时也兼顾补益先天之肾精，体现了李老重视后天之本与先天之本的学术思想。

【李老点评】本案以乏力、头晕为主诉，辨证为气血两虚，"体会"中对病因病机的分析，能以中医理论为指导，理法方药环环相扣，特别是处方中药物的加减，体现了兼顾先后天之本的思想，使用桑寄生和杜仲补肝肾，重视紫河车益肾精、养阴血的作用，对治疗虚劳证有很好的疗效，临床上应予以重视及推广。

第三节　汗证

一、肺脾两虚

刘某，男，46岁。

【初诊】2018年4月10日。

【主诉】出汗多2个月。

【病史】患者2个月前发作急性胰腺炎，胰腺炎愈后，出现出汗多，睡眠不实，疲乏，血压控制不好，血脂控制尚可，口不渴，大便每日2次，舌淡胖大，苔白略腻，脉沉。既往有急性胰腺炎、高脂血症、糖尿病、高血压病史。

【中医诊断】自汗。证属肺脾两虚。

【西医诊断】多汗。

【治法】补益脾肺。

【处方】生黄芪20g、白芍10g、炒白术20g、茯苓20g、桑寄生20g、炒杜仲20g、山茱萸15g、石斛15g、补骨脂10g、芡实15g、麻黄根15g、浮小麦30g、煅牡蛎20g、炒酸枣仁30g、柏子仁30g、夜交藤15g、合欢花15g、天花粉15g、虎杖15g、荷叶15g、炙甘草10g。14剂，水煎服，每日1剂，分2次服。注意生活规律，少盐少油饮食。

【二诊】2018年4月24日。患者诉服药后出汗多症状好转，现白天困倦思睡，疲乏，血压控制不好，血脂控制尚可，口不渴，大便不成形，舌淡黯胖大，苔白腻，舌下静脉紫黯，脉沉。处方为生黄芪20g、赤芍15g、炒白术20g、茯苓20g、桑寄生20g、炒杜仲20g、山茱萸15g、石斛15g、补骨脂10g、芡实15g、浮小麦30g、煅牡蛎20g、丹参15g、炒酸枣仁15g、柏子仁15g、合欢花15g、生山楂15g、天花粉15g、虎杖15g、荷叶15g、炙甘草10g、炒苍术15g、草果仁15g、黄精15g。注意生活规律，饮食控制。

【体会】患者虽年岁不大，但平素工作紧张，作息不规律，既往有高脂血症、糖尿病、高血压病史，此次因急性胰腺炎导致身体虚损，肺卫不固，症见出汗多、疲乏，又因久病及肾，心肾不交，出现睡眠不实，大便次数增多。肺脾为水液代谢的重要脏器，肺脾不足，水湿不化，故见舌淡胖大，苔白略腻，脉沉。自汗属于中医汗证范畴，是指由于阴阳失调、腠理不固，而致汗液外泄失常的病证，李老以生黄芪补益肺气止汗，以白芍敛阴止汗，并予以芡实、麻黄根、浮小麦、煅牡蛎等固涩之剂，助其止汗。患者久病肾虚，故予以桑寄生、炒杜仲、山茱萸、补骨脂补肾扶正。患者失眠，睡眠不实，故予以炒酸枣仁、柏子仁、夜交藤、合欢花安神。因患者既往有糖尿病病史，易出现热甚伤阴的情况，虽目前无明显消渴症状，但予以天花粉、石斛兼顾养阴。因患者有高脂血症，故予以炒白术、茯苓健脾，并予以虎杖、荷叶辨病降血脂治疗，最后予以炙甘草调和诸药。二诊时患者诉出汗症状缓解，但出现白天困倦思睡、疲乏等症状。考虑患者有瘀血之证，因湿气较重，故出现白天困倦思睡、疲乏、大便不成形症状。因患者出汗缓解，处方减去麻黄根。全方加强活血祛湿功效，故将白芍改为赤芍，加丹参。患者白天困倦思睡为脾虚湿困，减夜交藤，加生山楂、炒苍术、草果仁健脾祛湿，加黄精补气养阴，健脾润肺益肾，有助于水液的代谢。

【李老点评】本案以自汗为主诉，盖因急性胰腺炎愈后导致肺脾两虚兼心肾不足。中医虽无胰腺炎之记载，但在《难经·四十二难》记"脾有散膏半斤"，据张锡纯分析认为"散膏"之说，言为胰脏。从功能及部位分析，胰腺之疾应从脾来调治，脾主运化，脾运不及导致湿浊之邪壅滞，发为本病。本案胰腺炎愈后导致肺脾气虚是土不生金所致，因此，本案之病机属肺脾两虚，所以症见舌苔腻、便溏、思睡。本案患者还有"脾虚湿困"，另汗为心液，应注重补心气不足，故加浮小麦、酸枣仁、柏子仁、合欢花等养阴益气安神之品。

二、气阴亏虚

杨某某，女，34 岁。

【初诊】2018 年 3 月 21 日。

【主诉】盗汗 2 个月。

【病史】患者盗汗，汗出身凉，后背凉，纳可，便调，睡眠多梦，舌胖大，苔薄白，脉沉。

【中医诊断】盗汗。证属气阴亏虚。

【西医诊断】自主神经功能紊乱。

【治法】滋阴止汗。

【处方】生地黄 20g、牡丹皮 10g、泽泻 10g、茯苓 15g、山茱萸 15g、炒山药 20g、麦冬 10g、五味子 10g、女贞子 15g、墨旱莲 15g、浮小麦 30g、麻黄根 15g、煅牡蛎 20g、生黄芪 20g、白芍 15g、桂枝 15g、金毛狗脊 15g、夜交藤 10g、茯神 15g、炒酸枣仁 20g、炙甘草 10g。14 剂，水煎服，每日 1 剂，分 2 次服。注意忌辛辣刺激食物。

【二诊】2018 年 4 月 4 日。患者诉服药后病情好转，现出汗缓解，无心慌，头晕，无高血压，自觉潮热，汗不多，后背及头顶不适，纳可，便调，睡眠增加，舌淡胖大，苔白略腻，脉沉细。处方为生地黄 20g、牡丹皮 10g、泽泻 10g、茯苓 15g、山茱萸 15g、炒山药 20g、麦冬 10g、五味子 10g、女贞子 15g、墨旱莲 15g、浮小麦 30g、麻黄根 15g、生黄芪 20g、白芍 15g、夜交藤 10g、茯神 15g、炒酸枣仁 20g、炙甘草 10g、白蒺藜 10g、白豆蔻（后下）10g、天麻 15g、钩藤 20g、川芎 10g。14 剂，水煎服，每日 1 剂，分 2 次服。注意忌辛辣刺激食物。

【体会】患者阴虚生内热，内热迫津外泄，故出现盗汗、腠理不固、汗出身凉。后背凉为阳气亏虚。阴虚内热，阳不入于阴，则睡眠不实而多梦。舌胖大主气虚，脉沉主里证。盗汗是指由于阴阳失调，腠理不固，而致汗液外泄失常的病证。《明医指掌·自汗盗汗心汗证》中对自汗、盗汗的名称作了恰当的说明："夫自汗者，朝夕汗自出也。盗汗者，睡而出，觉而收，如寇盗然，故以名之。"张仲景在《金匮要略·水气病脉证并治》中首先记载了盗汗的名称，并认为是由于虚劳所致者为多。朱丹溪对自汗、盗汗的病理属性做了概括，认为自汗属气虚、血虚、痰湿、阳虚，盗汗属血虚、阴虚。张景岳在《景岳全书·汗证》中对汗证做了系统的整理，认为在一般情况下自汗属阳虚、盗汗属阴虚，但"自汗盗汗亦各有阴阳之证，不得谓自汗必属阳虚，盗汗必属阴虚也"。本案患者诊断为盗汗，其中医辨证当属气虚、阴虚兼有，故李老以麦味地黄丸滋肾止汗，予以桂枝加龙骨牡蛎汤加减调和营卫，重镇安神，收敛固涩，加入二至丸加强补益肝肾，滋阴清热之功效，加入浮小麦、麻黄根加强固摄止汗之功，加入夜交藤、茯神、炒酸枣仁安神，患者卫气不固，加入生黄芪益气止汗。二诊时患者诉服药后出汗症状缓解，自觉潮热，汗不多，后背及头顶不适，头晕，故前方去桂枝、煅牡蛎，加白蒺藜 10g、天麻 15g、川芎 10g，患者舌苔腻，故加白豆蔻 10g 芳香健脾祛湿。

【李老点评】本案以盗汗就诊，"体会"中分析得十分入理，患者虽以盗汗为主症，但查其脉症，当为气阴不足所致，正如张景岳所言："然，以余观之，则自汗亦有阴虚，盗汗亦多阳虚……自汗盗汗，亦各有阴阳之证，不得谓自汗必属阳虚也，盗汗必属阴虚。"本案属气阴两虚，"体会"中对理法方药的分析，句句在理，确是汗证病机所在。

三、肾阴虚内热

周某某，男，38岁。

【初诊】2019年1月2日。

【主诉】盗汗2个月。

【病史】患者2个月前出现入睡汗出，睡眠不实，腰酸胀，白天汗出不多，偶有头晕，纳可，大便调，舌质淡红，苔薄白，脉弦细，查体见神清，血压120/75mmHg，心率75次/分，双肺呼吸音粗，未闻及干湿啰音，心律齐，未闻及杂音，腹软无压痛，肝脾未触及，双下肢不肿。

【中医诊断】盗汗。证属肾阴虚内热。

【西医诊断】自主神经功能紊乱。

【治法】补肾滋阴清热。

【处方】生地黄20g、山茱萸10g、牡丹皮10g、茯苓15g、泽泻10g、炒山药15g、五味子20g、麦冬15g、炒酸枣仁20g、柏子仁20g、合欢花15g、茯神15g、怀牛膝15g、桑寄生15g、炒杜仲15g、续断15g、浮小麦30g、麻黄根15g、煅牡蛎20g、女贞子15g、墨旱莲15g、炙甘草10g。14剂，水煎服，每日1剂，分2次服。

【二诊】2019年1月16日。患者诉服药后无盗汗，仍感腰酸胀，睡眠好转，纳可，大便调，无头晕，舌淡红苔薄，脉沉。处方为生地黄20g、山茱萸10g、牡丹皮10g、茯苓15g、泽泻10g、炒山药15g、五味子20g、麦冬15g、炒酸枣仁20g、柏子仁20g、合欢花15g、茯神15g、怀牛膝15g、桑寄生15g、炒杜仲15g、续断15g、女贞子15g、墨旱莲15g、炙甘草10g。14剂，口服，每日1剂，分2次服。注意避免劳累熬夜，忌烟酒辛辣之品。

【体会】患者为年轻男性，因工作劳累日久，耗伤肾阴，虚火内生，阴虚火旺，阴津被扰，不能自藏而外泄，导致盗汗；虚火上扰心神，故睡眠不实；肾阴亏虚，不能濡养机体，故腰酸胀；精血不能上荣头目，故头晕。舌质淡红、苔薄白、脉弦细为阴虚内热之征。该患者之盗汗与工作劳累有关，其辨证属肾阴虚内热。故治疗以麦味地黄汤加减，补肾滋阴清热。加女贞子、墨旱莲滋补肝肾；加怀牛膝、桑寄生、炒杜仲、续断补肾益精；加浮小麦、麻黄根、煅牡蛎固涩止汗；加炒酸枣仁、柏子仁、合欢花、茯神养血安神。由于辨证准确，用药得当，服药后患者盗汗止，但仍感腰酸胀，此乃肾阴不足，继用前方减浮小麦、麻黄根、煅牡蛎等收敛之品。盗汗指寐中汗出，醒来自止，正常的出汗，是人体的生理现象，盗汗为汗液过度外泄的病理现象。《素问·脏气法时论》中云："肾病者……寝汗出，憎风。"指出盗汗与肾病关系密切。《临证指南医案·汗》谓："阳虚自汗，治宜补气以卫外；阴虚盗汗，治当补阴以营内。"该患者盗汗属于肾阴虚生内热，始于过度疲劳，耗伤肾精，虚热内生，故治以补肾滋阴清热为主。

【李老点评】本案患者以盗汗、眠差就诊，辨证为肾阴虚内热之盗汗，应用麦味地黄汤加减获效。上文对此案病因病机分析入里，方解亦十分到位。盗汗因阴液亏虚，水不制火，虚火导致体内津液外流，治宜滋阴降火、养阴清热。而汗为心液，盗汗之人常伴有心悸、失眠等症，盗汗在夜间发生，为肾阴不足之象，故还可见腰膝酸软、头晕之症。

第四节　梅核气

肝郁脾虚，痰阻气滞

孟某某，男，58 岁。

【初诊】2019 年 12 月 17 日。

【主诉】自觉咽中痰堵 1 年。

【病史】患者自觉咽中有痰堵，少量白痰，咯之不净，咽之不下，无咽痛，情志不畅，不思饮食，口苦，口中有异味，餐后脘胀，大便溏，每日 1 次，舌体胖大，舌质黯，苔白厚腻，脉弦细。查体见神清，血压 130/80mmHg，心率 72 次 / 分，双肺呼吸音粗，未闻及干湿啰音，心律齐，未闻及杂音，腹软无压痛，肝脾未触及，双下肢不肿。

【中医诊断】梅核气。证属肝郁脾虚，痰阻气滞。

【西医诊断】咽部神经官能症。

【治法】理气化痰，调和肝脾。

【处方】法半夏 10g、川厚朴 15g、茯苓 20g、干姜 10g、紫苏梗 10g、陈皮 15g、胆南星 6g、浙贝母 15g、炒苍术 15g、草果 15g、白豆蔻（后下）10g、枳壳 10g、薏苡仁 20g、炒白术 15g、炙黄芪 15g、炙甘草 10g。14 剂，水煎服，每日 1 剂，分 2 次服。注意调畅情志，忌辛辣刺激，忌烟酒。

【二诊】2019 年 12 月 31 日。患者诉服药后咽中痰堵较前好转，咯之不出，咽之不下，无痰，无咽痛，情志不畅，食欲差，无口苦，口中异味，餐后脘胀，大便调，每日 1 次，舌淡胖大，苔薄白略腻，脉弦细。处方为法半夏 10g、川厚朴 15g、茯苓 20g、干姜 10g、紫苏梗 10g、陈皮 15g、炒苍术 15g、白豆蔻（后下）10g、枳壳 10g、薏苡仁 20g、炒白术 15g、炙黄芪 20g、炙甘草 10g、木香 10g、砂仁（后下）10g、炒鸡内金 10g。14 剂，水煎服，每日 1 剂，分 2 次服。注意调畅情志，忌辛辣刺激，忌烟酒。

【体会】患者为中年男性，平素工作紧张，情绪不畅，肝失条达，气机阻滞，久则生痰，痰气互结，出现咽中有痰堵，少量白痰，咯之不净，咽之不下。肝郁气滞，木旺克土，脾失运化，故不思饮食、口苦、口中有异味、餐后脘胀、大便溏。舌体胖大、舌质黯、苔白厚腻、脉弦细乃肝郁脾虚，痰阻气滞之象。该患者之梅核气辨证属肝郁脾虚，痰阻气滞，故治疗以半夏厚朴汤加减。方中用法半夏化痰开结，和胃降逆，川厚朴行气开郁，下气除满，茯苓健脾渗湿，紫苏梗宽胸畅中，宣通郁气，干姜和中化痰，陈皮、胆南星、浙贝母、炒苍术燥湿化痰、草果、白豆蔻温中燥湿，枳壳理气宽中，薏苡仁、炒白术、炙黄芪健脾益气以祛生痰之源。诸药合用，辛开苦降，能化痰降逆，治痰气郁结之证。二诊时患者诉服药后咽部异物感缓解，但仍食欲差、餐后脘胀，此乃脾虚之象，口中有异味为脾虚食滞之征，故加大炙黄芪用量为20g，同时加用木香、砂仁、炒鸡内金以健脾理气，消食导滞。患者已无咯痰，现症见舌苔薄腻，故减胆南星、浙贝母、草果。梅核气最早见于《金匮要略·妇人杂病脉证并治》"妇人咽中如有炙脔，半夏厚朴汤主之"，半夏厚朴汤是治疗该病的经典方剂。其病名首见于宋代《南阳活人书》中"梅核气……塞咽喉，如梅核絮样，咯不出，咽不下"，此处描述了该病的典型症状。后世将梅核气归于郁证范畴，以咽部有异物感、吐之不出、咽之不下、吞咽无碍为主要表现，相当于西医的咽部神经官能症、慢性咽炎、癔球症等，西医目前治疗方法有限。痰气交阻为梅核气的主要病机，《仁斋直指方论》中云："七情气郁，结成痰涎……或塞咽喉如梅核粉絮样。"李老认为该病虽发于咽喉，却与脏腑失调密切相关，咽部异物感为标，肝脾失调为发病之本，痰阻气滞为病机关键。该患者主要因情志不畅，肝气郁结，横逆犯胃，胃失和降，聚湿生痰，肝胃之气失于疏泄和降而上逆，痰随气升，痰气凝滞于咽喉而发病。故治宜健脾理气、降逆化痰，服药后得以痊愈。

【李老点评】本案患者因情志不畅自觉咽中痰堵，咯之不净，咽之不下，诊断为梅核气，辨证属肝郁脾虚，痰阻气滞证，治用经方半夏厚朴汤加减收效。上文将梅核气一病的病名来源、病机及治法方药引经据典加以论述，准确深入。梅核气证属痰气交阻，半夏厚朴汤以降逆之法，降胃气、降胆气、降气逆，符合"胃宣降则和"的原则，能行气开郁，降逆化痰。方中用紫苏梗代替原方中的紫苏叶，紫苏梗宽胸利膈、疏肝和胃之效优于紫苏叶；半夏辛温开结，配茯苓功专祛痰；厚朴苦温，苦以降逆理气，温以散结化饮；生姜、紫苏梗宣阳开郁，共奏行气开郁，降逆化痰之功。此方为治疗梅核气、慢性咽炎及气管炎伴咽喉不利的常用经典方剂。

第五节 郁证

一、肝郁脾虚，心神不宁

赵某某，男，45岁。

【初诊】2019年3月5日。

【主诉】疲乏无力伴口苦2年。

【病史】患者疲乏无力，口苦，食欲差，餐后胃胀，情绪低落，偶有心痛，胸闷，活动后易作，大便调，睡眠不实，多梦，易醒，面色萎黄不荣，舌淡黯胖大，苔薄白，脉沉。既往有慢性胃炎、室性期前收缩病史。查体见神清，血压120/70mmHg，心率72次/分，双肺呼吸音粗，未闻及干湿啰音，心律齐，未闻及杂音，腹软无压痛，肝脾未触及，双下肢不肿。

【中医诊断】郁证。证属肝郁脾虚，心神不宁。

【西医诊断】抑郁症。

【治法】行气解郁，养心安神。

【处方】太子参15g、炙黄芪20g、炒白术15g、当归10g、炒山药20g、薏苡仁30g、砂仁（后下）10g、白豆蔻（后下）10g、醋鸡内金10g、竹茹15g、干姜10g、炒枳壳15g、焦槟榔15g、郁金15g、薤白15g、紫苏梗10g、丹参10g、炒酸枣仁20g、柏子仁20g、茯神15g、夜交藤15g、大枣10g、炙甘草10g。14剂，水煎服，每日1剂，分2次服。嘱患者调节情绪，避免忧思郁虑，适当运动，劳逸结合。

【二诊】2019年3月19日。患者诉服药后疲乏减轻，情绪好转，纳食可，餐后脘胀不著，睡眠改善，早醒，口苦减轻，口淡无味，大便调，舌淡胖大有齿痕，苔薄白，脉沉细。处方为太子参15g、炙黄芪20g、炒白术15g、炒山药20g、薏苡仁30g、砂仁（后下）10g、白豆蔻（后下）10g、醋鸡内金10g、干姜10g、炒枳壳15g、焦槟榔15g、郁金15g、丹参10g、炒酸枣仁20g、柏子仁20g、巴戟天15g、当归10g、大枣10g、炙甘草10g、木香10g。14剂，水煎服，每日1剂，分2次服。嘱患者调节情绪，避免忧思郁虑，适当运动，劳逸结合。

【体会】患者为中年男性，平素工作压力大，情绪低落，肝失条达，气机不畅，以致肝气郁结，横逆侮脾，导致脾失健运，出现食欲差、餐后胃胀；脾主肌肉，脾虚则疲乏无力；脾虚气血生化乏源，导致心脾两虚，故胸闷、睡眠不实、面色萎黄不荣。活动后气虚加重，故症状明显。该患者之郁证辨证属肝郁脾虚，心神不宁，治疗以归脾汤加减。方中太子参、炒白术、炙黄芪、当归、炒山药、薏苡仁、大枣、炙甘草益气健脾；郁金、丹参行气解郁，活血止痛；炒枳壳、焦槟榔理气降逆；薤白、紫苏梗行气散结；砂仁、白豆蔻、醋鸡内金、竹茹、干姜行气醒脾，健胃消食；炒酸枣仁、柏子仁、茯神、夜交藤养心安神。服药后患者疲乏减轻、情绪好转、纳食可、餐后脘胀不著、睡眠改善，但仍有口淡无味，此乃脾虚气滞之象。因患者口淡无味故加木香行气健脾，加巴戟天温补肾阳。郁证有广义、狭义之分。广义的郁，包括外邪、情志等因素所致的郁；狭义的郁，即单指以情志不舒为病因的郁。《丹溪心法·六郁》中提出了气、血、火、食、湿、痰六郁之说，郁证之名首见于明代《医学正传》，自明代之后，逐渐把情志之郁作为郁病的主要内容。《古今医统大全·郁证门》中说："郁为七情不舒，遂成郁结，既郁之久，变病多端。"该患者辨证属于肝气郁结，脾虚不运，心神不宁，治以疏肝健脾、宁心安神为主，服药后症状得到缓解。

【李老点评】本案患者因情绪低落、乏力、食欲缺乏、脘胀胸闷、失眠就医，诊断为郁证，辨证为肝郁脾虚，心神不宁，治以归脾汤化裁健脾疏肝、宁心安神。"体会"中对郁证的概念、病因及病机变化进行总结，理论结合临床，很有意义。郁证与心、肝二脏密切相关。肝体阴而用阳，以血为体，以气为用，故气郁为诸郁之首。本案乃气郁伤脾，脾气亏虚，生化乏源，气血不足则心脾两虚。《灵枢》中说："故悲哀愁忧则心动，心动则五脏六腑皆摇。"本案补益气血，健脾养心则郁消、纳增、眠安。

二、肝郁气滞

智某某，女，56岁。

【初诊】2012年12月21日。

【主诉】心悸胸闷阵发5个月。

【病史】患者5个月前因生气后自觉阵发心慌，胸中有堵闷感，未予诊治，近2周来症状加重，伴乏力，睡眠差，食欲差，二便调，舌质淡嫩，苔薄白，脉细弦。

【中医诊断】郁证。证属肝郁气滞。

【西医诊断】抑郁症。

【治法】疏肝理气。

【处方】逍遥散合柴胡龙牡汤加减。北柴胡15g、当归10g、白芍10g、茯苓15g、炒白术15g、黄芩10g、陈皮15g、法半夏10g、生龙骨30g、生牡蛎30g、百合15g、郁金10g、炒酸枣仁15g、茯神15g、竹茹10g、丹参12g、炙甘草10g。7剂，水煎服，每日2次，早晚服用。

【二诊】2012年12月28日。患者诉服药后心悸、胸中堵闷感缓解，时活动后乏力，睡眠差，食欲改善，舌质淡红，苔薄白，脉细。处方为前方加太子参10g，继进14剂。

【三诊】2013年1月11日。患者诉服药后心悸偶有发作，无胸中堵闷感，情绪较平稳，乏力，睡眠好转，饮食、二便调，舌质淡红，苔薄，脉细。前方继服14剂。

【体会】临床抑郁症患者十分常见，患者往往因乏力、失眠或消化道症状就诊并自我否定患有精神障碍类疾病。失眠和情志因素密切相关。肝的生理特性是喜条达而恶抑郁。情志内伤，最易伤肝，导致肝气郁滞，所以李老认为疏肝是治疗失眠、抑郁不可缺少的一个方面。肝胆互为表里，在治疗肝郁时，应考虑到肝郁最易化火，导致与它相表里的胆腑邪热内盛，治疗时应肝胆并治，脏腑同调，使气郁条达，枢机和畅，治用逍遥散合柴胡龙牡汤加减。肝主疏泄，调畅气机，气机不利，则津液运行障碍，极易导致痰浊饮邪停聚，半夏味辛性温，辛主散，宣畅气机，味温则能燥湿化痰，所以方中用半夏。甘草既能扶正祛邪，防止邪气深入，又可以缓和柴胡、黄芩的苦寒之性。龙骨偏于重镇安神，敛浮阳而止汗，牡蛎偏于益阴潜阳，软坚散结，二者相须为用，有益阴敛阳，镇惊安神之功。《黄帝内经》中云："肝藏魂，人卧则血归于肝。"肝血不足，则魂不藏不得眠，方中加用酸枣仁补肝血安神。

【李老点评】本案诊断为郁证，上文中分析了该病的发病机制及治疗原则，特别是肝胆同治、阴阳并调的原则，对临床诊治此类病证很有指导意义，本案以逍遥散和柴胡龙牡汤加减收效。

第六节　瘿瘤

气滞血瘀

曹某某，女，35岁。

【初诊】2018年8月15日。

【主诉】右颈部肿大疼痛1周。

【病史】患者2年前体检发现甲状腺结节，1周前无明显原因右颈部肿大，疼痛，无发热，纳可，二便调，睡眠可，舌质紫黯，苔白略腻，脉细，查体见神清，血压见130/70mmHg，心率70次/分，双肺呼吸音粗，未闻及干湿啰音，心律齐，未闻及杂音，腹软无压痛，肝脾未触及，双下肢不肿，右侧甲状腺Ⅱ度肿大。血常规正常，甲状腺功能正常。

【中医诊断】瘿瘤。证属气滞血瘀。

【西医诊断】甲状腺肿大。

【治法】活血理气。

【处方】北柴胡 10g、赤芍 15g、白芍 15g、当归 15g、茯苓 20g、炒白术 15g、夏枯草 20g、煅牡蛎 20g、玄参 15g、丹参 15g、乳香 6g、没药 6g、猫爪草 20g、炒苍术 15g、茵陈 20g、白豆蔻（后下）10g、郁金 15g、三七粉（冲服）3g、炙甘草 10g。7 剂，水煎服，每日 1 剂，分 2 次服。注意保持心情舒畅，避免生气劳累，忌辛辣油腻之品。

【二诊】2018 年 8 月 22 日。患者服药后自觉甲状腺结节缩小，疼痛不著，时有咽痛，咽中有少量痰，纳食可，大便调，睡眠好，舌淡黯，苔薄，脉沉，甲状腺Ⅰ度肿大。处方为北柴胡 10g、赤芍 15g、白芍 15g、当归 15g、茯苓 20g、炒白术 15g、夏枯草 20g、煅牡蛎 20g、玄参 15g、丹参 15g、乳香 6g、没药 6g、猫爪草 20g、炒苍术 15g、茵陈 20g、白豆蔻（后下）10g、郁金 15g、三七粉（冲服）3g、炙甘草 10g、浙贝母 15g、牛蒡子 15g、连翘 20g。14 剂，水煎服，每日 1 剂，分 2 次服。注意保持心情舒畅，避免生气劳累，忌辛辣油腻之品。

【体会】患者为青年女性，平素工作紧张，因气机郁滞，瘀血阻滞经络，故右颈部肿大、疼痛。舌质紫黯为内有瘀血之征，苔白略腻为气机阻滞，湿邪渐生之象。该患者之甲状腺肿大与工作紧张、气机不畅有关，其辨证属气滞血瘀，故治疗以逍遥散加减。方中柴胡疏肝解郁；当归、白芍养血柔肝；炒白术、茯苓健脾益气；赤芍、郁金、丹参、三七活血通络；乳香、没药理气活血止痛；夏枯草、煅牡蛎、玄参、猫爪草软坚散结消肿；炒苍术、茵陈、白豆蔻理气化湿。由于辨证准确，用药得当，服药后患者甲状腺肿大好转，但仍咽痛有痰，故加浙贝母、牛蒡子、连翘以清热解毒化痰。瘿瘤是由于情志内伤，饮食及水土失宜等因素引起的，致气滞、痰凝、血瘀壅结于颈前，导致颈前喉结两旁结块肿大为主要临床特征的一类疾病。《外科正宗·瘿瘤论》中说"夫人生瘿瘤之症，非阴阳正气结肿，乃五脏瘀血、浊气、痰滞而成"，其主要治法是"行散气血""行痰顺气""活血消坚"。《杂病源流犀烛·瘿瘤》中说："瘿瘤者，气血凝滞、年数深远、渐长渐大之症。何谓瘿，其皮宽，有似樱桃，故名瘿，亦名瘿气，又名影袋。"指出瘿瘤多因气血凝滞，日久渐结而成。该患者瘿瘤始于情志不畅，因气滞血瘀，不通则痛，故治疗以理气活血散结为主。同时由于津液的正常循行及输布均有赖于气的统领，气机郁滞，则津液易于凝聚成湿，故治疗该患者时在理气活血的基础上，加用化湿散结之品，则甲状腺肿大得以痊愈。

【李老点评】本案患者以右侧颈部肿大疼痛就诊，诊断为瘿瘤，辨证为气滞血瘀证。经理气疏肝、祛湿化痰、软坚散结而获效。上文引经据典，对瘿瘤病的病因病机进行了论述，对其治疗原则进行总结，分析归纳十分到位，对临床治疗此病很有指导意义。如文中所述，气滞、痰凝、血瘀壅结颈前是瘿瘤的基本病机，日久引起血脉瘀阻，导致气、痰、瘀三者合而为患，治疗需理气化痰、活血软坚。理气以逍遥散、柴胡疏肝散加减，化痰软坚常用海藻、昆布、海螵蛸、海蛤壳、黄药子、贝母，活血药常用三棱、莪术、丹参、露蜂房、当归、川芎，咽痛可加桔梗、牛蒡子、木蝴蝶、射干利咽消肿。

第七节　鼻衄、鼽衄

一、上热下寒

张某某，男，24岁。

【初诊】2019年3月20日。

【主诉】鼻衄反复发作4个月。

【病史】患者鼻衄反复发作4个月，鼻腔发干疼痛，流涕黄或白，额头、上唇易起疖肿，口苦，腹部怕凉，易腹泻，大便每日5次左右，时不成形，腹隐痛，纳食可，睡眠不实，舌淡，苔薄黄，脉弦细，查体见神清，血压120/70mmHg，心率75次/分，双肺呼吸音清，未闻及干湿啰音，心律齐，未闻及杂音，腹软无压痛，肝脾未触及，双下肢不肿。

【中医诊断】鼻衄。证属上热下寒。

【西医诊断】鼻出血。

【治法】寒热同调。

【处方】金银花15g、连翘15g、川芎10g、辛夷花10g、黄芩10g、白茅根10g、玄参10g、炒山药20g、炒白术15g、薏苡仁30g、茯苓15g、补骨脂10g、芡实15g、肉豆蔻10g、乌梅10g、黄连10g、吴茱萸5g、丹参15g、炙黄芪20g、炙甘草10g。14剂，水煎服，每日1剂，分2次服。注意忌食辛辣刺激之品，避免劳累。

【二诊】2019年4月10日。患者诉服药后鼻衄次数明显减少，无鼻腔发干疼痛，面部无疖肿，腹部怕凉，大便每日3次左右，成形便，无腹痛，纳食可，睡眠不实，舌淡，苔薄白，脉弦。处方为白茅根15g、炒山药20g、炒白术15g、薏苡仁30g、茯苓15g、补骨脂10g、芡实15g、肉豆蔻10g、乌梅10g、黄连10g、吴茱萸5g、丹参15g、炙黄芪20g、炙甘草10g、干姜10g。注意忌食辛辣刺激之品，避免过度劳累。

【体会】患者为青年男性，平素工作紧张，肺胃积热，血热妄行，热邪灼伤鼻窍脉络，故鼻燥衄血、流涕；热邪入于血分，聚于局部，腐蚀血肉，故额头、上唇易起疖肿；火扰心神，故睡眠不实；劳逸失调，脾虚失运，故腹部怕凉、大便次数多不成形。舌淡、苔薄黄、脉弦细乃上热下寒之征。该患者之鼻衄与工作紧张，劳逸失调有关，其辨证属上热下寒，故治宜寒热并用。方中金银花、连翘、黄芩、白茅根、玄参、黄连清热凉血止血；川芎载药上行；炒山药、炒白术、薏苡仁、茯苓、补骨脂、芡实、肉豆蔻、乌梅健脾补肾止泻；炙黄芪益气健脾；吴茱萸散寒止痛；炙甘草调和诸药。由于辨证准确，用药得当，服药后鼻衄好转，上焦热象已减，但仍有腹部怕凉、大便次数多，此乃脾肾不足之象，故去金银花、连翘、川芎、辛夷花、黄芩、玄参，加干姜温中散寒。鼻衄多由火热迫血妄行所致，其中尤以肺热、胃热、肝火为常见，亦可由正气亏虚、血失统摄引起。《诸病源候论》中说："脏腑有热，热乘血气，血性得热即流溢妄行，发于鼻者，为鼻衄。"治疗鼻衄需分清虚实，掌握治火、治气、治血三个方面。实火当清热泻火，虚火当滋阴降火。实证当清气降气，虚证当补气益气。酌情配伍凉血止血、收敛止血或活血止血的方药。该患者鼻衄属于上热下寒，故治疗寒热并用。鼻衄需随证施治，不可拘泥于一味止血。

【李老点评】本案鼻衄，辨证为上热下寒证。患者鼻衄反复发作，伴口苦、面部疖肿，此乃肺胃有热，上攻口鼻。又见腹痛、腹泻、恶寒凉，此乃脾虚失运，水湿内停之变。本案上热下寒证候错杂，标本兼见，治以清上温下、寒热标本兼治获效。经治疗后，鼻衄止而腹泻亦缓，对此类患者当调其脏腑以固本。

二、肺气不足，湿阻气滞

王某某，男，41 岁，

【初诊】2018 年 9 月 18 日。

【主诉】反复打喷嚏流涕 1 年，加重 1 个月。

【病史】患者打喷嚏流鼻涕，活动后明显，咽干无咽痛，咽中有异物感，不易咯出，皮肤湿疹，瘙痒，餐后腹胀，纳食可，大便溏，每日 1 次，查体见神清，血压 130/70mmHg，心率 75 次 / 分，双肺呼吸音粗，未闻及干湿啰音，心律齐，未闻及杂音，腹软无压痛，肝脾未触及，双下肢不肿，舌淡红，苔薄白，脉弦。

【中医诊断】鼻鼽。证属肺气不足，湿阻气滞。

【西医诊断】过敏性鼻炎。

【治法】补肺益气，行气祛湿。

【处方】川芎 10g、辛夷 12g、黄芩 15g、连翘 20g、防风 10g、生黄芪 15g、

白芍 10g、桔梗 15g、法半夏 10g、浙贝母 15g、射干 10g、玉蝴蝶 15g、马勃 10g、炒苍术 15g、白豆蔻（后下）10g、佩兰 15g、旋覆花 15g、代赭石 20g、枳壳 15g、焦槟榔 15g、木香 10g、姜厚朴 15g、代代花 15g、莱菔子 15g、炙甘草 10g。

【体会】患者为中年男性，平素工作劳累，肺气不足，卫表不固，外邪乘虚而入，犯及鼻窍，邪正相搏，肺气不得通调，津液停聚，鼻窍壅塞，出现喷嚏流鼻涕。活动后气虚加重，故症状明显；津液凝聚化热成痰，故咽干、咽中有异物感；肺主皮毛，肺气不利，痰湿内阻，故皮肤湿疹、瘙痒；子病及母，脾虚气滞，故餐后腹胀、大便溏。该患者之过敏性鼻炎辨证属肺气不足，湿阻气滞。故治疗以玉屏风合二陈汤加减。方中生黄芪补肺固表；防风、川芎、辛夷祛风散寒；白芍敛阴防止发散太过；法半夏、浙贝母、黄芩、连翘、射干、玉蝴蝶、马勃、桔梗清肺化痰利咽；炒苍术、白豆蔻、佩兰芳香化湿开窍；旋覆花、代赭石、枳壳、焦槟榔、木香、姜厚朴、代代花、莱菔子理气降逆；炙甘草调和诸药。

【二诊】2018 年 10 月 16 日。患者诉服药后打喷嚏、流涕基本消失，呃逆，活动后明显，胸闷无气短，与进食无关，睡眠不实，打鼾，晨起疲乏，纳可，大便不成形，每日 1 次，散发湿疹，舌黯，舌苔薄白，脉沉。处方为薤白 15g、紫苏梗 10g、丝瓜络 10g、炒白芍 10g、丁香 10g、佛手 10g、黄连 10g、姜厚朴 15g、焦槟榔 15g、土茯苓 10g、炒枳壳 15g、木香 10g、香附 10g、白鲜皮 15g、旋覆花 15g、代赭石 20g、薏苡仁 20g、白蒺藜 10g。

【体会】患者诉服药后打喷嚏、流涕基本消失。二诊时患者以呃逆为主诉，故治疗以理气和胃，降逆化痰为主。鼻鼽最早见于《素问·脉解》曰："……头痛鼻鼽腹肿者，阳明并于上，上者则其孙络太阴也，故头痛鼻鼽腹肿也。"后世医家对本病的论述也较多，如《刘河间医学六书》中云："鼽者，鼻出清涕也。"对鼻鼽的病因，《证治要诀》中曰："清涕者，脑冷肺寒所致。"鼻鼽多由肺气虚，卫表不固，风寒乘虚侵入而引起，其病位在肺，但与脾肾密切相关。该患者鼻鼽属于肺气不足，肺经郁热，湿阻气滞，治以补肺益气、清肺化痰理气为主，用药精准，服药后得以痊愈。

【李老点评】本案以反复打喷嚏流鼻涕发作 1 年，加重 1 个月就诊，诊断为鼻鼽，辨证为肺气不足，肺经郁热，湿阻气滞证。经用玉屏风散合二陈汤加减治疗而愈。"体会"中对此案的病因、病机、治疗用药分析得十分到位。鼻病的发生，多因感受外邪，或因脏腑失和，阴阳失调所致。治疗鼻病一方面要重视局部症状，如辨涕，清涕为感风寒，黄黏涕为感风热，黄脓涕为毒热蕴聚之象，血涕为燥火上干，臭涕为热毒久蕴，浊气弥漫，黏涕日久为肺脾俱虚、气不摄津所致。另一方面要重视脏腑辨证，分辨其所属脏腑经络，辨其寒热虚实，临床以肺热、胆热、湿浊、痰凝为多见。二者结合分析，辨病与辨证相结合，抓住本质，提高临床疗效。

第八节　过敏性紫癜

脾肾不足，气阴两虚

董某某，女，57岁。

【初诊】2014年12月9日。

【主诉】便血、肌衄反复发作10年，加重5个月。

【病史】患者近10年来反复发作便血，皮肤瘀斑，在当地医院诊断为过敏性紫癜，曾服用激素治疗后缓解。5个月前进食鱼后便血、皮肤瘀斑发作，伴乏力，面部丘疹间断发作，心烦恶心，偶有头晕，饮食正常，小便调，大便不成形，每日2~3次，舌质红，苔腻花剥，脉沉，既往有高血压病史5年，哮喘病史20年，子宫切除病史12年。患者对乙醇、花粉、磺胺类药物过敏。

【中医诊断】血证紫斑。证属脾肾不足，气阴两虚。

【西医诊断】过敏性紫癜。

【治法】健脾益肾。

【处方】归脾汤合六味地黄汤加减。生黄芪15g、当归10g、茯苓15g、生地黄20g、牡丹皮10g、泽泻15g、紫草15g、阿胶珠（烊化）10g、山茱萸10g、炒山药15g、炒白术15g、薏苡仁30g、白茅根15g、萆薢10g、萹蓄10g、芡实10g、补骨脂10g、白豆蔻（后下）10g、桑寄生20g、炒杜仲20g、白芍15g、川芎10g、炙甘草10g、三七粉（冲服）3g。14剂，水煎服，1日2次。嘱忌食辛辣发物，忌烟酒咖啡。

【二诊】2014年12月23日。患者诉服药2周后便血未再发作，皮肤瘀斑减少，仍乏力、头晕，大便不成形，每日2次。处方为前方改炒白术剂量为20g，加党参15g，继服14剂。

【三诊】2015年1月6日。患者诉服药后皮肤瘀斑消失，便血未再发作，乏力缓解，无头晕，大便成形，每日2次。前方继服14剂。

【体会】过敏性紫癜由先天禀赋不足，外受邪毒壅遏脉络，或因久病脾虚不摄等，使血溢脉外而发病。以皮肤、黏膜出现紫黯色斑块及其他部位出血为主要表现的出血类疾病。本案患者以皮肤及消化道出血为主，因正气不足，多种因素伤及脾胃，致脾虚胃弱，运化失常，湿浊内生，蕴久化热，热灼血脉，迫血妄行，离经之血阻于肌肤、脏腑，故见皮肤紫癜、便血。李老以生黄芪、炒山药、炒白术、薏苡仁健脾祛湿，用当归、茯苓、生地黄、山茱萸、桑寄生、炒杜仲益肾，加紫草、川芎、三七活血化瘀，予萆薢、萹蓄、白茅根清热利湿。诸药相合，有健脾益肾、芳香化浊、清热凉血之功。二诊时处方加党参、白术增强健脾益气之力，以绝生湿之源，防止病情反复。当热清、湿散、脾健时紫癜自消。李老治疗本病时以紫草和三七并用，两药相辅相成，凉血化瘀，收敛止血，止血不忘生血，切中病机，终获良效。

【李老点评】本案患者，中医诊断为紫癜。此病的病因分外感、内伤两类，常因湿热邪毒壅遏脉络，或因先天禀赋不足，或久病脾虚不摄等使血溢脉外而见紫癜。临床上以热盛迫血、阴虚火旺、气不摄血这三种证候最为常见。本案因先天禀赋不足、外受邪毒壅遏脉络，导致出血。在急性期当以凉血、止血解毒为主，血止后则当调补脾肾、益气养血善其后。"体会"中对本病的分析恰当到位，很有参考价值。

第十一章　肢体经络病

第一节　痹证

一、气虚血瘀，寒湿阻络

李某某，女性，64岁。

【初诊】2018年5月16日。

【主诉】全身关节疼痛1年余。

【病史】患者全身关节疼痛1年余，恶风，恶寒，受风后疼痛加重，全身皮肤受风瘙痒，得温缓解，既往有脑梗死病史，遗有左侧肢体活动受限，纳食可，大便溏，舌质紫黯有瘀斑，舌体胖大，苔白略腻，脉沉细。

【中医诊断】痹证痛痹。证属气虚血瘀，寒湿阻络。

【西医诊断】关节炎。

【治法】补气活血，和营祛湿，散寒通络。

【处方】玉屏风合桂枝汤合独活寄生汤加减。丹参15g、独活15g、防风12g、狗脊15g、生黄芪30g、羌活15g、黑附片（先煎）10g、当归15g、白芍15g、桂枝15g、川芎10g、赤芍10g、威灵仙15g、木瓜10g、红花10g、炙甘草10g、白豆蔻（后下）10g、桑枝30g、炒苍术15g、土茯苓30g、白鲜皮15g、白蒺藜10g、炒白术15g、薏苡仁30g、豨莶草15g。7剂，水煎服，每日1剂，分2次服。

【二诊】2018年6月12日。患者诉服药后全身怕冷好转，受风后全身刺痒，下肢怕冷明显，关节冷痛，心烦，睡眠欠佳，大便每日2~3次，纳食可，舌质紫黯有瘀斑，舌体胖大，苔白略腻，脉沉细。处方为独活10g、防风10g、狗脊10g、生黄芪20g、羌活10g、黑附片6g、当归10g、白芍10g、桂枝12g、桑寄生15g、威灵仙10g、木瓜10g、炒杜仲20g、炙甘草10g、白花蛇舌草5g、桑枝30g、炒苍术10g、土茯苓30g、白鲜皮10g、白蒺藜10g、煅牡蛎20g、煅龙骨40g、豨莶草10g。7剂，水煎服。

【三诊】2018年7月3日。患者诉服药后关节疼痛及皮肤刺痒好转，近日上半身汗出多，下肢凉，腿抽筋，腿疼好转，肘关节及膝关节疼痛，恶寒，睡眠欠安，口渴喜饮，咽中有痰，大便溏稀，舌胖大质黯有瘀斑，苔薄黄微腻，脉沉细。处方为独活 10g、防风 10g、狗脊 20g、生黄芪 20g、羌活 10g、黑附片（先煎）6g、当归 10g、赤芍 10g、桂枝 12g、桑寄生 15g、威灵仙 10g、木瓜 10g、炒杜仲 20g、炙甘草 10g、乌梢蛇 10g、桑枝 30g、炒苍术 10g、土茯苓 30g、白鲜皮 10g、白蒺藜 10g、煅牡蛎 20g、川牛膝 10g、豨莶草 10g、浮小麦 30g、丹参 10g、天山雪莲 3g、知母 20g、柏子仁 20g。7 剂，水煎服，每日 1 剂，分 2 次服。

【四诊】2018 年 7 月 10 日。现症见上半身汗出多，下肢凉，腿抽筋，关节疼痛，睡眠欠安，口渴喜饮，咽中有痰，大便溏。处方为狗脊 15g、独活 15g、细辛 3g、生黄芪 30g、浮小麦 30g、黑附片（先煎）10g、当归 15g、白芍 30g、天山雪莲 3g、桑寄生 20g、威灵仙 15g、川牛膝 15g、炒杜仲 15g、炙甘草 10g、乌梢蛇 10g、炒苍术 15g、白鲜皮 10g、知母 15g、煅牡蛎 20g、豨莶草 15g、桂枝 10g。7 剂，水煎服，每日 1 剂，分 2 次服。

【五诊】2018 年 7 月 17 日。现症见手腿疼痛减轻，怕凉水，仍有手抽筋，出汗多，尤其是前胸后背多，大便溏稀，每日 4~5 次，腿软，心悸胸闷，口渴喜饮，睡眠差，舌淡略胖大，苔薄黄，脉弦细。处方为生黄芪 30g、当归 10g、黑附片（先煎）6g、桂枝 12g、防风 10g、狗脊 10g、桑寄生 15g、杜仲 30g、豨莶草 10g、独活 10g、细辛 3g、苍术 10g、白鲜皮 10g、煅牡蛎 20g、浮小麦 30g、白芍 20g、知母 10g、肉桂 3g、补骨脂 10g、炒山药 20g、天山雪莲 3g、全蝎 3g、川芎 6g、炙甘草 6g。7 剂，水煎服，每日 1 剂，分 2 次服。

【体会】本案患者辨证为气虚血瘀，寒湿阻络证。恶风、恶寒、怕风明显为气虚卫外不固之象；既往有脑梗死病史，久病伤及肝肾，阳气不足，寒湿阻滞经络，经络不通，故关节疼痛。舌质紫黯有瘀斑为瘀血内阻之象。大便溏，舌体胖大，苔白略腻为脾虚湿盛之征。营卫不和，风湿之邪闭于肌表，则可见皮肤瘙痒。肝肾阴虚，正气虚损可见脉沉。李老在治疗中紧扣病机所在，用玉屏风散合桂枝汤合独活寄生汤加减。玉屏风散，具有益气固表止汗之功效，主治腠理不固，表虚自汗证。本方中黄芪甘温，内可补脾肺之气，外可固表止汗；白术健脾益气，助黄芪加强益气固表之功；防风走表而散风邪，合黄芪、白术以益气祛邪；桂枝解肌发表，疏散风寒，益阴敛营，桂枝、芍药相合，调和营卫；炙甘草益气和中合桂枝以解肌，合芍药以益阴，是调和诸药的使药；独活、狗脊祛风除湿，养血和营，活络通痹，补肾壮骨；丹参、川芎、赤芍、红花活血养血；威灵仙辛咸温，能祛风除湿，通络止痛，消痰水，散癖积，木瓜酸温，归肝、脾经，有平肝舒筋、和胃化湿之功；桑枝祛风湿，利关节，行水气，治疗风寒湿痹，四肢拘挛，脚气浮肿，肌体风痒；白豆蔻味辛、性温，归肺、脾、胃经，有化湿行气，温中止呕之效；薏苡仁性凉，味甘、淡，入脾、肺、肾经，具有利水、健脾、除痹之功效；炒苍术辛、苦、温，归脾、胃、肝经，能燥湿健脾，祛风散寒；土茯苓甘、淡、平，归肝、胃、脾经，具有解毒、除湿、利关节之功效；白鲜皮苦、咸、寒，归脾、肺、胃、膀胱经，具有清热燥湿，祛风止痒，解毒之功。全方具有补气活血，和营祛湿，散寒通络的效果。

二诊时患者诉服药后全身怕冷好转，此为阳气渐复之象，但仍有受风后全身刺痒，下肢怕冷明显，关节冷痛，此为肝肾不足、经脉阻滞之证。处方为原方去丹参、川芎、赤芍、红花、白豆蔻、炒白术、薏苡仁，增加桑寄生、炒杜仲、白花蛇舌草、煅牡蛎、煅龙骨。桑寄生、炒杜仲补肾壮骨，除湿通络；白花蛇舌草祛风湿，透筋骨，主治风湿闭阻，骨节疼痛；煅牡蛎、煅龙骨调和阴阳，重镇安神，收敛固涩，敛心神，除心烦，助睡眠。

三诊时患者诉肘关节与膝关节疼痛为经络闭阻未复之象。处方为原方减白芍、白花蛇舌草、煅龙骨，加赤芍、乌梢蛇。乌梢蛇味甘，性平，归肝、脾经，善行走窜，具有祛风湿，通经络，息风止痉，止痒解毒功效。

四诊时患者诉皮肤瘙痒已缓解。但仍有上半身汗出多，下肢凉，腿抽筋，关节疼痛，此乃寒阻经络、经脉挛急之证。处方为原方减防风、羌活、赤芍、木瓜、桑枝、土茯苓、白蒺藜、丹参、柏子仁，加细辛、白芍。细辛具有味辛、性温的特点，归心、肺、肾三经，有温通散寒、祛风止痛之功。白芍性微寒，味苦、酸，归肝经、脾经，能平肝止痛、养血柔肝、敛阴止汗。

五诊时患者诉手疼、腿疼减轻，但仍怕凉水，手抽筋，出汗多，尤其是前胸后背多，大便溏稀，每日4~5次，腿软，心悸胸闷，口渴喜饮，眠差，舌淡略胖大，苔薄黄，脉弦细。处方为前方加肉桂、补骨脂、炒山药、全蝎、川芎，辨证善后巩固，改善患者便溏及手抽筋等症状。

【李老点评】本篇医案，患者以全身关节疼痛为主诉，四诊合参诊断为痹证痛痹，辨证属气虚血瘀，寒湿阻络证。此患者病情复杂，症状变化多，虚实夹杂，标本之症混淆不明，确应很好的总结与随访，增加治疗疑难病证的经验。痹证以关节疼痛及畸形为主要症状特征。临床常见风湿痹阻、寒湿痹阻、湿热痹阻、热毒痹阻、寒热错杂、瘀血痹阻、肝肾两虚、气血两虚等证候。此患者以寒热错杂及瘀血痹阻为标证，以病久肝肾不足，气血亏耗为本证。寒湿痹阻，关节冷痛沉重，痛势剧烈，是患者最痛苦之处，治疗以独活寄生汤加减，能祛风湿、止痹痛、益肝肾、补气血，针对寒邪用炮附片祛寒止痛效果更好，用天山雪莲温阳散寒，用乌梢蛇、白花蛇舌草祛风湿通经络，用全蝎祛风止痛。虫类药治疗本病可以起到通则不痛之效，是痹证的常用药。患者出汗多乃营卫不和腠理不固所致，周身瘙痒因表虚风邪走窜所致，治疗时还需针对兼症加减用药治之。

二、气血不足，气滞血瘀

刘某某，女，34 岁。

【初诊】2019 年 9 月 3 日。

【主诉】胸胁后背疼痛 1 个月。

【病史】患者 2018 年自觉惊悸、失眠，经治疗好转，近 1 个月以来每晚易醒，胸胁及后背疼痛，少腹阵痛，膝关节及手指疼痛，恶寒凉，恶风，面色萎黄不荣，口唇紫，纳食可，便调，舌质紫黯，薄白苔，舌下静脉瘀阻，脉关尺弱。

【中医诊断】痹证痛痹。证属气血不足，气滞血瘀。

【西医诊断】胸背痛。

【治法】养血荣筋，疏通气血。

【处方】当归 15g、白芍 12g、赤芍 15g、北柴胡 10g、党参 15g、炙黄芪 20g、茯苓 20g、丹参 15g、炒白术 15g、炒山药 20g、郁金 15g、延胡索 10g、炒川楝子 10g、葛根 15g、狗脊 15g、桂枝 10g、干姜 10g、小茴香 10g、乌药 10g、合欢花 15g、夜交藤 15g、茯神 15g、炙甘草 10g。7 剂，水煎服。

【二诊】2019 年 9 月 10 日。服药后，患者恶寒减轻，阵阵汗出，入夜盗汗，入睡可，凌晨早醒，伴耳鸣，略有感冒，咽疼，流涕，后背疼痛减轻，大便稀，每日 1~2 次，偶有额眉疼痛，口干腰痛，月经来潮，无痛经，偶有少腹痛，舌质黯，薄白苔，脉细。处方为前方加浮小麦 30g、煅牡蛎 20g、补骨脂 15g、桑寄生 20g、炒杜仲 20g。

【体会】患者胸胁及后背疼痛，少腹阵痛，膝关节及手指疼痛，此为气血不足，气滞血瘀之象。经脉不荣亦可见疼痛，气血不能上承颜面，故见面色萎黄不荣。血瘀，故见口唇紫，舌质紫黯，舌下静脉瘀阻。脉关尺弱，考虑为中焦及下焦虚寒之象。综观舌脉症，诊断为痹证痛痹，辨证属气血不足，气滞血瘀。故李老予以黄芪桂枝五物汤合逍遥散加减。予以当归、白芍、赤芍、北柴胡、茯苓、炒白术、炙黄芪、桂枝、干姜，疏肝理气健脾，益气温经，和血通痹。予以党参、炒山药加强健脾益气之功效。加入丹参、郁金、延胡索、炒川楝子，以活血止痛。予以狗脊祛风湿，补肝肾，强腰膝，用于治疗风湿痹痛，腰膝酸软，下肢无力。予以葛根解表散邪，《本草汇言》中说："葛根，清风寒，净表邪，解肌热，止烦渴。泻胃火之药也。尝观发表散邪之药，其品亦多，如麻黄拔太阳营分之寒，桂枝解太阳卫分之风，防风、紫苏散太阳在表之风寒，藁本、羌活散太阳在表之寒湿，均称发散药也，而葛根之发散，亦入太阳，亦散风寒，又不同矣，非若麻、桂、苏、防，辛香温燥，发散而又有损中气之误也；非若藁本、羌活，发散而又有耗营血之虞也。"狗脊祛风湿，补肝肾，强腰膝，用于治疗风湿痹痛，腰膝酸软，下肢无力。予以小茴香散寒止痛，乌药行气止痛，温肾散寒。患者睡眠易醒，予以合欢花、夜交藤、茯神，最后予以炙甘草调和诸药。二诊时患者诉服药后恶寒及身疼痛症状缓解，目前出汗多，入夜盗汗，故加用浮小麦、煅牡蛎固涩止汗。患者兼有外感风邪，前方中已有桂枝解表，患者大便稀，前方中已有健脾药物，根据症状再加入补骨脂以补脾肾、止泄泻，加桑寄生、炒杜仲益肾通络止痛。

【李老点评】本案以痹证为主，辨证为气血不足，气滞血瘀证，由于肝主筋，主藏血，在关节疼痛的同时，导致少腹阵痛，胸胁及后背疼痛，这些部位均为肝经所主，此乃肝血不足，血不养筋导致疼痛，处方以黄芪桂枝五物汤为基础方，加入逍遥散，起到养血荣筋，疏通气血之效，然后根据病情变化，适当加减用药改善症状。

第二节　骨痹

肾虚血瘀

贺某某，男，60岁。

【初诊】2019年4月24日。

【主诉】左上肢麻木1个月。

【病史】患者左上肢麻木1个月，双手胀，晨起头侧发木，颈部出汗多，纳可，大便调，舌质红，苔薄白腻，脉弦。既往有高血压、糖尿病病史。

【中医诊断】痹证。证属肾虚血瘀。

【西医诊断】颈椎病。

【治法】补肾通络活血。

【处方】天麻15g、钩藤20g、川芎10g、桑枝20g、白芍12g、石斛10g、独活15g、威灵仙15g、炒山药10g、黄柏15g、地黄20g、茯苓20g、山茱萸10g、鸡血藤20g、桑寄生20g、羌活15g、葛根20g。注意避风寒。

【体会】此患者西医诊断为颈椎病，中医无颈椎病病名，但由于不同类型的颈椎病有不同的症状，与中医的"痹证""痿证""头痛""眩晕""项强"等很类似，本案患者主要是上肢麻木，双手胀，诊断为痹证。观其舌脉症，肢体麻木、双手胀为经络疏通不利，头侧发木、颈部出汗多为肝阳上亢之象。辨证为肾虚血瘀。李老治以独活寄生汤加减，因患者气虚证不明显，故方中仅取独活寄生汤中补肾通络活血之药，予以独活、桑寄生、川芎、白芍、地黄、茯苓，又因颈椎为患，上肢麻木，故加用天麻、钩藤平肝，加桑枝、羌活、威灵仙疏通经络，加鸡血藤活血化瘀，用葛根通阳明经，治疗项背强痛。患者肾阴虚，故方中予以石斛、炒山药、黄柏、山茱萸，以滋补肾阴，并清热。

【二诊】2019 年 5 月 8 日。患者诉服药后左上肢麻木、双手胀及晨起头侧发木好转，颈部出汗多改善，纳可，大便调，舌质红，苔薄白腻，脉弦。诸症缓解，辨证同前，效不更方。

【体会】患者初诊服药后诸症缓解，2 周后复诊，考虑效不更方，给予前方 7 剂，继续服用。

【李老点评】本案患者年已花甲，肝肾渐已衰弱，出现肝肾不足，气血瘀滞之证时，以独活寄生汤治疗，可以取到补肝肾、祛风湿、通经络之功，用之有效。"体会"中对本案的病因、病机、证治分析甚为妥当，对于病名应以骨痹称之更为适宜。

第三节　厥证

气血不足，阴阳两虚

陈某某，女，54 岁。

【初诊】2019 年 8 月 28 日。

【主诉】下肢冷 1 年余。

【病史】患者近 1 年来下肢冷，皮肤温度不低，平素怕冷，疲乏，白天汗多，夜间盗汗，无胸痛，纳食可，大便调，舌淡红，舌体胖大，苔薄白，脉沉。既往有冠状动脉粥样硬化性心脏病支架术后、高血压病史。

【中医诊断】厥证（冷厥）。证属气血不足，阴阳两虚。

【治法】益气补虚，和血通痹。

【处方】炙黄芪 20g、防风 10g、生白芍 15g、浮小麦 30g、麻黄根 15g、煅牡蛎 20g、知母 15g、天花粉 15g、生地黄 15g、牡丹皮 10g、泽泻 10g、茯苓 20g、山茱萸 15g、巴戟天 15g、桂枝 10g、怀牛膝 15g、桑寄生 20g、炒杜仲 20g、炙甘草 10g。7 剂，水煎服。

【二诊】2019 年 9 月 4 日。患者诉服药后出汗减少，仍双下肢冷，自觉足趾尖凉明显，入夜盗汗，右上肢肘窝处有皮疹，无瘙痒疼痛，无胸痛，纳食可，大便调，舌胖大，有齿痕，舌润紫黯，苔少，脉沉。处方为上方怀牛膝改为川牛膝 15g、牡丹皮剂量改为 15g、桂枝剂量改为 15g，加皂角刺 15g、红花 10g、木瓜

10g、丹参 15g。

【三诊】2019 年 9 月 11 日。患者诉服药后双下肢凉好转，入夜仍有盗汗，纳食可，便调，舌黯，苔薄白，脉沉。处方为前方去炙黄芪，加生黄芪 30g、肉桂 6g、地骨皮 15g、白薇 15g。

【体会】患者年老气血不足，阴阳两虚，下元虚损，阳气虚衰，故见下肢冷、平素怕冷、疲乏。阳气虚衰，不能固涩，故见白天汗多。阴虚，故见夜间盗汗。舌体胖大，为阳气虚衰之象，脉沉主里证。综观舌脉症，患者辨证属气血不足，阴阳两虚。李老用黄芪桂枝五物汤加减。黄芪桂枝五物汤为温里剂，具有益气温经，和血通痹之功效。因患者出汗多，故加入防风固表。加入浮小麦、麻黄根、煅牡蛎，加强止汗之功效。考虑患者肾阴阳皆有虚损，予以六味地黄汤，配合桂枝以温阳，加入巴戟天、桑寄生、炒杜仲加强温肾的功效，配合知母、天花粉以清虚热，用怀牛膝引血下行，使气血运行下肢。二诊时患者服药后出汗情况缓解，但肢体冷症状未见明显改善，结合患者舌脉，考虑还存在血瘀之证候，故将偏于补肝肾、强筋骨的怀牛膝改为偏于活血祛瘀的川牛膝，并加入活血化瘀之红花、丹参，并将牡丹皮、桂枝加量，加强温经活血之功效，加入木瓜，取其走下肢，舒筋活络的作用，患者局部皮疹，加入皂角刺祛风消疹。三诊时患者服药后诉出汗情况缓解，肢体冷之症状明显改善，但患者盗汗仍多，故在前方基础上，加入地骨皮、白薇清虚热，加入肉桂，引火归原，将偏于补气生血的炙黄芪改为长于固表止汗之生黄芪，加强止汗之功效。

【李老点评】本案患者年事已高，因下肢冷就诊，辨证属气血不足，阴阳两虚，兼有血瘀证，上文在辨证分析中，对其病机演变及治疗规律进行了详细评述，理法方药分析到位。本案诊断为厥证之冷厥（或寒厥）准确。冷厥指因阳虚阴盛而引起的厥证，"冷厥"出自《类证活人书·问手足逆冷》，症见手足厥冷，恶寒蜷卧，下利清谷，口不渴，或见腹痛面赤，指甲青紫，甚至昏厥，舌质淡润，脉多微细，治宜温阳益气，若血虚寒凝用四逆汤、通脉四逆汤、当归四逆汤、附子理中汤，本案属冷厥中的轻证。

第四节　腰痛

肾阴亏虚，湿热内停

尉某，男，54 岁。

【初诊】2019 年 1 月 22 日。

【主诉】腰痛 1 个月。

【病史】患者自觉疲乏思睡，入夜口干渴喜饮，晨起腰酸腿软，夜尿频，2~3 次，咽干口唇干，纳可，大便略干，欠畅，小便黄，偶有前胸闷痛，舌胖大，苔白厚腻，脉沉缓。

【中医诊断】腰痛。证属肾阴亏虚，湿热内停。

【西医诊断】腰痛。

【治法】滋补肾阴，兼清湿热。

【处方】知柏地黄丸加减。生地黄 20g、牡丹皮 15g、泽泻 10g、茯苓 20g、炒山药 20g、山茱萸 10g、知母 15g、黄柏 15g、薏苡仁 30g、生白术 30g、炒苍术 15g、草果仁 15g、佩兰 15g、浙贝母 15g、天花粉 15g、麦冬 15g、桑寄生 20g、炒杜仲 20g、炒牛蒡子 15g、虎杖 15g、荷叶 15g、丹参 15g。14 剂，每日 1 剂，分 2 次服。

【二诊】2019 年 2 月 26 日。患者诉服药后头晕、腰酸痛好转，但仍觉困倦疲乏，口干渴喜饮，口中发黏，肩关节疼痛，夜尿频，大便调，舌质黯，苔黄厚腻，脉沉。方用二陈汤加减。处方为炒苍术 15g、草果仁 15g、川芎 10g、葛根 15g、地龙 15g、白蒺藜 10g、僵蚕 10g、白豆蔻（后下）10g、茵陈 15g、陈皮 15g、茯苓 20g、浙贝母 15g、法半夏 10g、胆南星 6g、生山楂 15g、虎杖 15g、决明子 15g、荷叶 15g、桑寄生 20g、炒杜仲 20g、羌活 15g、桑枝 20g、炙甘草 10g。7 剂，水煎服，每日 2 次。

【三诊】2019 年 3 月 12 日。患者诉服药后疲乏好转，腰痛减轻，夜尿减少，小便色黄，双足跟疼痛，晨起明显，大便畅，舌体胖大，苔白略腻，脉沉缓。处方为炒苍术 15g、草果仁 15g、川芎 10g、葛根 15g、地龙 15g、白蒺藜 10g、僵蚕 10g、白豆蔻（后下）10g、茵陈 15g、陈皮 15g、茯苓 20g、浙贝母 15g、法半夏 10g、胆南星 6g、生山楂 15g、虎杖 15g、决明子 15g、荷叶 15g、木瓜 15g、独活 15g、羌活 15g、桑枝 20g、炙甘草 10g、川牛膝 15g、天花粉 15g。7 剂，水煎服，每日 2 次。

【体会】本案患者为中年男性，因腰痛求诊于李老。根据现症腰酸、腰痛、腿软提示肾气亏虚。口干渴喜饮，咽干口唇干乃阴虚火旺，津液亏耗。舌胖大，苔白厚腻，脉沉缓，疲乏思睡为痰湿内阻所致。辨证为肾阴亏虚，兼有湿热阻滞。初诊时李老治以知柏地黄丸加减，用来滋肾养阴，兼清下焦湿热，疏通尿道。加薏苡仁、生白术、炒苍术、草果仁、浙贝母、虎杖、荷叶等健脾化湿，去痰浊，清湿热，加天花粉、麦冬滋阴生津止渴，助清热之力，加桑寄生、炒杜仲增强补肾强腰的作用。二诊时患者诉服药后病情好转。综合脉症表现，李老以二陈汤为主方化痰祛湿，加入僵蚕、地龙、羌活、桑枝等通经活络之品，使痰湿得去，经络得通，诸痛、倦怠可除。三诊时患者诉病情好转，收效颇佳。李老在二诊处方的基础上加木瓜、独活、川牛膝等增强通络舒筋止痛之力，最终获得良好效果。

【李老点评】本案以腰痛为主诉。患者为中年男性，肝肾之气已衰，又兼工作劳顿，更使肾脏受累，出现腰痛、尿频之症。上文中分析此病属阴虚火旺之证十分在理。但肾阴不足必致相火亢盛，相火伤及津液则易引起痰热内生，故出现舌苔厚腻、口干、口黏之症，治宜清化痰热，因足少阴肾经过足跟，故而后足跟疼痛属于肾阴不足，经络痹阻之证，处方时宜加入益肾通络之品。本案"分析"中的治法按照病机变化来调整，方药分析亦符合临床施治原则，法随证立，药随法用，十分到位。

第五节　颜面抽搐

气血不足，风痰瘀阻脉络

王某某，女，71岁。

【初诊日期】2018年10月10日。

【主诉】左面部抽搐8年。

【病史】患者左面部抽搐8年，无口角歪斜，紧张着凉后易发作，入夜明显，口角流涎，胃脘灼热发酸，口干喜饮，纳可，大便调，夜尿3次，查体见神清，血压130/70mmHg，心率70次/分，双肺呼吸音粗，未闻及干湿啰音，心律齐，未闻及杂音，腹软无压痛，肝脾未触及，双下肢不肿，舌体胖大，舌质淡红，苔白略腻，脉沉细。

【中医诊断】颜面抽搐证。证属气血不足，风痰瘀阻脉络。

【西医诊断】面肌痉挛。

【治法】补益气血，祛风化痰通络。

【处方】川芎 10g、僵蚕 10g、蝉蜕 10g、全蝎 5g、白蒺藜 10g、白附子 10g、当归 15g、海螵蛸 20g、鸡血藤 15g、桂枝 15g、莪术 10g、白及 10g、地黄 20g、炒苍术 15g、白豆蔻（后下）10g、煅瓦楞子 15g、山茱萸 15g、桑螵蛸 10g、益智仁 15g、金樱子 15g、生黄芪 20g、防风 15g、炙甘草 10g、天花粉 15g。注意休息、面部保暖，避免受风，出门的时候戴口罩，用温水洗脸。

【二诊】2018 年 10 月 24 日。患者诉服药后面部抽搐减轻，午后、夜间发作，气温变化时血压波动，晨起头晕胸闷，夜尿 3~4 次，口干，胃脘发凉，无胃痛，双膝发软，舌胖大、淡，苔薄白，脉沉细。处方为川芎 10g、僵蚕 10g、蝉蜕 10g、全蝎 5g、白蒺藜 10g、白附子 10g、当归 15g、海螵蛸 20g、鸡血藤 15g、桂枝 15g、莪术 10g、白及 10g、地黄 20g、炒苍术 15g、白豆蔻（后下）10g、煅瓦楞子 15g、山茱萸 15g、桑螵蛸 10g、益智仁 15g、金樱子 15g、生黄芪 20g、防风 15g、炙甘草 10g、天花粉 15g、肉桂 6g、桑寄生 20g、炒杜仲 20g。

【体会】患者为老年女性，因肝肾不足，气血亏虚，筋脉失养，络脉空虚，外感风邪，气机不畅，痰瘀互阻上扰面部导致面部抽搐，紧张、着凉后易发作；入夜阳气虚甚，故入夜症状明显，口角流涎；脾胃湿阻，故胃灼热发酸；肾气不足，故夜尿 3 次。舌体胖大、舌质淡红、苔白略腻、脉沉细乃气血不足，内有痰湿之征。其辨证属气血不足，风痰瘀阻脉络，故治疗以牵正散合四物汤加减。方中白附子、全蝎、僵蚕、蝉蜕、白蒺藜祛风化痰通络；川芎、当归、地黄、鸡血藤补血活血通络；生黄芪补气固表；海螵蛸、莪术、白及、炒苍术、白豆蔻、煅瓦楞子健脾化湿，和胃制酸；山茱萸、桑螵蛸、益智仁、金樱子补肾固摄；桂枝、防风祛风通脉；炙甘草调和诸药。二诊时患者诉服药后面部抽搐缓解，但仍午后、夜间发作，双膝发软乃肝肾亏虚之象，故加桑寄生、炒杜仲、肉桂以补益肝肾。面肌抽搐的内因是素体亏虚或年老体弱，致阴血不足，经筋失养，复受风寒之邪侵袭，致局部血不荣筋而发病。《黄帝内经》中提到"诸风掉眩，皆属于肝"，又因面部主要为足阳明胃经所过之处，故本病与肝、胃两经关系密切。《圣济总录》中指出"肌肉瞤动，命曰微风，盖邪搏分肉，卫气不通，阳气内鼓，故肌瞤动偏喝之病也"。本着"治风先治血，血行风自灭"的治疗原则，故治以养血活血、息风化痰通络为主。诸药合用具有清中有补、补中有通的功效，共同起到养血平肝息风，通络解痉之功效，故久病得愈。

【李老点评】本案患者以面部抽搐，着凉易发就诊，诊断为颜面抽搐证，辨证为气血不足，风痰瘀阻脉络。用牵正散合四物汤养血平肝息风，通络解痉配以健脾益肾之品而收功。"体会"中紧扣本病的病因病机进行分析，对本案治疗的理法方药阐述入理，是很好的医案总结。本案的中医病名，原定为"内风中经络"。中医有"类中风""真中风"的病名之分，类中风，指风从内生而非外中风邪的中风病证。王履从中风病因学出发，首创"真中风"与"类中风"，将内风与外风作了本质上区别，其在《医经溯洄集·中风辨》中云："殊不知因于风者，真中风也；因于火，因于气，因于湿，类中风而非中风也。"因此本案属于真中风之列。《中医症状鉴别诊断学》有"颜面抽搐"之证，而《临床中医内科学》则将"面瘫""面神经麻痹"列入"口僻"病辨治。故本案应属于外风之颜面抽搐证。

第十二章　皮外科病

第一节　瘾疹

一、血热生风，瘀血阻络

陈某某，女，48 岁。

【初诊】2018 年 12 月 19 日。

【主诉】面部皮肤红肿瘙痒 1 天。

【病史】患者 1 天前食羊肉后出现面部皮肤红肿瘙痒，自觉面部发热、肿胀，遇热加重，月经量少，大便干，多梦，舌质黯，舌下静脉瘀阻，苔薄白，脉沉。既往有慢性荨麻疹病史。

【中医诊断】瘾疹。证属血热生风，瘀血阻络。

【西医诊断】荨麻疹。

【治法】清热活血，祛风止痒。

【处方】消风散加减。防风 12g、赤芍 15g、白芍 15g、牡丹皮 15g、川芎 10g、蝉蜕 10g、僵蚕 10g、白蒺藜 10g、地肤子 15g、白鲜皮 15g、薏苡仁 30g、车前子 30g、车前草 10g、败酱草 15g、连翘 15g、丹参 15g、红花 10g、泽泻 10g、苦参 6g、当归 15g、肉苁蓉 15g、生白术 30g、火麻仁 15g。7 剂，水煎服，每日 2 次，早晚服用。

【二诊】2018 年 12 月 26 日。患者诉服药后面部红色皮疹缓解，遇热变红，瘙痒，肿胀好转，皮肤发干，口干喜饮，口唇起疱，月经量少，大便不畅，舌质黯红，舌下静脉瘀阻，苔薄白，脉沉。处方为前方加厚朴 15g、枳壳 15g、玄参 15g。14 剂，水煎服，每日 2 次，早晚服用。

【体会】该患者之风疹由进食羊肉所致，辨证属血热生风，瘀血阻络。故治疗以消风散加减。方中赤芍、白芍、牡丹皮、川芎、丹参、红花、当归活血通络；防风、蝉蜕、僵蚕、白蒺藜祛风止痒；地肤子、白鲜皮、薏苡仁、车前子、车前草、败酱草、连翘、泽泻、苦参清热利湿止痒；肉苁蓉、生白术、火麻仁润肠通便。荨麻疹属于中医学"瘾疹"的范畴，本病系内、外因共同作用而致，内因比外因更易引发本病。由于西药作用单一，易顾此失彼，难以达到综合调治的作用，因而疗效欠佳。中医通过辨证论治，虚则补之，实则泻之，乱则和之，利用中草药多靶点、多层面的作用，达到调整阴阳、气血，祛除致病因素（六淫）的目的，使阴阳平衡，气血调和，内外因同治，本病也就能长期缓解或痊愈。该患者瘾疹属于血热生风，瘀血阻络，故治以清热活血为主，兼以祛风止痒。瘾疹辨证要究其所属主因，随证施治，不可拘泥于一味止痒。

【李老点评】本案患者因进食羊肉后面部红肿，瘙痒发热诊断为瘾疹，辨证为血热生风，瘀血阻络证。经用清热凉血、消风止痒、活血通络治疗而收效。"体会"中对本案的病机及方药分析均很到位，阐述了瘾疹发病的病因病机及基本治疗原则。本案患者为过敏体质，瘾疹遇风遇热即发，本次因进食羊肉而发，用此法治疗收效，但还需要进一步调理脏腑功能。本病究其因是脏腑功能失调，肝经、肺经郁热，血虚风燥，气机阻滞，气滞血瘀，郁而化热，郁热发于肌肤所致。患病日久则正气受损，无力驱逐内袭之风，使风邪留恋不去而日久不愈，故治疗时需调肝和营，健脾益肺，使瘾疹少发。

二、肺卫不固，肾阴不足

王某某，女，75岁。

【初诊】2019年2月20日。

【主诉】间断发作面部红肿10年。

【病史】患者每于进食海鲜后发作，偶发颜面歪斜，1~2日后自行缓解，大便3~4天1次，痔疮出血，排便无力，偶有腰痛，口渴夜甚，舌淡，苔薄白少津，脉沉细。

【中医诊断】瘾疹。证属肺卫不固，肾阴不足。

【西医诊断】慢性荨麻疹。

【治法】益气养阴，滋补肺肾。

【处方】玉屏风散合知柏地黄加减。生黄芪20g、防风10g、白芍12g、川芎10g、车前子30g、白茅根20g、黄精15g、桑寄生15g、炒杜仲15g、怀牛膝15g、生地黄20g、熟地黄10g、山茱萸10g、天花粉15g、知母15g、黄柏15g、太子参15g、炙甘草10g、桑螵蛸10g、沙苑子15g、肉苁蓉15g、当归15g、生白术40g、火麻仁15g、郁李仁15g。14剂，水煎服，每日2次，早晚服用。

【二诊】2019年3月6日。患者诉服药后面部皮疹瘙痒好转，睡眠差易醒，腿抽筋，白天困倦，大便3~4日1次，便干，舌质淡，苔薄黄，脉沉细。处方为前方去车前子、白茅根、太子参、熟地黄，改白芍为15g、桑寄生为20g、炒杜仲为20g，加炒酸枣仁30g、茯神15g、生磁石30g。14剂，水煎服，每日2次，早晚服用。

【体会】该患者瘾疹辨证属肺卫不固，肾阴不足。治以玉屏风散合知柏地黄丸加减。方中黄芪益气固表，实卫止汗，为君药。白术健脾益气，因患者便秘不畅，故用生白术，助黄芪益气固表，并通便，为臣药。防风走表而御风邪，为佐药。诸药合用，补中有散，能补气虚，固表虚，增强人体抵御外邪的能力。还予以知母、黄柏、生地黄、熟地黄、山茱萸补肾阴。治风先治血，血行风自灭，故加怀牛膝、白芍、川芎、当归、生地黄、熟地黄，养血活血。肾虚腰痛加用黄精、桑寄生、炒杜仲，夜尿频加用桑螵蛸、沙苑子、车前子、白茅根。患者大便不畅，加用肉苁蓉、火麻仁、郁李仁，补肾润肠通便。考虑患者口渴加天花粉，气虚加太子参，并予以炙甘草调和诸药并益气。此患者犯病日久，以本虚为主，故治疗以益气养阴，滋补肺肾为主，若急性起病者，当以疏风解表止痒为主，临床治疗时应分清虚实缓急。

【李老点评】本案患者是以颜面红肿为主症，且患者年过古稀，肝肾之阴必然不足，相火上犯引起面部红肿等症，结合舌脉辨证可知，气阴两虚导致气化不行，出现尿频、口渴夜甚，治以玉屏风散合知柏地黄丸加减奏效，其他症状表现，亦是肾阴不足，气阴两虚，相火上炎引起，正如上文所述，若瘾疹急性起病者，当以疏风解表止痒为主，本虚时以治本为主，治宜益气养阴，则虚火得消，瘾疹可除。

三、血热风燥

秦某某，女，36 岁。

【初诊】2015 年 2 月 11 日。

【主诉】全身瘙痒 5 年。

【病史】患者入夜全身瘙痒 5 年，无明显诱因出现遇风则面肿，入夜全身瘙痒，搔抓则皮疹隐隐，多方治疗效果不明显，纳可，二便正常，舌淡红，苔薄白，脉细。

【中医诊断】瘾疹。证属血热风燥。

【西医诊断】慢性荨麻疹。

【治法】清热凉血。

【处方】苦参 6g、地肤子 15g、冬瓜皮 10g、薏苡仁 15g、牡丹皮 10g、白芍 10g、藕节 15g、茯苓 15g、车前子 10g、蝉蜕 6g。7 剂，水煎服，每日 2 次，早晚服用。

【二诊】2015 年 2 月 18 日。患者诉服药后身痒好转，但四肢仍瘙痒，手多汗，大便不成形，舌淡红，苔薄白，脉细。证治同前。继服前方 7 剂，水煎服，每日 2 次，早晚服用。

【三诊】2015 年 2 月 25 日。患者诉服药后身痒已好，皮肤划痕试验阴性，自觉午后下眼睑色黯，舌淡红，苔薄白，脉细。处方为前方去冬瓜皮、牡丹皮、白芍、藕节、蝉蜕，加防风 10g、泽泻 10g、连翘 12g、焦神曲 10g、炒白术 10g、炙甘草 5g。7 剂，水煎服，每日 2 次，早晚服用。

【体会】患者因禀赋不受，进食鱼虾等荤腥之物导致胃肠蕴热，皮疹发于肌肤。中医辨证为血热风燥。治宜清热凉血。患者就诊时正值冬末初春，是皮肤瘙痒、慢性荨麻疹多发季节。患者表现为皮肤瘙痒，反复发作，时隐时现。慢性荨麻疹中医又称瘾疹、风瘙痒。《圣济总录》中说："身体风瘙而痒，搔之隐隐而起。"《金匮要略》中说"邪气中经，则身痒而瘾疹""风气相搏，风强则为瘾疹，身体发痒"。本病发作急，来势快，疹块骤然而生，迅速消退，伴有剧烈瘙痒，具有风邪的特点，常寒热相兼，搏于肌肤腠理。或因饮食不当，"湿热内蕴，化热动风"，或素体虚弱，气不足则卫外不固，风邪乘虚而入，血不足则虚热生风，肌肤失养。其病因多因"风"起，故治疗本病常以"治风先治血，血行风自灭"为法。血虚者，养血息风；血热者，清热凉血。常用四物汤合玉屏风散养血益气固表。酌加玄参、牡丹皮、藕节等凉血，加苦参、薏苡仁、车前子、土茯苓等清湿热，加地肤子、蝉蜕、白蒺藜等祛风止痒，加玄参、当归、熟地黄等养血润燥。

【李老点评】本案对"瘾疹"一证论述较详，认为"治风先治血，血行风自灭"为治疗这类疾病之原则。治以养血、祛风、清热。"瘾疹"之辨证如上文中所述，有兼气血虚者，有兼湿热者，当据证辨治。本案患者兼有湿热，故加用薏苡仁、苦参、土茯苓、车前子等。瘾疹易反复发作，在病情缓解后当健脾固表以善其后，并注意调养。

第二节　湿疹

脾虚湿盛

和某某，女，35 岁。

【初诊】2018 年 8 月 22 日。

【主诉】湿疹 2 个月余。

【病史】患者下肢湿疹，皮肤瘙痒，无分泌物，外用药效果不明显，易腹泻，与饮食不当、受凉有关，纳可，胃脘胀满，饭后为甚，胃脘怕凉，呃逆，大便 1~2 天一行，成形便，舌质淡黯，苔薄白，脉沉细。

【中医诊断】湿疮。证属脾虚湿盛。

【西医诊断】湿疹。

【治法】健脾化湿，祛风止痒。

【处方】炒山药20g、炒白术15g、薏苡仁30g、茯苓15g、莪术10g、干姜10g、枳壳15g、厚朴15g、延胡索15g、代代花15g、白鲜皮10g、香附10g、芡实15g、地肤子10g、肉豆蔻10g、炒白芍15g、白蒺藜10g、补骨脂15g、防风10g、炙甘草10g。14剂，水煎服，每日2次，早晚服用。

【二诊】2018年9月5日。患者诉服药后湿疹好转，腹泻已愈，胃脘胀痛，餐后明显，纳食好，遇冷鼻塞流清涕，大便每日1次，成形便，恶寒凉，口干喜饮，口中有异味，舌质淡红，苔白略腻，脉沉细。处方为前方去白鲜皮、白蒺藜、地肤子，加辛夷花10g、桂枝10g、木香10g、香橼15g。14剂，水煎服，每日2次，早晚服用。

【体会】湿疹是由多种内外因素引起的以皮肤剧烈瘙痒为表现的一种皮肤变态反应，分为急性、亚急性、慢性三种。中医称之为湿疮，中医认为本病多因外感风、湿、热邪，或脾失健运，湿热内生，内外合邪，相互搏结，浸淫肌肤所致。发病急者，皮疹多鲜红灼热，瘙痒剧烈，渗液明显，伴身热，心烦，口渴，大便干，尿短赤，舌红，苔黄，脉滑或数，多属湿热浸淫证，常用龙胆泻肝汤合萆薢渗湿汤加减。发病较缓者，皮损较红，瘙痒，抓后糜烂流出液体，可见鳞屑，伴纳少，神疲，腹胀便溏，舌淡胖，苔白或腻，脉弦缓，多属脾虚湿蕴证，常用除湿胃苓汤或参苓白术散加减。发病久者，皮损色黯或色素沉着，剧痒，或皮损部粗糙肥厚，伴口干不欲饮，食欲缺乏，腹胀，舌淡，苔白，脉细弦，多属血虚风燥证，常用当归饮子或四物消风饮加减。观此患者舌脉症，应属脾虚湿盛，故李老治以健脾祛湿为主，方中炒山药、炒白术、薏苡仁、茯苓健脾化湿，加入莪术、干姜、枳壳、厚朴、香附、延胡索健脾和胃止痛，加入防风、炒白芍、肉豆蔻、补骨脂，以补脾柔肝，祛湿止泻，加芡实补脾止泻，加代代花理气宽胸，和胃止痛，予以白鲜皮、白蒺藜、地肤子祛风止痒，炙甘草调和诸药。

【李老点评】此患者因下肢湿疹，皮肤瘙痒伴胃脘胀满就诊，诊断为湿疮，辨证为脾虚湿盛证，经健脾化湿，祛风止痒治疗获效。湿疮之发病与风湿热邪侵袭密切相关，慢性期热象不著，多见血虚风燥，或脾虚湿盛证。本案患者脾虚明显，伴有腹胀、恶寒、腹泻之症，上文中对此案分析到位，对用药经验总结得十分恰当，治以健脾化湿，祛风止痒，服药后湿疮得以好转。

第三节 风疹

风热郁肺

赵某某，女，24岁。

【初诊】2015年7月8日。

【主诉】颜面及双臂红疹1周。

【病史】患者近1周来无明显诱因出现颜面及双臂红疹，到医院查肝功能异常，白细胞$2.9×10^9$/L，服抗过敏药未见明显疗效，目前双眼睑浮肿，颜面、双上肢片状红疹，纳可，大便不畅，尿黄，舌红，苔薄白，脉细平。

【中医诊断】风疹。证属风热郁肺。

【西医诊断】过敏性皮炎。

【治法】宣肺解表，清热祛风。

【处方】银翘散合消风散加减。金银花15g、桔梗10g、竹叶10g、连翘20g、薄荷（后下）10g、芦根15g、白茅根15g、紫草10g、蝉蜕10g、生甘草10g、牛蒡子10g、牡丹皮10g、薏苡仁15g、生白术20g。7剂，水煎服，每日2次，早晚服用。

【二诊】2015年7月14日。患者诉服上方后觉颜面皮疹大部分消退，时有瘙痒，病情平稳，舌红，苔薄白，脉平缓。前方有效，继服前方5剂。2周后患者告知皮疹完全消退。

【体会】本案患者感受风热之邪，因风邪上受，首先犯肺，肺主皮毛，风热之邪，侵及皮毛，热邪蕴于肌肤，故发皮肤红疹。肺主宣发，通调水道，内热之邪郁于肺脉，水道不利则双眼睑水肿。李老认为此为风热郁肺化疹，方用辛凉平剂银翘散合消风散加减。方中金银花、连翘清热解表，桔梗、牛蒡子、薄荷、蝉蜕宣肺散风，竹叶、芦根清热除烦，使热从小便排出，薏苡仁清热化湿，生白术既可健脾祛湿，又可通便，生甘草清热解毒，白茅根、紫草、牡丹皮活血凉血。李老全方以"治风先治血，血行风自灭"为原则，加入血分药，意在散风止痒，全方辛凉清解，活血祛风，对风热郁肺型风疹确有良效。

【李老点评】本案以颜面及双臂红疹，眼睑浮肿诊断为风疹，辨证为风热郁肺证，本案病因为风热，病位在肺，风热之邪郁于肺与皮毛，未能宣透，故出现红疹。治以银翘散合消风散加减，有散风清热、宣透外邪的作用，故临床用之有效。

第四节　痤疮

肝胃湿热兼血瘀

刘某某，女，21岁。

【初诊】2013年11月12日。

【主诉】面部痤疮反复发作2年。

【病史】患者近2年来面部痤疮反复发作，面部油腻多脂，有散在米粒大黯红色丘疹及片状结痂，个别丘疹如黄豆大，挤之有粉状物，无痒感，伴口苦、口干，饮食正常，二便调，舌质黯红，苔薄黄，脉滑数。

【中医诊断】痤疮。证属肝胃湿热兼血瘀。

【西医诊断】囊肿结节性痤疮。

【治法】清热化湿，佐以凉血化瘀软坚。

【处方】生地榆15g、炒槐花15g、野菊花15g、金银花15g、连翘20g、生地黄15g、紫草15g、牡丹皮15g、蒲公英20g、败酱草15g、土茯苓15g、苦参15g、白鲜皮15g、地肤子15g、蝉蜕6g、当归15g、酒大黄5g、生甘草10g。14剂，水煎服，每日2次，早晚服用。嘱忌食辛辣发物，忌烟酒咖啡。

【二诊】2013年11月26日。患者诉服药14剂后面部痤疮好转，痤疮减少，月经错后2日来潮，偶有头晕目眩，舌尖边红，苔薄黄，脉弦细滑。处方为前方去连翘、蝉蜕，加大蓟15g、小蓟15g、白蒺藜10g、红花10g、桑叶10g。14剂，每日2次，早晚服用。14剂后皮疹消退，后以此方继续调理1个月，皮疹未再发作，病愈。

【体会】痤疮因饮食不节，过食油腻辛辣之物，脾胃湿热，复受风邪，致"营气不从，逆于肉理"，热盛肉腐，蕴滞肌肤，搏结于面而成。本案证属血热毒盛，兼冲任失调、风扰肠燥。治宜清热凉血解毒，兼调冲任、胃肠。故用生地榆、炒槐花、野菊花、土茯苓、苦参、紫草、牡丹皮清热燥湿，凉血活血解毒；因面部生脓疱，有感染，故用金银花、连翘、蒲公英、败酱草解毒抗感染。加生地黄凉血养阴；加白鲜皮、地肤子清热燥湿止痒；加当归活血调经；加酒大黄通便；用生甘草解毒。二诊时有新出痤疮红疹，说明血分热毒未除尽，故加大蓟、小蓟凉血止血。因月经后期，故加红花增强活血之力，因头晕目眩，故加桑叶、白蒺藜清利头目，疏风。诸药合用，方证对应，故效果明显。

【李老点评】本案患者痤疮因脾胃湿热，复受风邪搏结于面而成，治以清热凉血，燥湿祛风解毒为法。痤疮之治，当从心、肺、脾、肝论治，需上清湿热，下调冲任，使湿热去，血脉通利。本案病机为"营气不从，逆于肉理"，治当行血凉血，调心肝之营气，化湿清热祛风，理肺、脾、肌肤之湿热。

第五节　缠腰火丹

肝经湿热血瘀

李某某，男，68 岁。

【初诊】2018 年 3 月 21 日。

【主诉】右侧胸背带状疱疹 5 天。

【病史】患者无明显诱因出现右侧胸背散发红色疱疹，伴有疼痛，服用止痛药后胃脘不适，口干渴喜饮，纳可，大便干，舌体胖大，舌尖红，苔薄白，脉沉。

【中医诊断】缠腰火丹。证属肝经湿热血瘀。

【西医诊断】带状疱疹。

【治法】清利肝胆湿热，活血止痛。

【处方】龙胆泻肝汤合金铃子散加减。龙胆草 15g、黄芩 15g、北柴胡 10g、当归 15g、川楝子 10g、延胡索 15g、蒲公英 20g、赤芍 15g、牡丹皮 15g、车前子 30g、紫草 10g、乳香 6g、没药 6g、通草 6g、连翘 20g、知母 15g、天花粉 15g、丹参 15g、白及 10g、煅瓦楞子 15g、醋鸡内金 10g、生甘草 15g。7 剂，水煎服，每日 2 次，早晚服用。

【二诊】2018 年 3 月 28 日。患者诉服药后病情好转，疱疹结痂，仍有疼痛，不敢触碰，口干，口苦，喜饮，食欲缺乏，大便不畅，舌体胖大，舌质黯，苔白腻，脉沉。处方为前方去白及、煅瓦楞子、醋鸡内金，加生白术 40g、火麻仁 15g、郁李仁 15g、枳实 15g。14 剂，水煎服，每日 2 次，早晚服用。

【体会】带状疱疹是由水痘 - 带状疱疹病毒引起的急性感染性皮肤病。由于病毒具有亲神经性，感染后可长期潜伏于脊髓神经后根神经节的神经元内，当抵抗力低下或劳累、感染、感冒时，病毒可再次生长繁殖，并沿神经纤维移至皮肤，使受侵犯的神经和皮肤产生强烈的炎症。皮疹一般有单侧性和按神经节段分布的特点，由集簇性的疱疹组成，并伴有疼痛，年龄越大，神经痛越重。中医称为"缠腰火龙""缠腰火丹"。中医认为本病多由肝火脾湿郁于内，毒邪乘之，气血瘀阻，发为红斑，湿气为疱，气血不通，引起疼痛。本病初期以湿热火毒为主，后期是正虚血瘀夹湿为主。临床上常常虚实夹杂，湿热血瘀兼见。李老以龙胆泻肝汤合金铃子散为主方，清肝胆湿热并活血止痛，加赤芍、牡丹皮、丹参、紫草加强清热凉血活血功效，加入乳香、没药活血止痛，加入蒲公英、连翘、知母、天花粉加强清热解毒之功，因患者服止痛药物胃部不适，故加白及、煅瓦楞子、醋鸡内金健脾胃止痛，加入甘草调和诸药。二诊时患者服药后诉疱疹已经结痂，湿邪较前改善，但内热血瘀仍明显，故处方时减白及、煅瓦楞子、鸡内金，又因患者大便不畅，内热仍盛，故加生白术、火麻仁、郁李仁、枳实，通便以泄热。带状疱疹急性期以湿热血瘀为主，治疗之时应注意其主要病机，再根据患者体质随症加减治疗，多能取得较好疗效。

【李老点评】本案患者诊断为带状疱疹，因其发病部位在胸背两侧，病位在肝经，辨证为肝经湿热血瘀证，治以龙胆泻肝汤合金铃子散加减，能清泄肝经湿热，疏肝通经，活络止痛。中医称带状疱疹为"缠腰火丹""蛇串疮"，观其名有火毒致病及循经窜痛的特点，临床好发于胸胁、头面部位，均为肝经循行之地。故治宜清利肝胆湿热，对于疱疹所致神经痛往往需活血化瘀，通络止痛，对于不同部位疼痛，用不同引经药，如头面部用川芎，胁肋部用柴胡，止痛用乳香、没药，还可加蜈蚣等虫类药通络止痛。

第十三章　妇科病

第一节　月经量少

脾肾不足

苏某某，女，36岁。

【初诊】2014年10月21日。

【主诉】月经量少1年。

【病史】患者1年前卵巢囊肿术后开始出现月经量少，有血块，经期错后5~7日，伴腰酸、乏力，微畏寒，睡眠差，入睡困难，大便干，2日一行，末次月经时间为2014年10月11日，舌质淡红，苔薄白，脉细。

【中医诊断】月经不调。证属脾肾不足。

【西医诊断】卵巢囊肿术后。

【治法】健脾益肾。

【处方】八珍汤加减。党参12g、茯苓10g、白术10g、甘草6g、熟地黄15g、白芍10g、当归10g、官桂5g、木香5g、陈皮6g、菟丝子10g、芜蔚子10g、淫羊藿10g、泽兰10g、炒酸枣仁20g、柏子仁20g、生白术30g、肉苁蓉15g、当归12g、桑寄生20g。14剂，水煎服，每日2次，早晚服用。

【二诊】2014年11月4日。患者服上方14剂后月经未至，自觉乏力腰酸改善，仍睡眠差，大便干，舌淡红，苔薄白，脉细。处方为前方改白术剂量为40g，加茯神15g、夜交藤15g，继服14剂。

【三诊】2014年11月18日。患者服药后月经来潮，错后3日，经量较前增多，无血块，腰酸缓解，仍有乏力，睡眠好转，大便较为通畅，2日一行。效不更方，继服前方14剂。

【体会】本案患者月经少，舌质淡红，脉细为经血不足之征。肾为先天之本，女子之"天癸"在肾气充盈时方能正常来潮，如肾气受损，精源匮乏，"天癸"即少。脾胃是后天之本，生化之源，供养先天之本而化精气，若脾胃受伤，化生精微减少，供养先天之本能力下降，亦会导致月经量减少。本例患者因手术耗伤元气，中气亦同时受伤，李老从整体观来考虑，处方以八珍汤加减。其中四君子汤健脾益气滋培后天，四物汤补血生血，用专入命门兼入肝肾的淫羊藿，补火助阳，菟丝子入肝肾，能补髓填精，与淫羊藿共补先天肾之元气。李老在大队补肾益气、培中补血的药物中，加入泽兰使补而不滞、活瘀通血，体现了李老用药灵活、配伍严谨的治疗特点。

【李老点评】本案为脾肾不足、冲任失调引起的月经量少、经期后错。妇人之月经量少，多因脾肾两虚，气血生化不足，导致肝血失充，冲任失调，治宜滋补脾肾，养血归经。"体会"中对淫羊藿、菟丝子、泽兰的分析很有见地，在补肾养血药中适当加入温阳通络之品，确有鼓舞气血的作用。

第二节　不孕症

肝脾不和，气虚血瘀

赵某某，女，28岁。

【初诊】2013年11月26日。

【主诉】月经不调8年，3年未孕。

【病史】患者已婚3年，未孕，月经周期不准，月经间隔3~5个月1行，痛经，月经初潮14岁，月经期5~7天，末次月经时间2013年9月6日，患者形体瘦弱，面色不华，食欲一般，大便调，睡眠差，入睡困难，月经色红有少量血块，量可，舌淡，苔薄白，脉沉。

【中医诊断】月经不调。证属肝脾不和，气虚血瘀。

【西医诊断】不孕症。

【治法】调和肝脾，益气活血。

【处方】逍遥散合生脉饮加减。当归12g、白芍15g、茯苓10g、北柴胡10g、炒白术15g、太子参15g、麦冬10g、五味子10g、香附15g、紫苏梗10g、泽兰10g、牛膝15g、益母草15g、丹参15g、炒酸枣仁20g、柏子仁20g、夜交藤15g、炙甘草10g。14剂，水煎服，每日2次，早晚服用。

【二诊】2013年12月10日。患者诉服药后月经来潮，末次月经时间为2013年12月2日，月经期6天，量中等，色鲜红，舌淡，苔薄白，脉沉。处方为前方去牛膝，加炒谷芽15g、焦神曲10g。14剂，水煎服。

【体会】月经的产生与心、肝、脾三脏，督、带二脉及全身气血盛衰密切相关。心主血其充在血脉，心血盛，心气下通于胞脉，则经血能如期而至，肝藏血，主疏泄，有贮藏和调节血液的能力，女子以肝为先天。脾胃为后天之本，气血生化之源，脾统血，脾气旺盛则化源充足，血循常道。督脉起于胞中，贯脊属肾，有总督全身阳经的作用。任脉有主持全身阴经的作用，带脉绕身一周，能约束冲、任、督脉及十二经脉，使经脉气血循环保持常度。患者形体瘦弱、面色萎黄无华，为脾虚、气虚血瘀之象。脾为后天之本，脾虚气机不畅，气血不和，脏腑失养，督、带两脉失充，女子胞失养，故月经周期不准，亦不能正常受孕。心脾两虚，心神失养则不寐难眠。病性属虚实夹杂。治用逍遥散调和肝脾、理气活血，用生脉散益气养心。在此二方的基础上加紫苏梗、香附疏肝健脾，理气解郁。紫苏梗降气健脾，宽胸膈，香附行气解郁可调经，加上泽兰、益母草、丹参、怀牛膝活血养血。只有血液充盛并正常运行于脉中，环周不休，方可濡养脏腑，供给各脏腑组织的需要。如经血久滞不下，则加桃仁、红花等活血破血之品。二诊时诉服药后月经已至，故将活血药减去，加健脾益气之药，以增强调补后天之力，当气血充盈，才能孕育生命。

【李老点评】本案患者诊断为月经不调，"脾虚气虚血瘀"致病，治以逍遥散合生脉散加减，适当加入调节冲任之药而收效。本案患者诊疗时间尚短，近期虽已见效，但仍需坚持调治，方有孕育之机。

第三节　崩漏

肾阴亏虚，冲任不固

梁某某，女，38岁。

【初诊】2018年11月14日。

【主诉】月经淋漓不断20余天。

【病史】患者自2018年10月21日行经以来，月经淋漓不断，色红，量多，无腹痛，腰酸痛，气短乏力，口干，睡眠可，大便调，舌质淡，苔薄白，脉沉细。

【中医诊断】崩漏。证属肾阴亏虚，冲任不固。

【西医诊断】功能失调性子宫出血。

【治法】补肾益阴止血。

【处方】六味地黄合四物汤加减。熟地黄15g、生地黄20g、山茱萸15g、牡丹皮10g、茯苓15g、白芍15g、当归10g、川芎10g、仙鹤草15g、地榆炭15g、茜草炭15g、血余炭15g、桑寄生20g、炒杜仲20g、怀牛膝15g、续断炭15g、炙黄芪20g、升麻10g、益母草10g、炙甘草10g。7剂，水煎服，每日2次，早晚服用。

【二诊】2018年11月21日。患者诉服药后月经干净，白带夹有血丝，疲乏无力，腰酸，纳可，大便调，舌质红，苔薄白，脉沉。处方为前方去地榆炭、茜草炭、血余炭、续断炭等止血药，改炙黄芪剂量为30g，改茯苓剂量为20g，加太子参15g、黄精15g、大枣5枚、阿胶30g。14剂，水煎服，每日2次，早晚服用。

【体会】本案患者之崩漏与劳累熬夜有关，其辨证属肾阴亏虚，冲任不固。故治疗以六味地黄汤合四物汤加减。方中熟地黄、生地黄、山茱萸、牡丹皮、茯苓补肾益精；川芎、白芍、当归、益母草养血活血；仙鹤草、地榆炭、茜草炭、血余炭固涩止血；桑寄生、炒杜仲、怀牛膝、续断炭补肾益精强腰；炙黄芪益气摄血；升麻升阳举陷；炙甘草调和诸药。服药后崩漏已止，故去地榆炭、茜草炭、血余炭、续断炭等止血药；患者疲乏无力故加大炙黄芪、茯苓用量，并加用太子参、黄精、大枣以健脾益气；加阿胶滋阴补血。崩漏以无周期性阴道出血为主要表现，临证时需结合出血的量、色、质变化和全身证候辨明寒、热、虚、实。治疗应根据病情的轻重缓急采用"急则治其标，缓则治其本"的原则，灵活运用塞流、澄源、复旧三法。塞流即是止血，崩漏以失血为主，止血是治疗本病的当务之急。澄源即是求因治本，崩漏是由多种原因引起的，针对引起崩漏的具体病因，采用补肾、健脾、清热、理气、化瘀等法，从根本上治疗崩漏。塞流、澄源两法常常结合使用。复旧即是调理善后，崩漏在血止之后，应理脾益肾以善其后。历代诸家都认为崩漏之后应调理脾胃，化生气血，使之康复。"经水出诸肾"，肾气盛，月事才能以时下，对崩漏虚证患者，补肾调经同样重要。该患者崩漏是由于肾阴不足，冲任不固所致，故初诊时以补肾益阴止血为法，二诊时则以补肾健脾养血为法，体现了塞流、澄源、复旧的治疗原则。

【李老点评】本案患者因月经淋漓不断就诊，诊断为崩漏，辨证为肾阴亏虚、冲任不固证。上文对本案的病因病机和方药分析丝丝入扣，特别是在"体会"中对月经崩漏病常用的"塞流、澄源、复旧"三法进行了详细的阐述，并能联合实际，是一篇很好的典型医案总结。"塞流、澄源、复旧"是治疗崩漏的三大原则，《丹溪心法》云："初用止血以塞流，中用清热凉血以澄其源，末用补血还其原。"塞流是关键，崩漏治疗首当止血；澄源是基础，找出病因，求因治疗；复旧是治本，即固本调治。临证时塞流、澄源需同步进行，澄源应贯穿塞流止血全过程，澄源则可采用不同的补虚、凉血、化瘀止血法，防止单纯固涩止血导致瘀血内生。血止后，澄源、复旧之法同用可提高疗效，防止复发。

第四节 绝经前后诸证

肾阴亏虚，心肾不交

班某某，女，51岁。

【初诊】2018年12月12日。

【主诉】失眠伴潮热6个月。

【病史】患者入睡难，多梦，晨起手指发麻，潮热，汗出不著，纳可，大便量少，不畅，无腹胀，易口干咽痛，月经5个月未至，舌质红，舌体胖大，苔薄白，脉沉。

【中医诊断】绝经前后诸证。证属肾阴亏虚，心肾不交。

【西医诊断】围绝经期综合征。

【治法】补肾滋阴安神。

【处方】六味地黄合二至丸加减。生地黄20g、山茱萸15g、牡丹皮10g、茯苓15g、泽泻10g、炒山药15g、当归10g、肉苁蓉15g、炒酸枣仁20g、柏子仁20g、远志15g、石菖蒲15g、茯神15g、夜交藤15g、磁石（先煎）30g、女贞子15g、墨旱莲15g、生白术30g、火麻仁15g、牛蒡子10g、黄芩15g、生甘草10g。7剂，水煎服，每日2次，早晚服用。

【二诊】2018年12月19日。患者诉服药后睡眠、潮热较前好转，手指发麻减轻，手足心热，入夜加重，咽痛好转，大便畅，舌质淡红，舌体胖大，苔薄白，脉沉。处方为前方加用虎杖15g、荷叶15g、生山楂15g。14剂，水煎服，每日2次，早晚服用。

【体会】该患者之失眠、潮热与其年过五十绝经有关，辨证属肾阴亏虚，心肾不交。故治疗以六味地黄汤合二至丸加减，补肾滋阴。加墨旱莲、女贞子滋补肝肾；加炒酸枣仁、柏子仁、远志、石菖蒲、茯神、夜交藤、磁石安神定志；加当归、肉苁蓉、生白术、火麻仁益气养血，润肠通便；加牛蒡子、黄芩清热利咽；加生甘草调和诸药。服药后失眠、潮热等症状好转，患者检查发现血脂升高，故在原方基础上加用虎杖、荷叶、生山楂以泄浊降脂。绝经前后诸证是指妇女在绝经前后出现烘热面赤，汗出，精神倦怠，烦躁易怒，头晕目眩，耳鸣心悸，失眠健忘，腰背酸痛，手足心热，伴有月经紊乱等症状，又称"围绝经期综合征"。这些症状的发作次数和时间无规律性，病程长短不一，短者数月，长者可迁延数年甚至数十年不等，严重影响生活质量。"肾为先天之本"，又"五脏相移，穷必及肾"，故肾阴阳失调，易波及其他脏腑，而其他脏腑病变，久则必然累及于肾，故本病之本在肾，常累及心、肝、脾等多脏，临床虽表现各异，但总以肾虚为根本，故治疗时应以补肾为主。本案患者属于肾阴不足，心肾不交，故治以补肾滋阴安神为主，治疗当究其所属脏腑，随症施治，症状可以缓解。

【李老点评】本案患者为绝经前后诸证的典型病例，因心肾失交而致失眠、多梦、潮热汗出，治用六味地黄汤合二至丸化裁而收效。"体会"中将此病的症状、病因病机、治则治法进行了阐述，对了解本病十分有益。本病因天癸渐衰而至竭，冲任二脉虚损，精血不足，脏腑失于濡养，肾阴不足，肝阳上亢导致。肝藏血，肾藏精，"乙癸同源"，当肾阴不足时极易导致肝阳上亢或化风，出现眩晕、耳鸣、心烦易怒、烘热汗出等症。肝肾为冲任之本，治疗时宜从肝肾着手，注意肝亢为标，肾虚为本。

第五节　乳癖

肝郁气滞血瘀

车某某，女，58岁。

【初诊】2019年2月27日。

【主诉】双乳刺痛1个月。

【病史】患者1个月前因工作紧张出现双侧乳房刺痛，触碰后明显，有窜痛感，潮热盗汗，纳可，睡眠不实，易醒，大便调，舌质黯，舌体胖大，苔白腻，脉弦。

【中医诊断】乳癖。证属肝郁气滞血瘀。

【西医诊断】乳腺增生。

【治法】理气活血止痛。

【处方】逍遥散加减。北柴胡10g、白芍12g、赤芍12g、川楝子10g、延胡索15g、煅牡蛎（先煎）20g、浮小麦30g、炒苍术15g、薏苡仁30g、女贞子15g、墨旱莲15g、知母15g、炒酸枣仁15g、麻黄根15g、炙甘草10g、炙黄芪15g、夏枯草15g、柏子仁15g、红景天15g。14剂，水煎服，每日2次，早晚服用。

【二诊】2019年3月13日。患者诉服药后双乳刺痛好转，仍有压痛，潮热汗出，口渴，纳可，大便调，多梦，舌质红，舌体胖大，苔薄白略腻，脉细。处方为前方加天花粉15g、郁金15g。14剂，水煎服，每日2次，早晚服用。

【体会】乳癖多由于情志不遂或受到精神刺激，导致肝气郁结，气机阻滞，思虑伤脾，脾失健运，痰浊内生，肝郁痰凝，气血瘀滞，阻于乳络而发。《疡科心得集·辨乳癖乳痰乳岩论》中云："有乳中结核，形如丸卵……其核随喜怒消长，此名乳癖。"该患者之乳癖与工作紧张，气机不畅有关，其辨证属肝郁气滞，气滞则血瘀，不通则痛，故治以理气活血止痛为主，用逍遥散加减。又因该患者年过半百，冲任失调，伴有潮热、汗出之症，故配以二至丸调摄冲任。方中北柴胡、白芍、赤芍、川楝子、延胡索、夏枯草疏肝理气，活血止痛；炒苍术、薏苡仁健脾化湿；煅牡蛎、浮小麦、薏苡仁、女贞子、墨旱莲、知母、麻黄根滋阴清热止汗；炒酸枣仁、柏子仁宁心安神。

【李老点评】乳房为肝胃之经所过部位，"乳癖"之证多由痰气郁滞，血络不畅引起，或胀或痛或形成肿块结节。本案患者年过半百，肝肾之阴不足，有明显的潮热之症。当肝阴不足时肝气失于条达，更易郁结成块，故本方以逍遥散加减，上文对本案的病机、治则、方药分析得十分恰当。

第十四章　其他病

第一节　发热

湿热内蕴，肝脾不调

陈某某，女，45 岁。

【初诊】2014 年 1 月 15 日。

【主诉】低热 1 周。

【病史】患者近 1 周以来恶寒身热交替出现，体温波动在 38℃左右，伴咽痛，困乏汗出，午后及夜间发热明显，颈项酸痛，咳嗽轻，纳可，口不渴，大便干，舌边尖红，舌质淡，苔白厚腻，脉滑细。既往有慢性肾小球炎病史。

【中医诊断】发热。证属湿热内蕴，肝脾不调。

【西医诊断】上呼吸道感染。

【治法】清热化湿，疏肝健脾。

【处方】小柴胡汤合三仁汤加减。北柴胡 10g、茵陈 15g、当归 10g、白芍 10g、羌活 10g、炒苍术 15g、薏苡仁 30g、生白术 30g、砂仁（后下）10g、白豆蔻（后下）15g、陈皮 15g、法半夏 10g、竹茹 15g、牛蒡子 10g、山豆根 6g、生甘草 10g、黄连 10g、黄柏 15g、黄芩 15g。7 剂，水煎服，每日 2 次，早晚服用。

【二诊】2014 年 1 月 22 日。服药后无发热，咽痛减轻，有黄痰，出汗减少，大便通畅，舌质红，舌苔薄黄腻，脉滑细。处方为前方去白芍、竹茹、黄连、羌活，加金银花 15g、连翘 15g。7 剂，水煎服，每日 2 次，早晚服用。

【体会】李老治疗本病时首先审清外感内伤，针对恶寒、发热、咽痛、咳嗽，通常辨证为外感风热，治在清肺。此患者发热特点为午后至夜间低热明显，恶寒发热交替出现，伴困乏有汗，口不干，大便干，项背痛，患者既往有慢性肾小球肾炎病史，拒绝口服抗生素。李老认为患者肾病日久，遇外感热邪后导致肝脾不调，病邪直达半表半里，导致湿热蕴结体内，治疗当清热化湿，疏肝健脾，以达祛邪利气之效，湿热化则无发热。临证时李老针对湿浊为患的发热，治在肝脾，多用清热解毒和芳香化湿药物，攻补兼施，祛邪而不伤正。李老临证用药时分清标本缓急，初诊以疏肝健脾，化湿清热为主，二诊时加强清热解毒之功以利祛邪、抗感染治疗。

【李老点评】本案患者发热有四大特点：一是发热情况，发热与恶寒交替出现，此为邪在少阳胆经的表现。二是发热时间在午后和夜间，多属阴邪或湿热为患；三是兼夹症状，既有汗出，又有颈项酸痛的症状，此为邪在太阳经之证；四是舌脉，舌苔厚腻而脉滑，是湿热为患。脉症合参，当是湿热邪气在少阳经及太阳经的表现。故治用小柴胡汤合三仁汤加减，寒热并用，祛湿与解毒并行，从而热退症解。从本案看出，现在外感病的一些证型已经不典型，但治疗时的基本原则还是"知犯何逆，随证治之"。

第二节　口疮

一、心脾积热，兼有脾湿

李某某，女，38 岁。

【初诊】2019 年 2 月 13 日。

【主诉】口角发炎 10 天。

【病史】患者口角发炎疼痛 10 天，舌头疼痛，口疮，舌胖大，夜间口角流涎，口不渴，下唇内膜疼痛发麻，影响进食，大便调，舌质红，舌体胖大，苔薄白，脉细。

【中医诊断】口疮。证属心脾积热，兼有脾湿。

【西医诊断】口角炎。

【治法】清热解毒利湿。

【处方】凉膈散合泻黄散加减。竹叶 15g、赤芍 15g、牡丹皮 10g、黄芩 15g、茯苓 15g、连翘 20g、栀子 10g、淡豆豉 10g、薏苡仁 30g、天麻 15g、炒苍术 10g、白豆蔻（后下）10g、鸡内金 10g、泽泻 15g、白茅根 20g、生甘草 10g、生石膏（先煎）30g。7 剂，水煎服，每日 2 次，早晚服用。

【二诊】2019 年 2 月 20 日。患者诉服药后口角发炎好转，无疼痛，口疮已愈，口不渴，纳食可，便调，舌尖发麻，舌红，苔薄略腻，脉细。处方为前方去豆豉、泽泻，加莲子心 6g。7 剂，水煎服，每日 2 次，早晚服用。

【体会】口疮实证多因心脾积热，兼夹湿邪。李老治疗本病时以凉膈散合泻黄散为主方，方用以黄芩、竹叶、连翘、石膏清上焦、中焦之火，栀子自上而下，清三焦之火。加淡豆豉，清热除烦，宣发郁热。邪热入血分，故加赤芍、牡丹皮，清血分热。热盛易生内风，患者舌头疼痛发麻，夜间口角流涎，故加用天麻祛风。患者热盛兼夹湿邪，故予以薏苡仁、炒苍术、白豆蔻健脾祛湿，泽泻、白茅根利尿祛湿。另予以鸡内金治疗口疮。《本草纲目》中记载鸡内金治疗"一切口疮，牙疳诸疮"。二诊时患者诉症状缓解，故减去豆豉、泽泻两药，患者舌仍红，故加用莲子心清心火，以巩固疗效。本例口疮患者李老治以清热祛湿为主，清热包括清心脾热、清血分热，祛湿包括健脾祛湿、利尿祛湿，经两次治疗就取得了很好的疗效。

【李老点评】本案患者主诉为口角发炎疼痛，中医称之为口疮，《诸病源候论》中载有："口吻疮，其腑脏虚，为风邪湿热所乘，气发于脉，与津液相搏，则生疮，常湿烂有汁，世谓之肥疮，一名燕口疮。"本案患者辨证为心脾积热，湿热为患，处方以凉膈散合泻黄散加减而收效，上文对本案的分析从病机、治则、治法及方药诸方面均符合临床辨证，通过对本案的认识，可加深对口疮一病的理解。

二、阴虚内热，血热瘀阻

吴某某，女，69岁。

【初诊】2019年11月19日。

【主诉】口腔两颊有片状白色丘疹半年。

【病史】患者半年前口腔两颊出现片状白色丘疹，自觉口腔黏膜有灼热感，口腔溃疡反复发作，伴疼痛，在某医院口腔科诊断为口腔扁平苔藓，口干、纳食少，自觉疲乏，活动后气短，大便干，服用通便药后方可排便，睡眠可，舌质黯红，无苔少津，脉沉细。既往有糖尿病、高血压、高脂血症、慢性支气管炎、哮喘、习惯性便秘病史。

【中医诊断】口疮。证属阴虚内热，血热瘀阻。

【西医诊断】口腔扁平苔藓。

【治法】滋阴清热，凉血化瘀。

【处方】知柏地黄汤加减。生地黄20g、牡丹皮15g、茯苓20g、泽泻15g、生山药20g、山茱萸15g、知母15g、黄柏15g、青黛10g、紫草10g、赤芍10g、肉苁蓉15g、当归20g、生白术60g、火麻仁15g、郁李仁15g、生大黄10g、炙黄芪15g、败酱草10g、竹叶15g、生甘草10g。14剂，水煎服，每日2次，早晚服用。

【二诊】2019年12月3日。患者诉服药后自觉口腔黏膜有灼热感、疼痛好转，口腔溃疡未发作，口干，纳食少，疲乏，大便每日2次、不成形，睡眠可，舌质淡黯，苔少，脉沉细。处方为前方去生大黄，加酒大黄10g、砂仁（后下）10g。14剂，水煎服，每日2次，早晚服用。

【体会】该患者之口疮辨证属阴虚内热，血热瘀阻。故治疗以知柏地黄汤加减补肾滋阴清热。炙黄芪补中益气，提高机体免疫力；青黛、紫草、赤芍、败酱草清热解毒，凉血活血；肉苁蓉、当归、生白术、火麻仁、郁李仁润肠通便；生大黄泄热通便，兼以凉血化瘀；竹叶清热生津；生甘草清热解毒，调和诸药。服药后患者口疮明显好转。二诊时患者诉大便每日2次，不成形，故去生大黄，加酒大黄以清热解毒，活血化瘀，泻下之力缓和，加砂仁以醒脾开胃并调和水火。口腔扁平苔藓是口腔黏膜发生的一种慢性、浅表性、非感染性炎症，属中医学"口糜""口疮""口蕈"等范畴。根据其临床特点，多属于阴血不足、虚损积热化火、血虚生风产燥，致使黏膜失于濡养，或因思虑伤脾，脾失健运，湿热瘀滞，蕴热化火，或为肝郁气滞，蕴热化火，或为肝肾阴虚，阴虚火旺，虚火上炎所致。该患者既往有消渴病多年，因肾阴亏虚，虚火内盛，同时虚火久蒸，干血内结，瘀滞不通，故治以滋阴清热，凉血化瘀为主，用药精准，久病得以缓解。

【李老点评】本案患者因口腔"扁平苔藓"就医，中医诊断为"口疮"，辨证为阴虚内热、血热瘀阻证，治以知柏地黄汤化裁滋阴清热、凉血化瘀。口疮病位在口，与脾胃关系密切，因脾开窍于口，口又为胃之上口。《灵枢·脉度》中曰："脾通于口，脾和则口能知五谷味。"口疮之病，多为善食辛辣刺激食物或因气郁生火，火热之邪灼伤口腔黏膜所致，火热之邪分实火、虚火不同，本案患者既往有消渴病多年，为肝肾阴虚之体，因虚火久蒸致病。上文对本案的病机分析入理，对阴虚火旺久病之口疮常用知柏地黄汤。

三、肝胃蕴热

董某某，女，70岁。

【初诊】2014年6月3日。

【主诉】舌痛1个月。

【病史】患者近1个月以来自觉舌痛，进食时明显，伴有灼热感，口干口渴，口唇溃破，夜间喜冷饮，时发作头晕，大便时不成形，舌质淡嫩，苔薄，脉细弦。

【中医诊断】口疮。证属肝胃蕴热。

【西医诊断】口腔扁平苔藓。

【治法】清泄肝胃。

【处方】竹叶石膏汤加减。生石膏30g、竹叶15g、黄连10g、知母15g、麦冬15g、龙胆草15g、黄芩10g、栀子10g、玄参15g、土茯苓30g、白鲜皮15g、青黛10g、苦参6g、半枝莲15g、白花蛇舌草15g、生甘草10g。7剂，水煎服，每日2次，早晚服用。

【二诊】2014 年 6 月 10 日。患者诉服药后舌痛缓解，仍口干口渴，口唇溃破，夜间喜冷饮，头晕阵作，偶有头疼，大便每日 1 次，舌质淡红，苔薄白，脉细。服药后症减，证治同前。处方为前方加白蒺藜 15g、川芎 10g。继服 7 剂，每日 2 次，早晚服用。

【三诊】2014 年 6 月 17 日。患者诉服药后舌痛消失，口疮已愈合，乏力减轻，仍有汗出，眼有不适感，视物不清，多眼屎，食后胃脘胀，睡眠差，易醒，大便调，舌质黯，苔薄白，裂纹，脉沉。处方为前方去石膏、黄连、龙胆草，加天花粉 15g、紫苏梗 10g、菊花 15g，继服 7 剂。

【体会】口腔扁平苔藓多属于中医"口疮"范畴，以中年女性多见，部分与不良生活方式、饮食习惯及情绪变化相关。本案患者辨证为肝胃蕴热证。初诊时李老予以竹叶石膏汤加减，将人参改为玄参，并辅以黄连、黄芩清热泻火，加半枝莲、白花蛇舌草清热解毒，兼加土茯苓、白鲜皮、苦参清热祛湿。因患者三诊时阴虚证候明显，故加天花粉助麦冬甘寒养阴。本案提示在辨证治疗时应注意是否兼有他邪为患，如本例患者因脾虚兼有湿邪为患，湿热合邪致病，久久难愈。在使用大量清热药时应注意中病即止，防止过于苦寒伤及脾胃之本。后期治疗时也应注意是否存在热盛伤阴之象，临床应仔细辨证施治，方可获效。

【李老点评】口疮一病，虽有虚实之辨，但均与火热有关，或为实火，或为虚火。实火多责之脾、胃、心、肝，虚火多因肝肾之虚，由肝肾阴虚而虚火上浮。或有真阳不足，致虚火上越之证，临床当辨其虚实及所在脏腑阴阳。本案患者西医诊断为口腔扁平苔藓，中医辨证属肝胃蕴热，予以竹叶石膏汤加减。上文中病因病机分析准确，方药加减符合临床经验。

第三节　乳蛾

一、阴虚内热，痰瘀互阻

董某某，男，47 岁。

【初诊】2018 年 6 月 26 日。

【主诉】双侧扁桃体肥大半年。

【病史】患者半年来双侧扁桃体肥大，无疼痛发热，易引起睡眠呼吸暂停，胃灼热反酸，右肩胛骨酸胀疼痛，右胁隐痛，全身关节酸痛，纳可，晨起口干口苦，大便调，睡眠好，耳鸣。查体见右侧扁桃体Ⅲ度肿大，左侧扁桃体Ⅱ度肿大，舌淡，苔薄白，脉沉。

【中医诊断】乳蛾。证属阴虚内热，痰瘀互阻。

【西医诊断】扁桃体肥大。

【治法】滋阴清热，化痰散结。

【处方】生地黄15g、山茱萸10g、牡丹皮10g、茯苓20g、泽泻10g、知母15g、连翘20g、川芎10g、夏枯草15g、浙贝母15g、玄参15g、莪术10g、黄连10g、厚朴15g、枳壳15g、代代花15g、木香10g、金毛狗脊15g、桑寄生20g、炒杜仲20g、桑枝20g、天花粉15g、白茅根20g、炙甘草10g。14剂，水煎服，每日2次，早晚服用。

【二诊】2018年7月10日。患者诉服药后扁桃体肥大好转，胃灼热反酸减轻，无口干口渴，睡觉时口水多，晨起口苦，头胀，偶有头晕，饭后胃脘胀满，纳可，全身关节疼痛减轻，大便调，右侧扁桃体Ⅱ度肿大，左侧扁桃体Ⅰ度肿大，舌淡，苔薄白，脉沉。处方为前方加天麻15g、钩藤20g、白蒺藜10g、龙胆草10g、焦槟榔15g。14剂，水煎服，每日2次，早晚服用。

【体会】扁桃体肥大相当于中医"乳蛾"病，其外因主要是风寒侵袭、风热侵袭、饮食不节，内因主要为脏腑失调，以致痰火积热上攻、水亏火炎、虚阳上攻等，与肺、胃、肾等脏腑关系密切。乳蛾有急慢性之分，清代陈士铎在《石室秘录》中曰"阴蛾之证，乃肾水亏乏，火不能藏于下，乃飞越于上，而喉中关狭，火不得直泄，乃结成蛾"，论述了慢性乳蛾水亏虚火上炎的病机。《焦氏喉科枕秘》中说："喉中紧靠蒂丁，不甚痛，饮食有碍，若劳心，不忌口，不避风，日久不治，长塞喉中。"说明气机阻滞，痰浊内生，气滞血瘀，痰瘀互结喉核，脉络闭阻为邪实之所在。该患者得病半年余，属慢性乳蛾，病性为虚实夹杂，肾阴虚内热为其本虚，痰瘀互结为其标实，故治疗以滋阴清热，化痰散结为法，疗效显著。处方中用夏枯草、浙贝母、玄参、连翘、白茅根、知母、天花粉清热解毒散结；川芎、莪术活血通络；厚朴、枳壳、代代花、木香调畅气机；地黄、山茱萸、牡丹皮、茯苓、泽泻补肾滋阴清热；金毛狗脊、桑寄生、炒杜仲补肾强腰。

【李老点评】本案患者以扁桃体肿大伴胃脘、双胁胀痛就诊，诊断为乳蛾，辨证为阴虚内热，痰瘀互结证。上文中对乳蛾病的分期及不同证候的诊治引经据典加以分析，甚得要领，对用药经验的分析亦十分到位。乳蛾之病，临床常见风热外感型、肺胃实热型及虚火上炎型。前二型为急性期，临床常多见。风热外感型以咽痛为主症伴风热表证，用银翘散、疏风清热汤解表利咽。肺胃实热型咽痛剧烈伴高热，用普济消毒饮、清咽利膈汤清热解毒，利咽消肿。而虚火上炎型则是在慢性期，以咽痛不著、咽干伴有耳鸣、腰酸腿软等肾虚症状为主，以知柏地黄丸、甘露饮滋阴降火，清利咽喉。本案属于虚火上火型，但又因痰瘀互结，乳蛾肿大未消，伴头胀、脘胀等气机不畅症状，故在滋阴降火治本的同时，加用理气疏肝药，标本兼治获效。

二、肺胃热盛

兰某某，女，61 岁。

【初诊】2019 年 5 月 21 日。

【主诉】扁桃体发炎 1 周。

【病史】患者近日扁桃体炎反复发作 1 周，服消炎药后缓解，便秘，大便欠畅，纳食可，患尿路感染，服药好转，口中发麻，口干渴喜饮，口唇干，咽红，舌红少津，薄白苔，脉弦细。既往有乳腺癌术后病史。

【中医诊断】乳蛾。证属肺胃热盛。

【西医诊断】扁桃体炎。

【治法】清肺胃之热。

【处方】金银花 15g、连翘 20g、黄芩 15g、蒲公英 15g、赤芍 10g、牡丹皮 10g、生石膏 20g、知母 15g、天花粉 15g、生白术 40g、肉苁蓉 15g、当归 15g、火麻仁 15g、萆薢 15g、白茅根 20g、炙枇杷叶 15g、生甘草 10g。

【体会】方中予以金银花、连翘、黄芩、蒲公英清肺热以解毒，予生石膏、知母、天花粉清脾胃之热。患者大便不畅，予生白术、肉苁蓉、当归、火麻仁通便。患者扁桃体反复发炎，故予以赤芍、牡丹皮清血分之热。近期有尿路感染，故加入萆薢、白茅根，清下焦湿热。加炙枇杷叶清肺热。加生甘草调和诸药。

【李老点评】本案患者乳蛾频作，并见口干喜饮、咽部红肿、便秘，辨证属于肺胃热盛无疑，考虑患者乳腺癌术后气阴受损，正气不足，故先以清热解毒，养阴凉血为主，辅之通腑、利尿、清化湿热之品，使上下兼清，前后兼顾，故病情得到缓解，"体会"中对方药的分析，确切入理，本案患者已年过花甲，又因乳腺癌术后正气不足，治疗时应注意养阴和血，益气健脾以善后。